COIFFURES SUR MESURE

75 tutos pour tous les styles

ANNE THOUMIEUX

COIFFURES SUR MESURE

75 tutos pour tous les styles

Photographies Brigitte Baudesson
Avec la collaboration des coiffeurs Saint Algue

MARABOUT

Se coiffer, un jeu d'enfant !

Revival du temps où nos grands-mères ne sortaient jamais sans être coiffées, les coiffures ont de nouveau le vent en poupe ! Aujourd'hui, on aime s'amuser à se faire belles, on échange des astuces et on essaie des looks avec les copines ! C'est ce que cet ouvrage propose : 75 « *tutorials* », ou leçons, étape par étape, pour faire le plein d'idées et changer de style sur un coup... de tête ! Des coiffures simples à réaliser en quelques gestes montrés par des pros, certaines faciles du premier coup, d'autres qui demanderont un peu d'entraînement, mais toujours plein d'astuces, et un glossaire pour tout comprendre des mots utilisés et intégrer les produits coiffants à votre routine capillaire... Suivez le guide pour des coiffures in-ra-ta-bles !

chapitre I

LES CHIGNONS

en 9 coiffures

Le bun • La banane démystifiée
Le chignon bas • La tresse chignon • Le macaron tressé
Le bun tressé • Le chignon éventail • Le chignon-fleur
Le chignon bohême

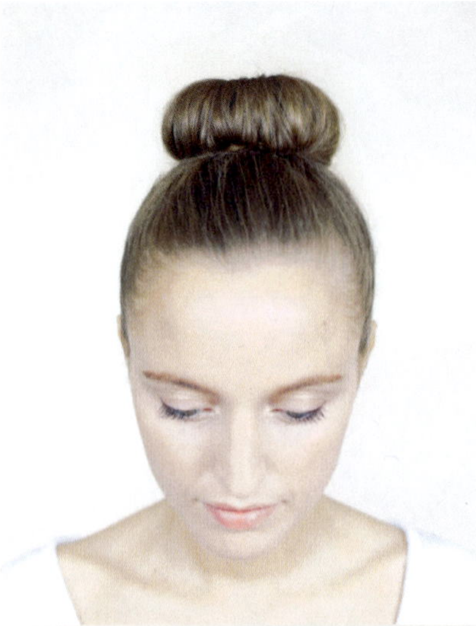
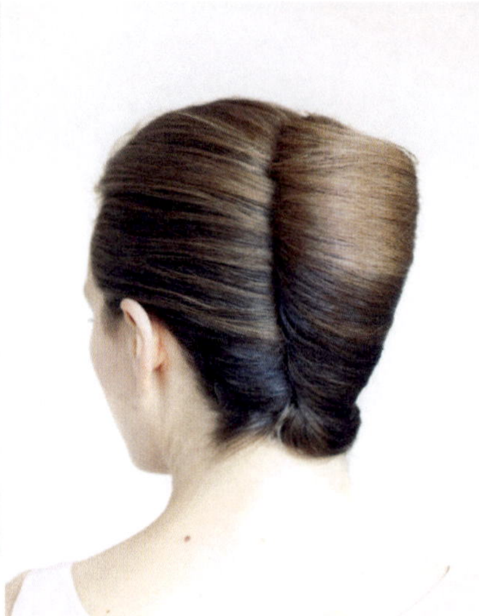
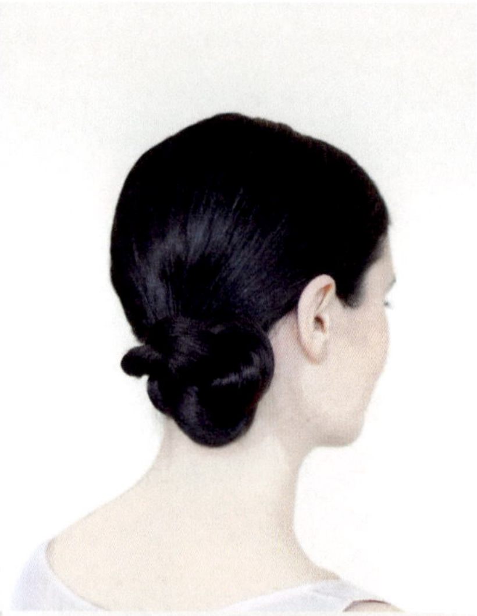
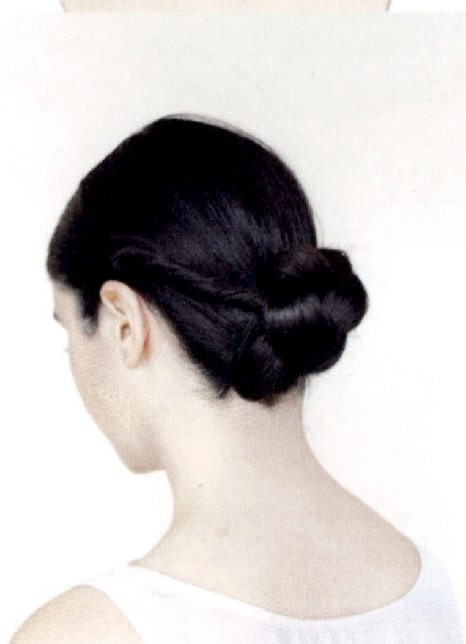
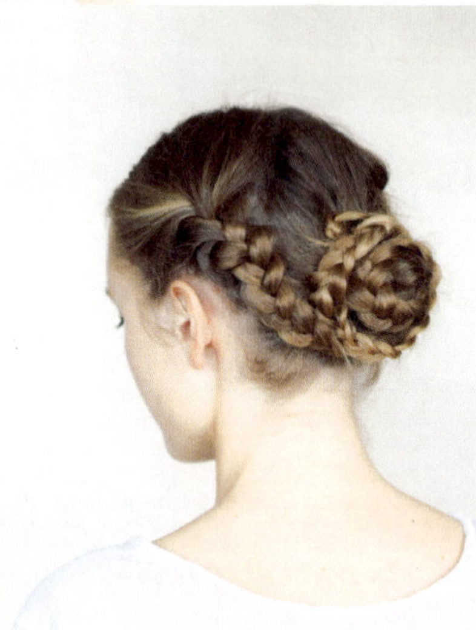
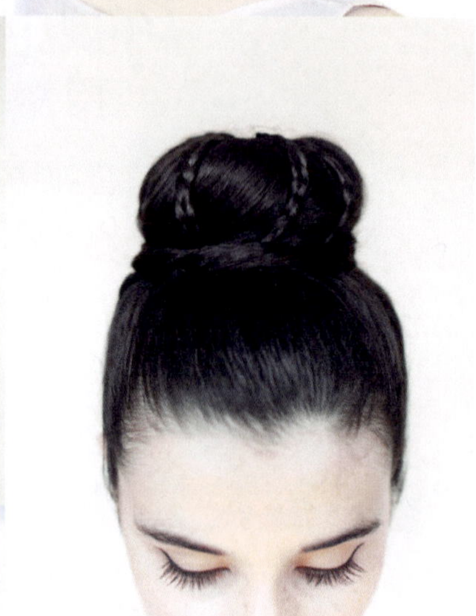
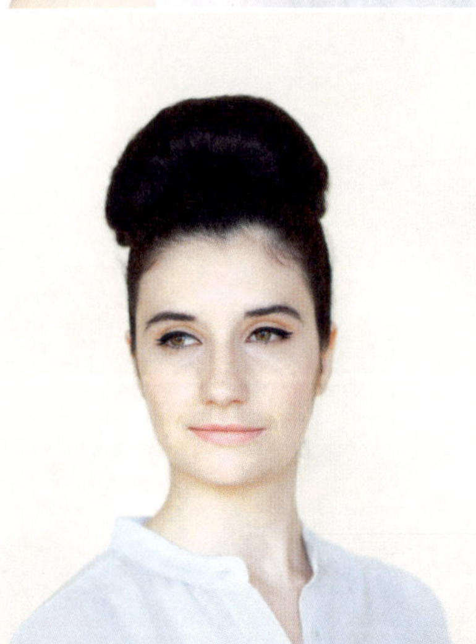
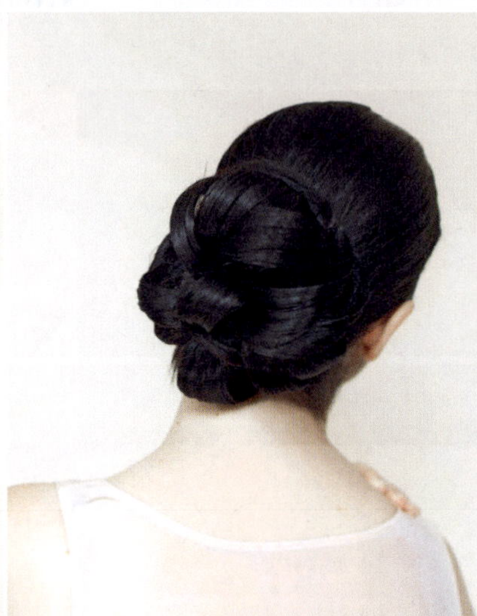
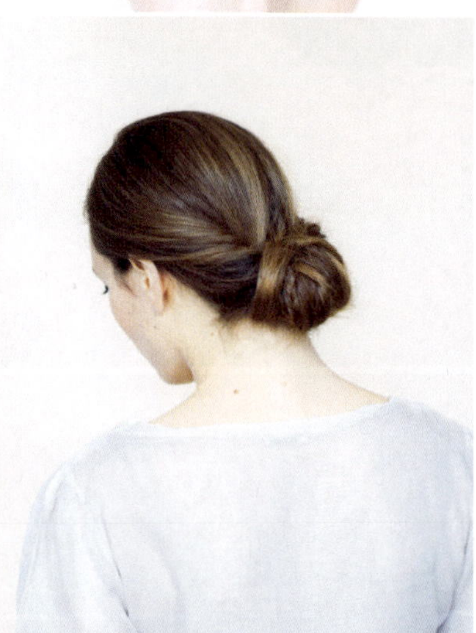

Incontournable,

le chignon est une valeur sûre pour un style élégant… mais se porte aussi au quotidien pour un style féminin ! On le choisit facile pour tous les jours ou plus sophistiqué, mais dans tous les cas, il fait mouche, en réunion, au mariage de notre meilleure amie… ou au nôtre ! Bohème, flou, chic ou strict, le plus dur, c'est de se décider… Pour ça, on vous laisse faire !

LE BUN

Un chignon façon danseuse élégant, bien haut sur la tête, gonflé à l'aide d'un anneau de mousse caché à l'intérieur pour le volume.

DEGRÉ DE DIFFICULTÉ

IL VOUS FAUT
Une mousse « bun » ou « donut », deux élastiques, des épingles neige.

L'ASTUCE
DU COIFFEUR SAINT ALGUE
Si vos cheveux sont un peu courts, laquez-les avant pour accroître leur accroche, et après pour éviter que les mèches ne s'échappent.

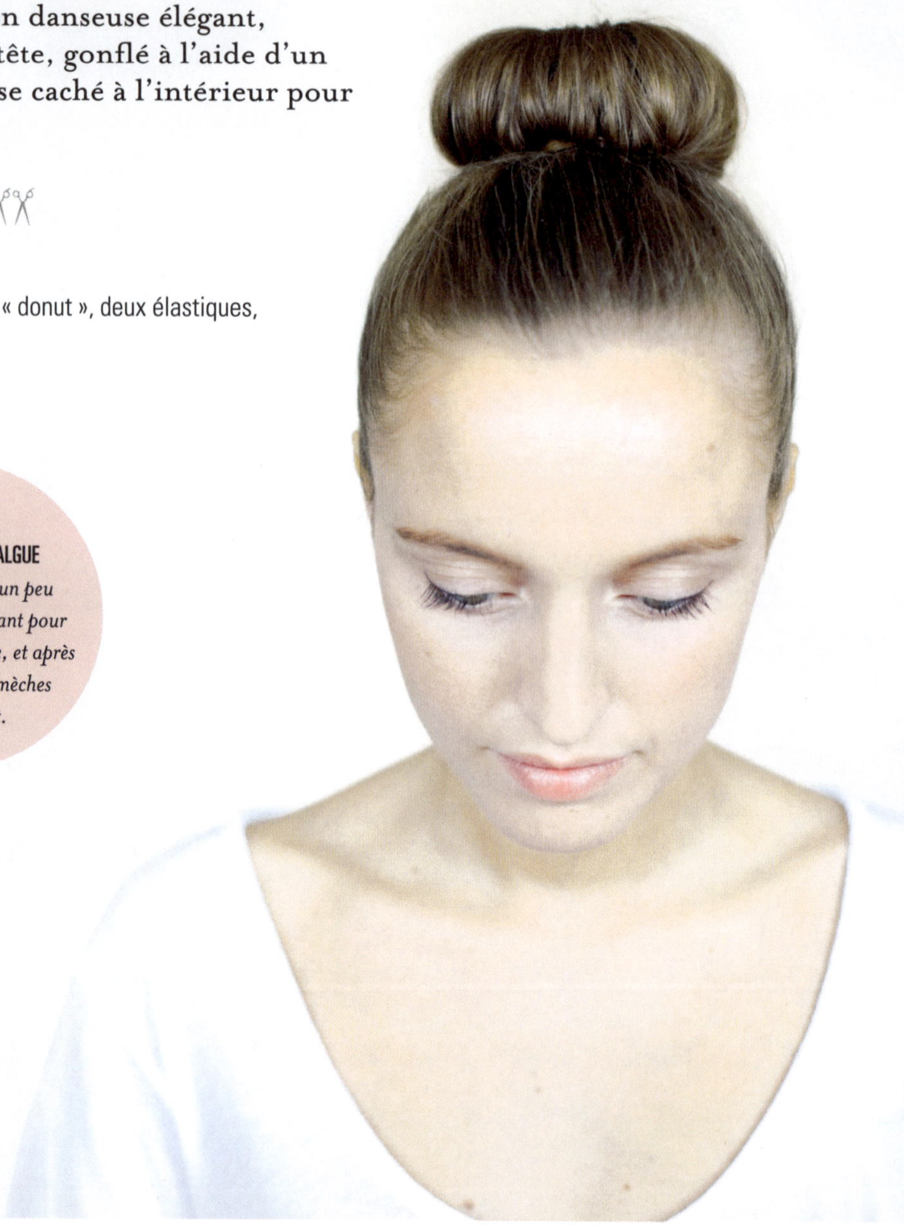

1 Faites une queue-de-cheval haute avec un élastique.

2 Faites passer la queue-de-cheval dans le trou de la mousse bun.

3 Répartissez les cheveux à 360° sur le bun pour le cacher.

4 Placez un élastique autour du bun.

5 Enroulez les cheveux autour de la base, sous la mousse, et fixez avec des épingles.

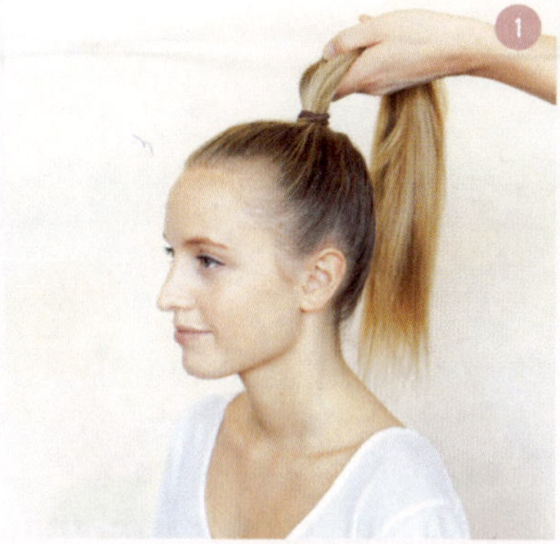

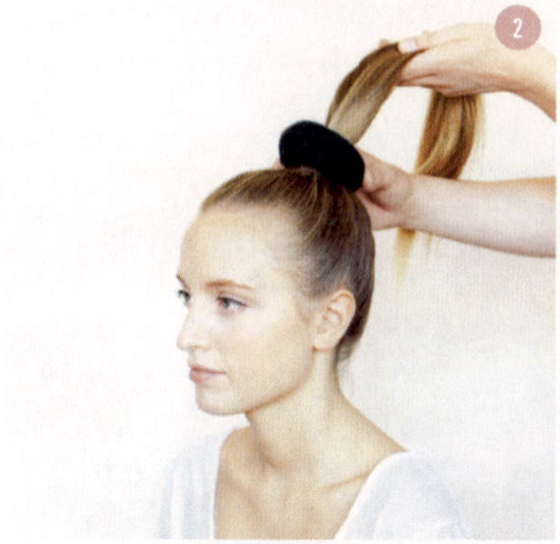

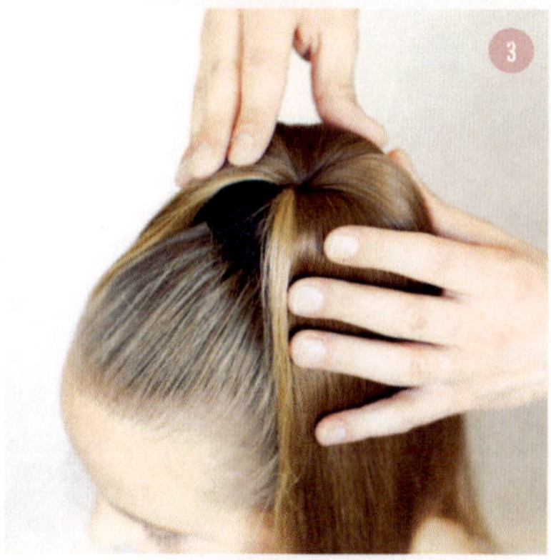

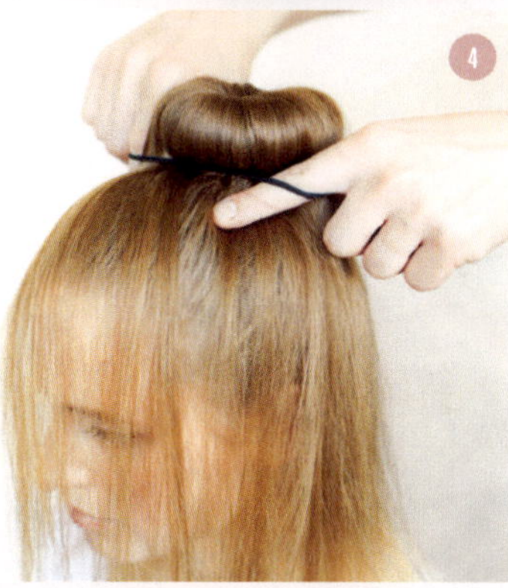

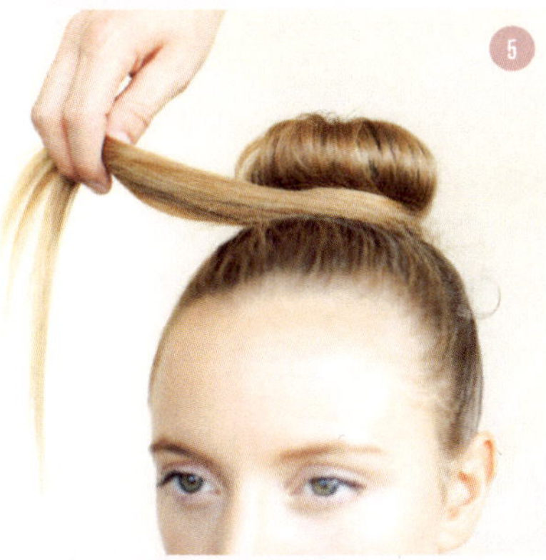

LA BANANE DÉMYSTIFIÉE

Une méthode très simple pour enrouler les cheveux sur eux-mêmes et réaliser le mythique chignon banane facilement !

DEGRÉ DE DIFFICULTÉ

IL VOUS FAUT
Une brosse, des pinces plates, des épingles neige, de la laque.

L'ASTUCE
DU COIFFEUR SAINT ALGUE
Si vos cheveux sont plutôt courts et glissent, posez l'élastique haut sur la mèche et non vers les pointes pour l'enrouler plus facilement.

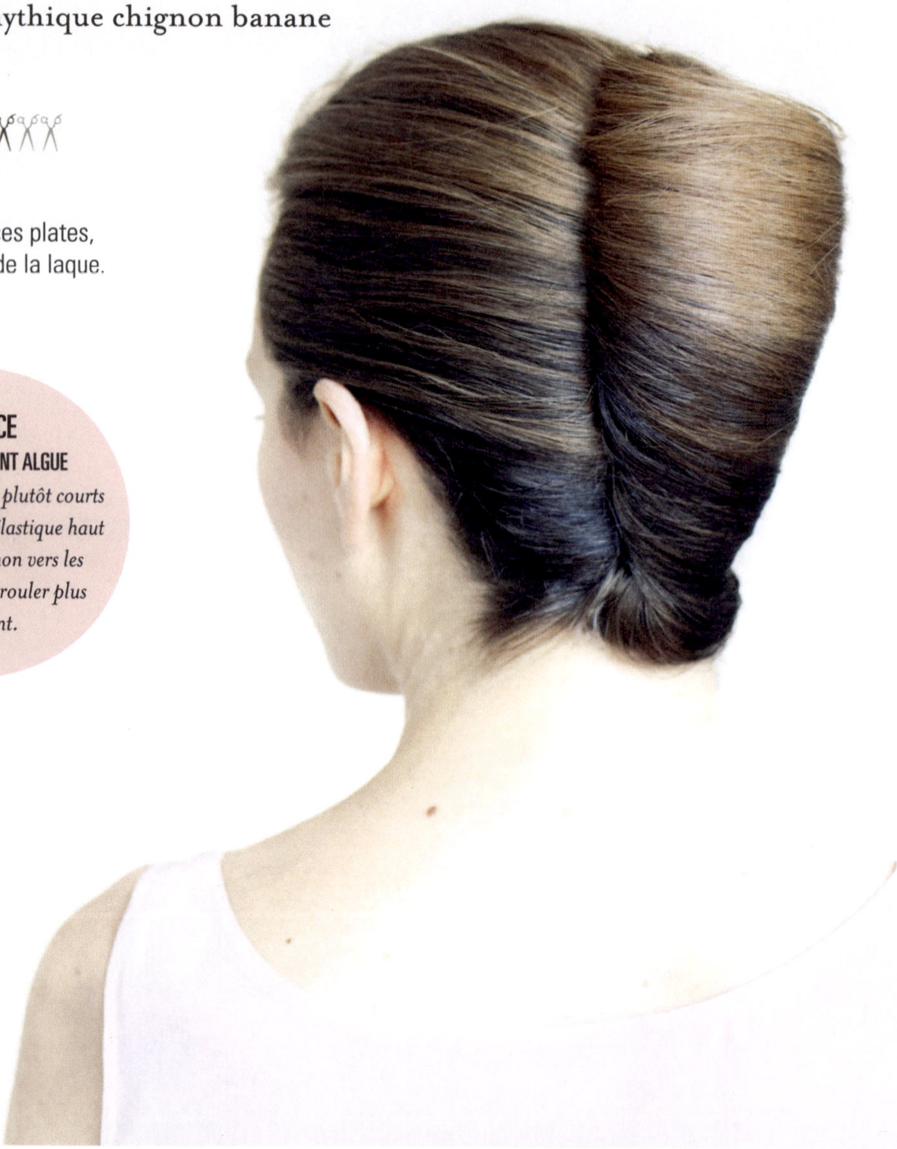

1 Coiffez tous les cheveux d'un côté, puis disposez des pinces plates verticalement pour créer un axe de rotation pour la suite.

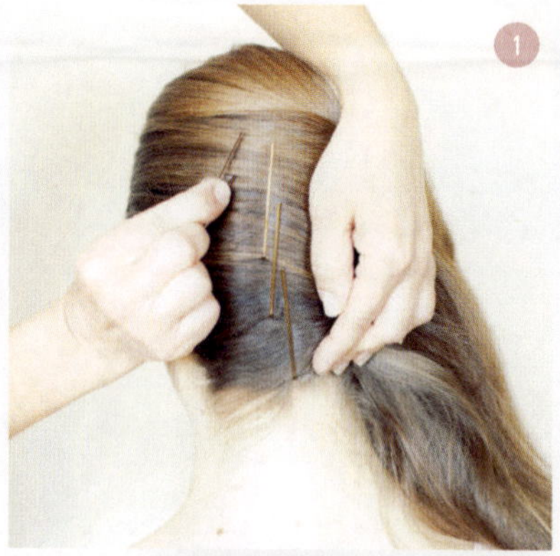

2 Attachez la queue de la mèche libre avec un petit élastique et faites tourner la mèche sur elle-même en une boucle torsade.

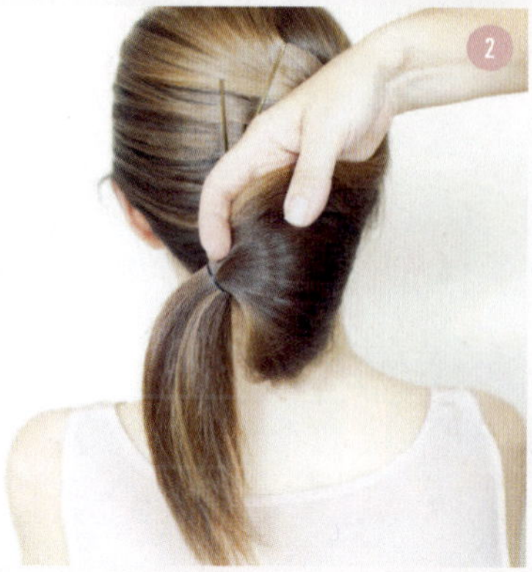

3 Camouflez la queue en la rentrant à l'intérieur de la torsade, autour de vos doigts.

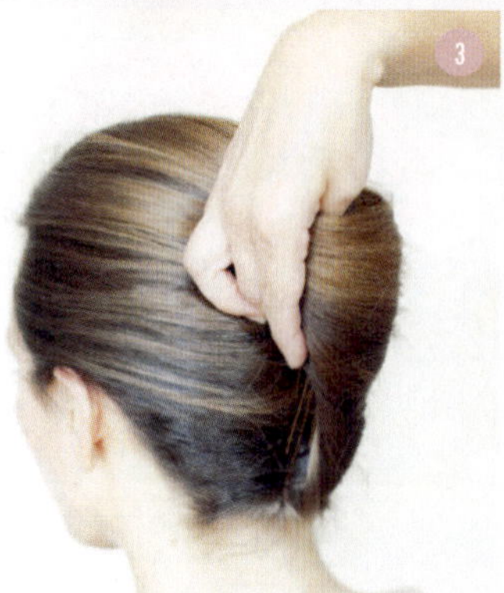

4 Enroulez vers l'intérieur en serrant, et fixez de haut en bas avec des épingles neige.

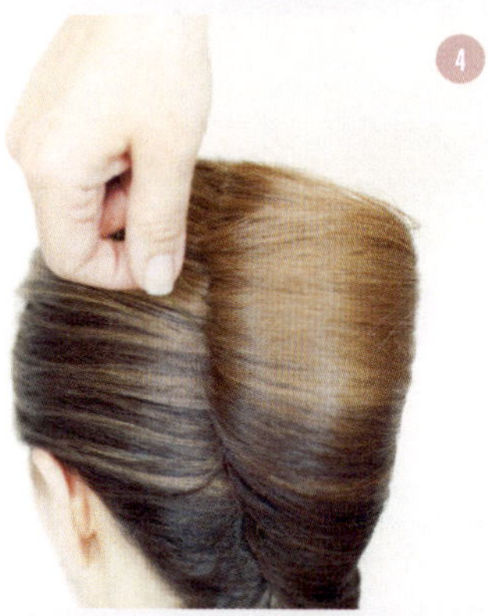

CHIGNONS FACILES

LE CHIGNON BAS

Coiffure féminissime qui dégage la nuque et habille le visage en quelques minutes.

DEGRÉ DE DIFFICULTÉ

IL VOUS FAUT
Une brosse, deux élastiques, des épingles neige, de la laque.

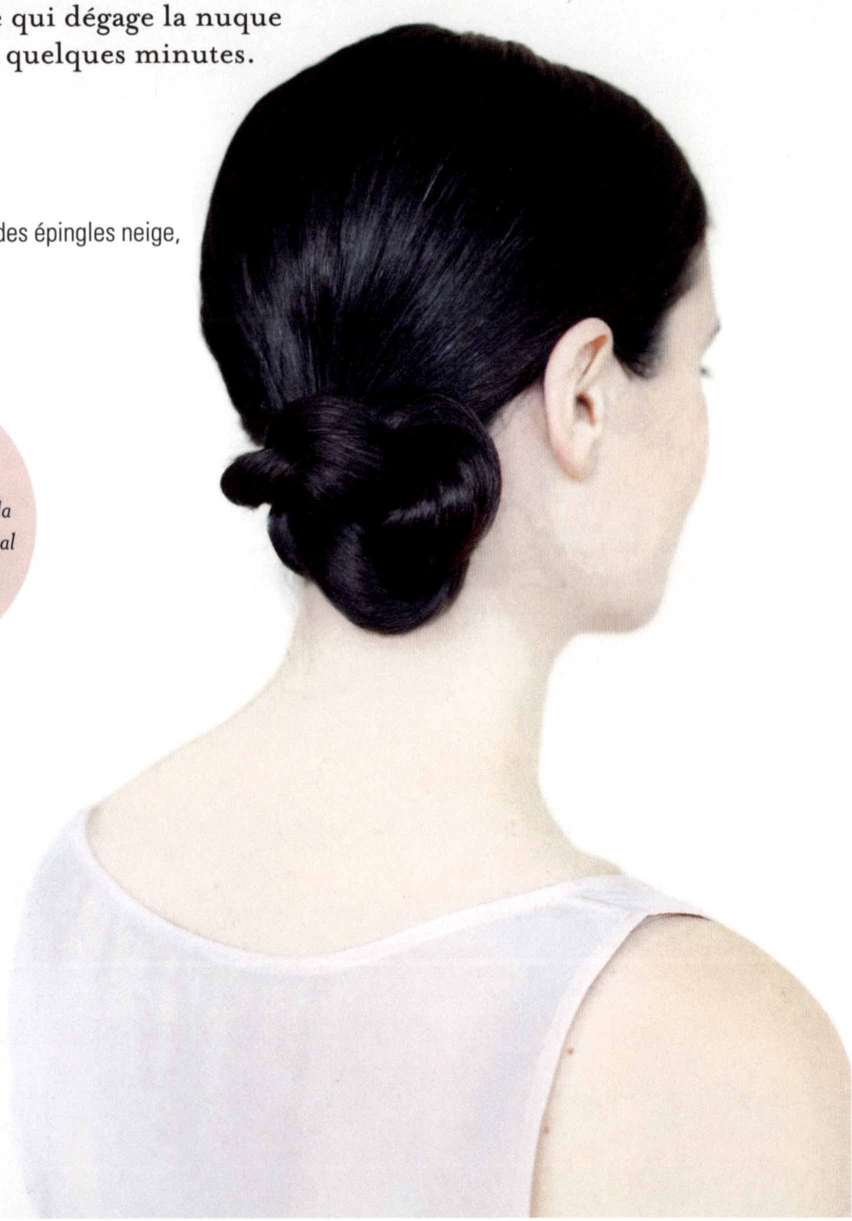

L'ASTUCE
DU COIFFEUR SAINT ALGUE
Variez les effets en modifiant la hauteur de la queue-de-cheval ou en déplaçant le chignon sur le côté.

1. Brossez les cheveux et attachez-les en une queue-de-cheval basse.

2. Séparez la queue-de-cheval en deux et enroulez les deux mèches en une torsade fixée par un élastique.

3. Enroulez la torsade sur elle-même autour du premier élastique.

4. Fixez tout autour avec des épingles neige.

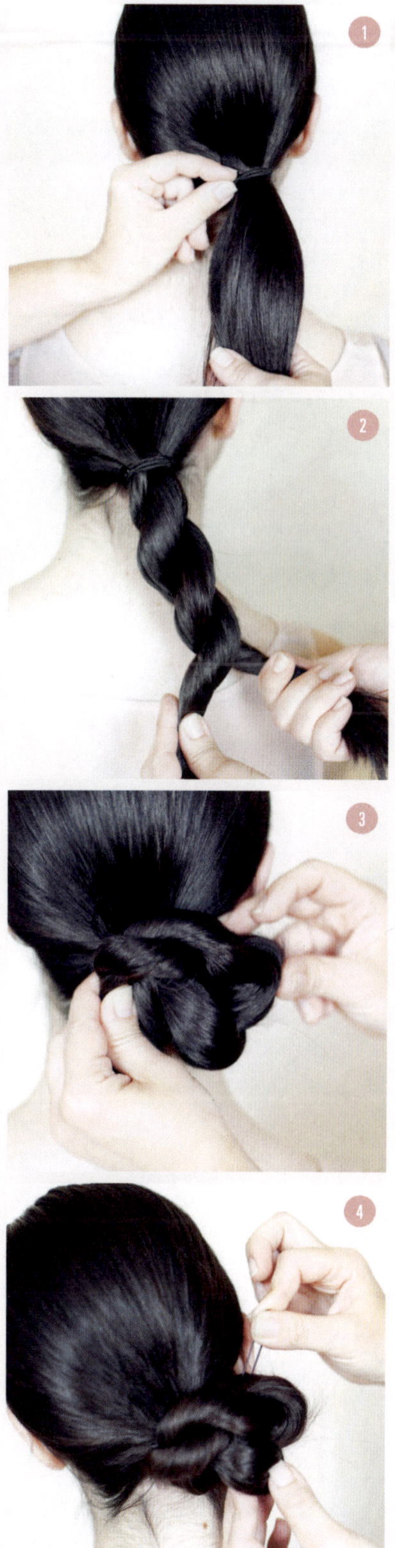

CHIGNONS TRESSÉS

LA TRESSE CHIGNON

Un chignon classique revisité par une large tresse et deux torsades.

DEGRÉ DE DIFFICULTÉ

IL VOUS FAUT

Une brosse, deux petits élastiques, des épingles neige, de la laque.

L'ASTUCE

DU COIFFEUR SAINT ALGUE

Si vos cheveux sont très longs, passez la tresse plusieurs fois entre les torsades pour bien camoufler la fin et l'élastique.

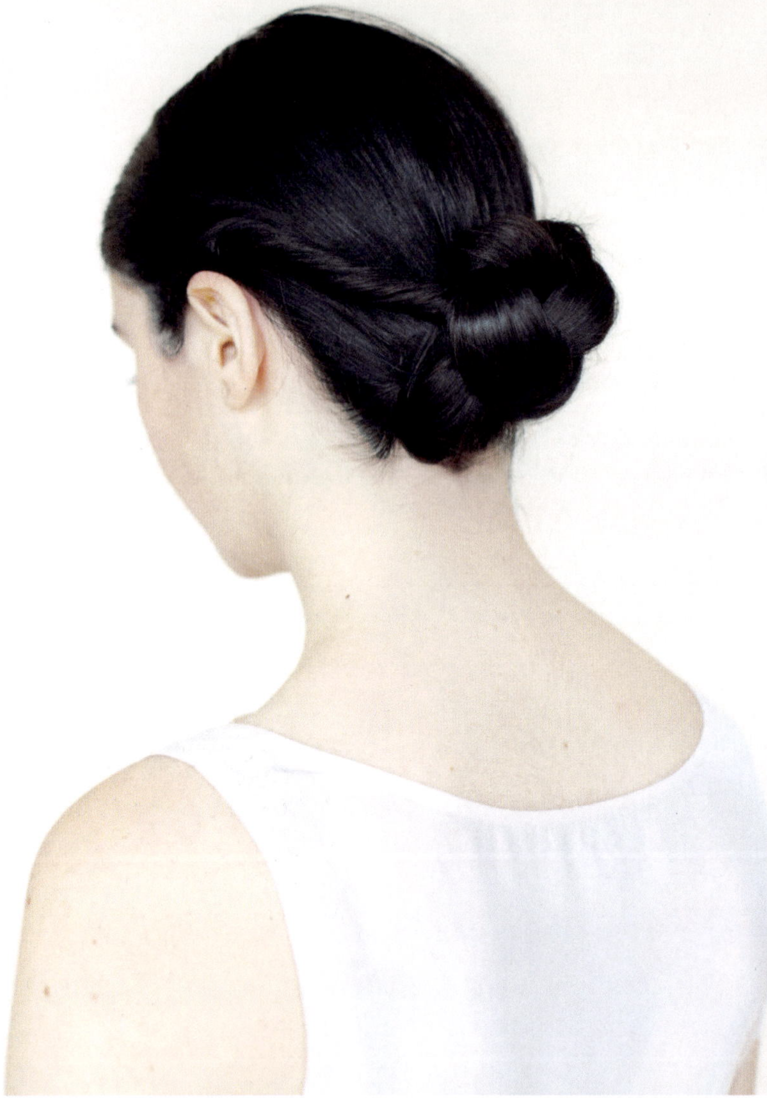

1 Brossez les cheveux, séparez deux petites mèches et torsadez-les avant de les attacher en demi-queue-de-cheval avec un petit élastique.

2 Séparez les cheveux en trois mèches, celle du milieu se mêlant avec celle de la demi-queue.

3 Tressez l'ensemble normalement et terminez avec un élastique.

4 Remontez la natte et rentrez-la dans les cheveux, entre les torsades, jusqu'à ce qu'elle produise l'effet chignon.

5 Fixez avec des épingles et laquez.

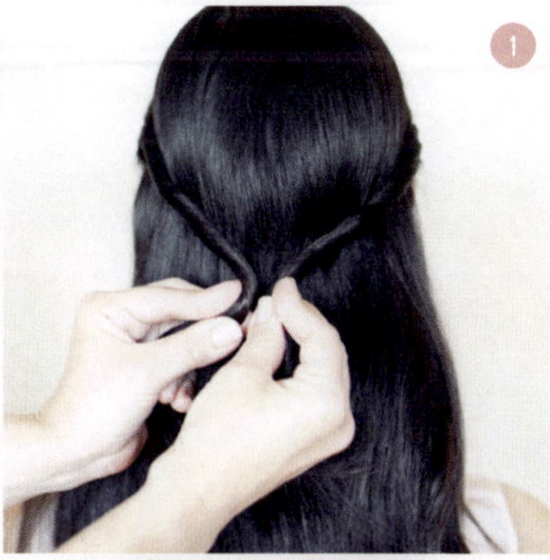

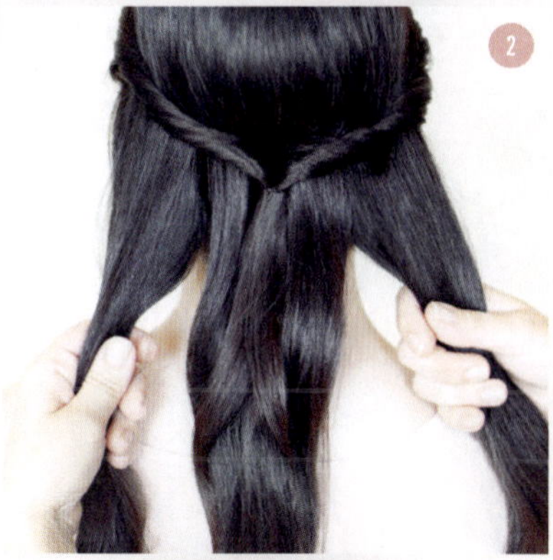

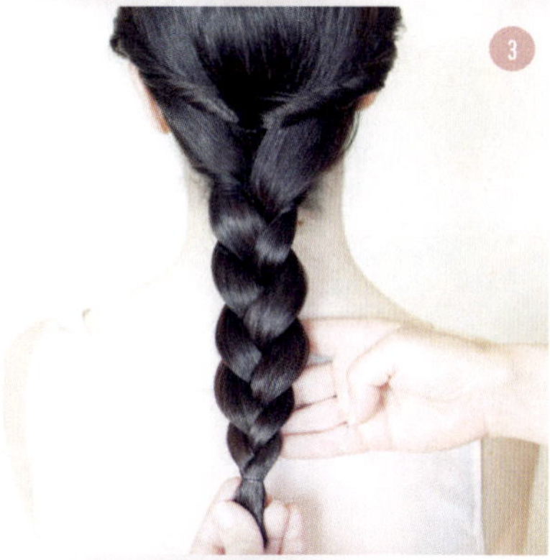

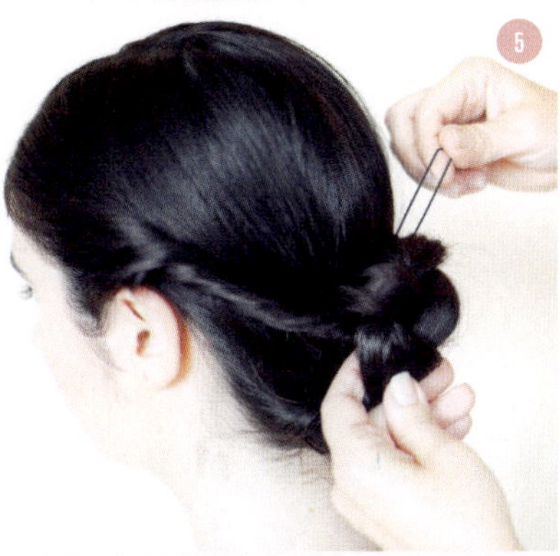

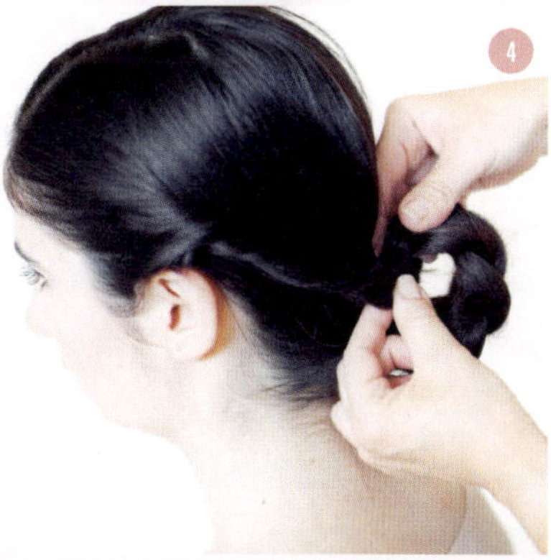

CHIGNONS TRESSÉS

LE MACARON TRESSÉ

Plusieurs tresses rassemblées dans un chignon-macaron géant.

DEGRÉ DE DIFFICULTÉ

IL VOUS FAUT
Trois petits élastiques, des épingles neige, de la laque.

L'ASTUCE
DU COIFFEUR SAINT ALGUE
Pour donner plus de volume au chignon, divisez la partie centrale elle aussi en deux tresses à enrouler, ou utilisez des extensions à clipper.

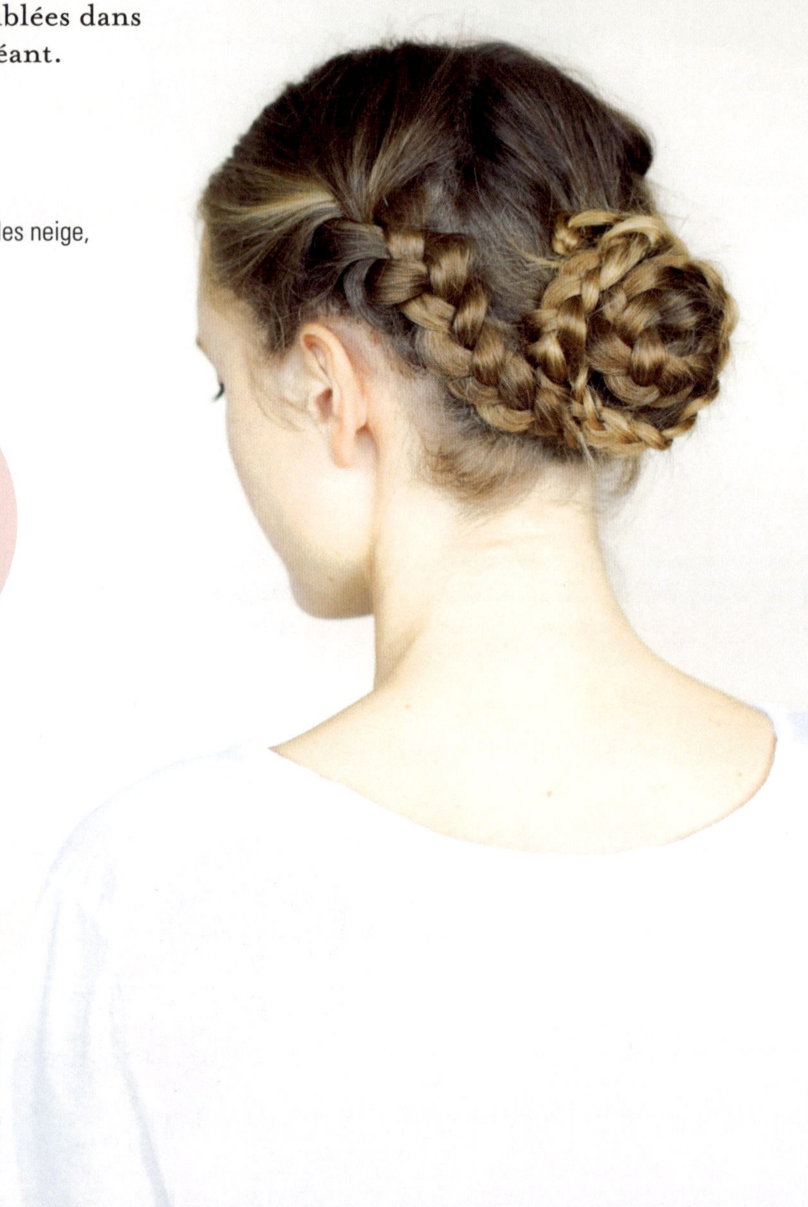

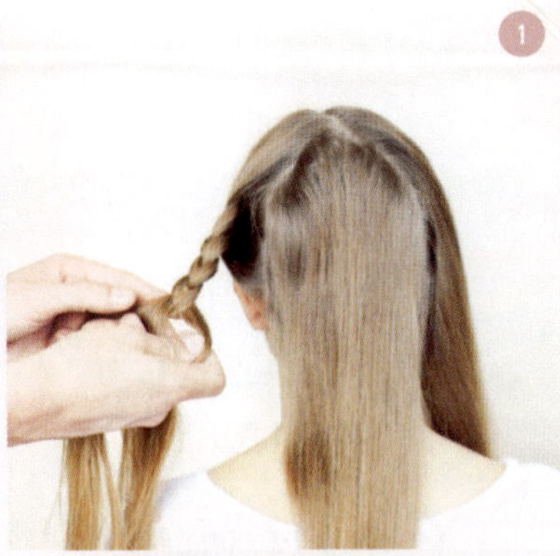

1 Coiffez les cheveux vers l'arrière en trois sections et réalisez une tresse partant de la tempe.

2 Tressez une deuxième tresse partant de l'autre tempe.

3 Tressez les cheveux restants.

4 Enroulez la tresse centrale sur elle-même en un macaron fixé avec des épingles, et croisez les deux tresses sous le macaron.

5 Enroulez les tresses autour du macaron, fixez avec des épingles neige et camouflez les pointes.

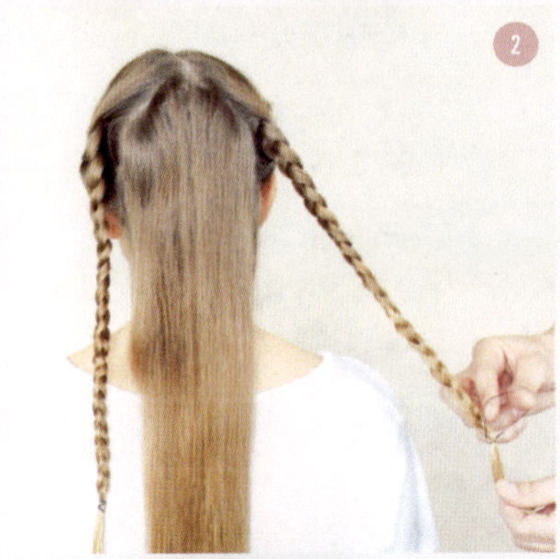

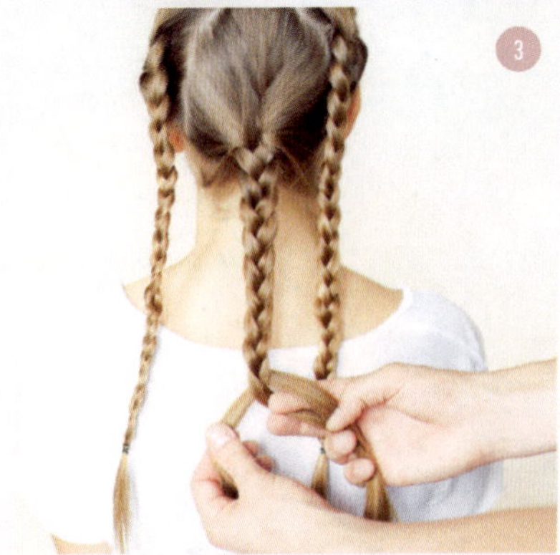

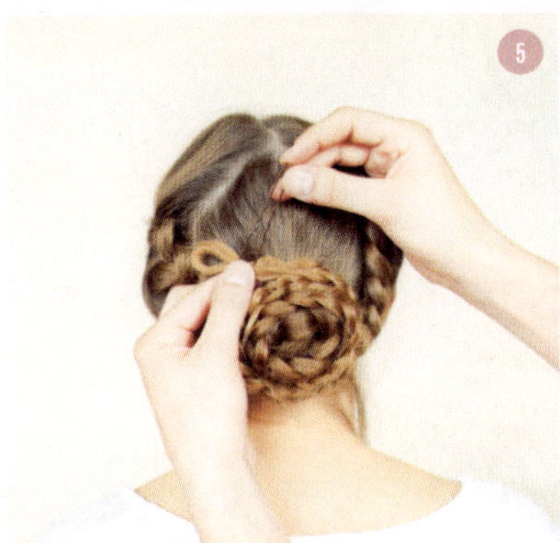

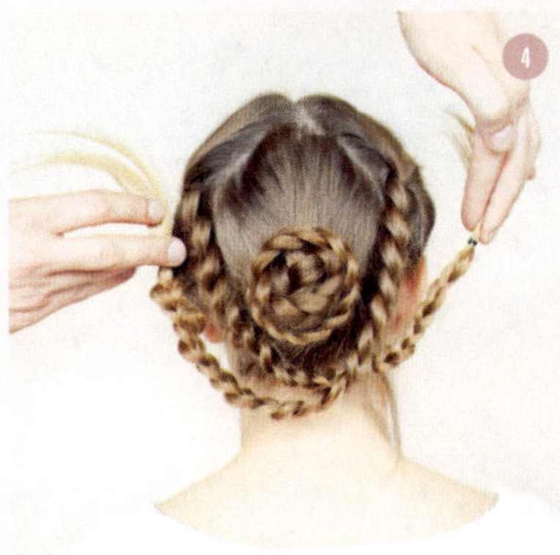

CHIGNONS TRESSÉS

LE BUN TRESSÉ

La version tressée du célèbre et glamour chignon bun.

DEGRÉ DE DIFFICULTÉ ✂✂✂✂

IL VOUS FAUT
Une brosse, une mousse « bun » ou « donut », un élastique, plusieurs petits élastiques.

L'ASTUCE
DU COIFFEUR SAINT ALGUE
Selon votre longueur, calculez s'il vaut mieux enrouler la mèche finale vers l'avant ou vers l'arrière pour cacher les pointes.

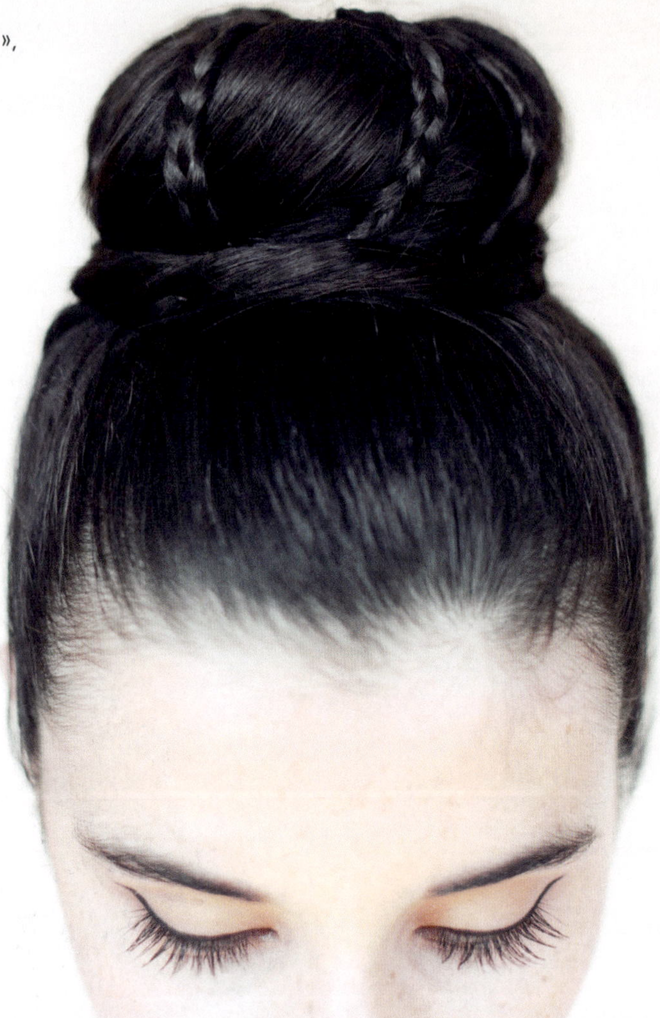

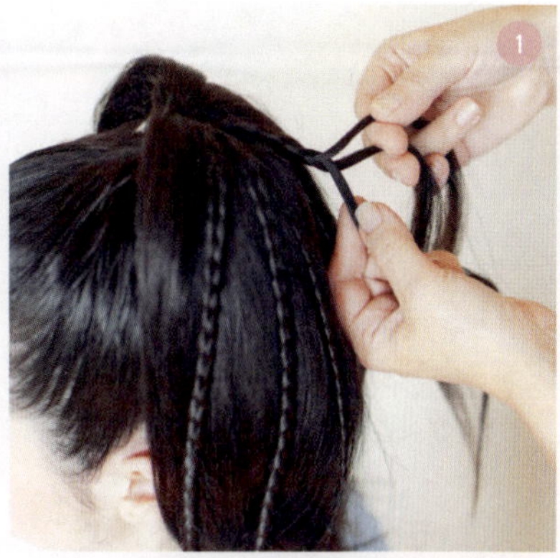

1 Faites une queue-de-cheval bien haute sur la tête et tressez six à sept petites nattes prises dans cette queue-de-cheval.

2 Faites passer la queue-de-cheval dans le trou de la mousse bun.

3 Répartissez les cheveux à 360° pour cacher la mousse, et placez les petites nattes par-dessus.

4 Faites passer l'élastique autour de l'ensemble, sous le bun.

5 Enroulez les longueurs restantes pour créer une torsade en base de chignon et fixez avec des épingles neige.

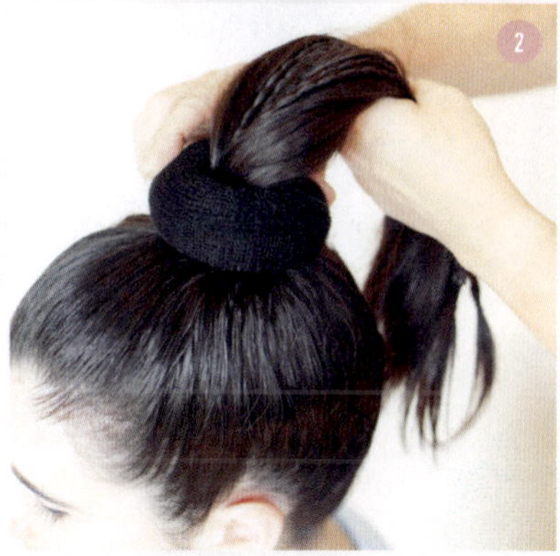

3

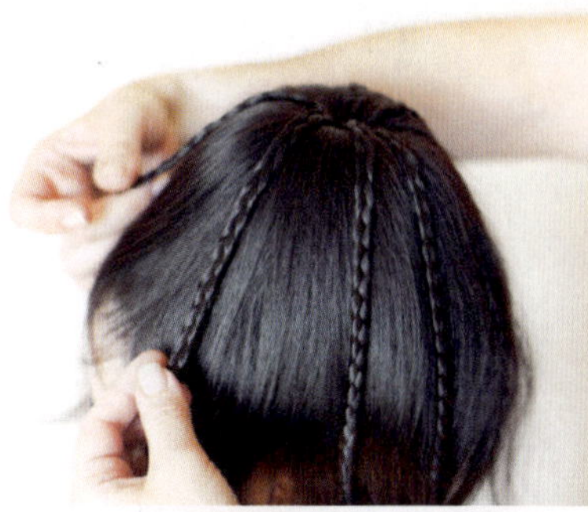

5

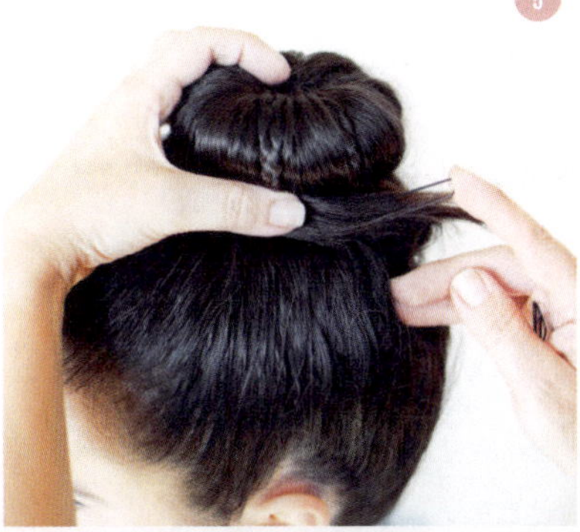

4

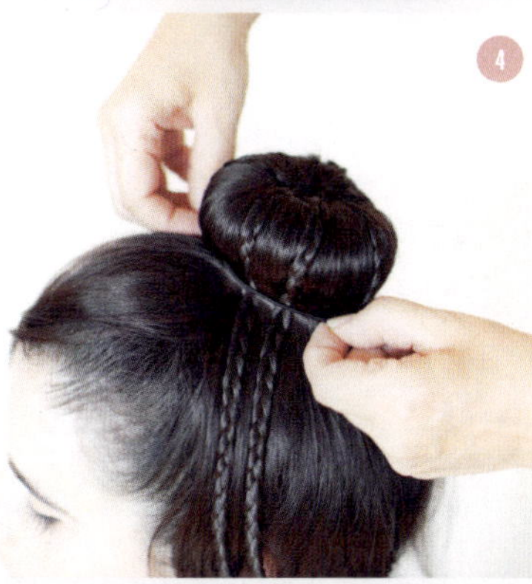

LE CHIGNON ÉVENTAIL

Une coiffure souple et glamour à porter comme un accessoire.

DEGRÉ DE DIFFICULTÉ

IL VOUS FAUT
Deux élastiques, des épingles neige, de la laque.

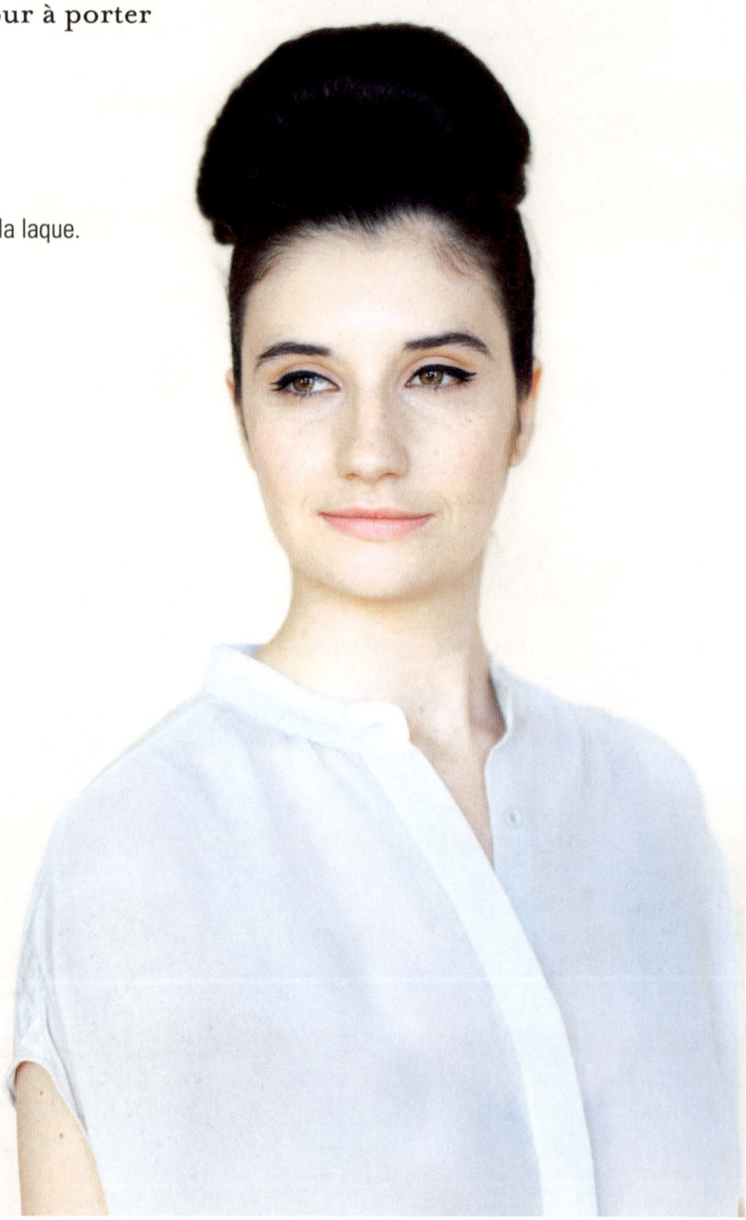

L'ASTUCE
DU COIFFEUR SAINT ALGUE

Pour plus de facilité à faire tenir l'éventail si vos cheveux sont fins ou sans tenue, texturisez les longueurs pour qu'elles soient plus rigides (avec de la laque, du gel, de la mousse fixante).

1 Faites une queue-de-cheval bien haute sur la tête, avec un élastique au début et un vers la fin.

2 Basculez les longueurs vers l'avant pour former une coque.

3 En passant les doigts sous le premier élastique, saisissez celui qui tient les pointes et passez-le en dessous du premier.

4 Enroulez les longueurs autour de l'élastique pour les dissimuler en fixant avec des épingles (cela se verra de dos).

5 Étirez la coque en un éventail de cheveux à gauche et à droite, fixez avec des épingles et laquez.

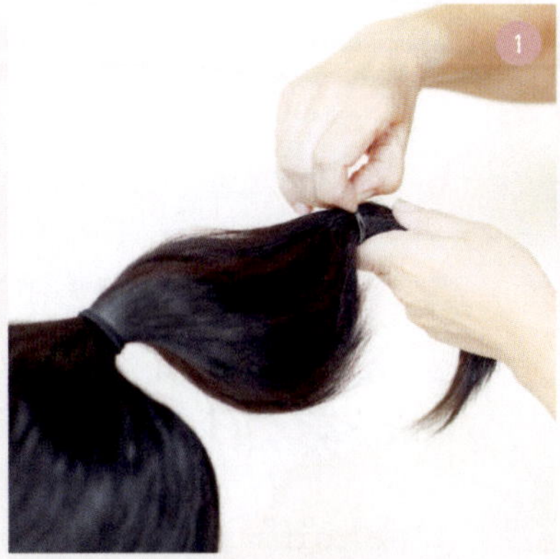

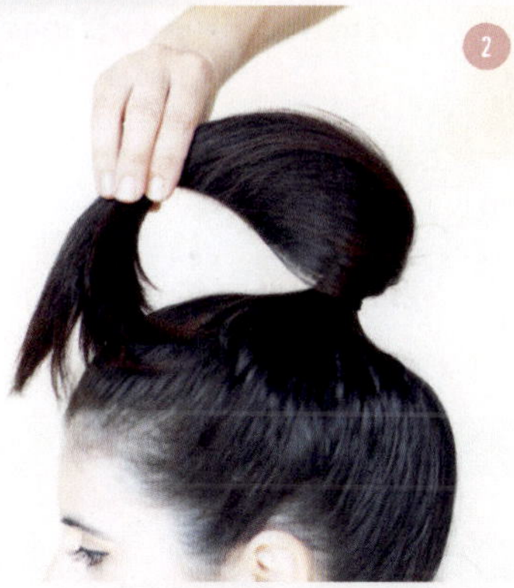

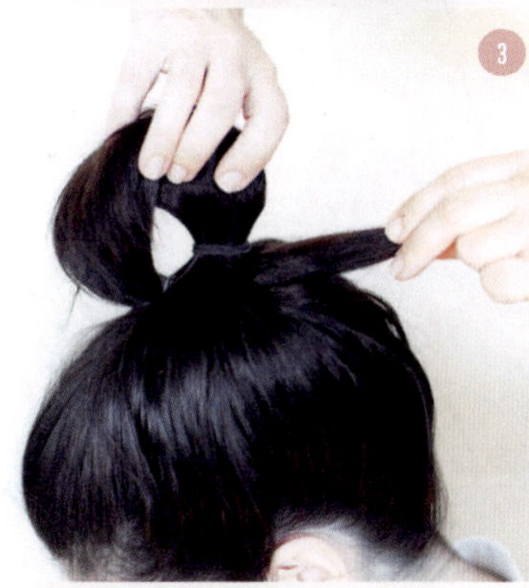

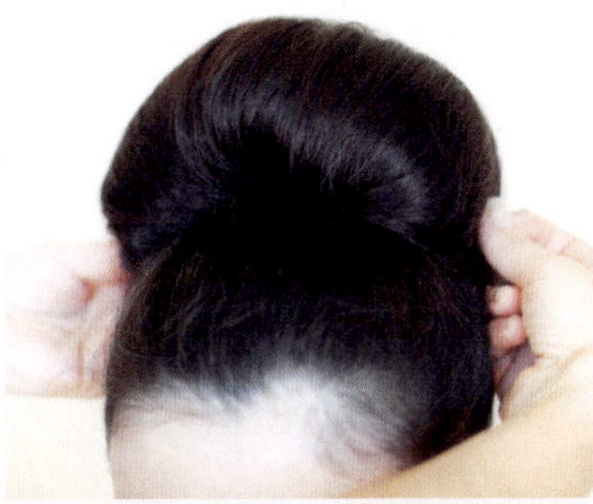

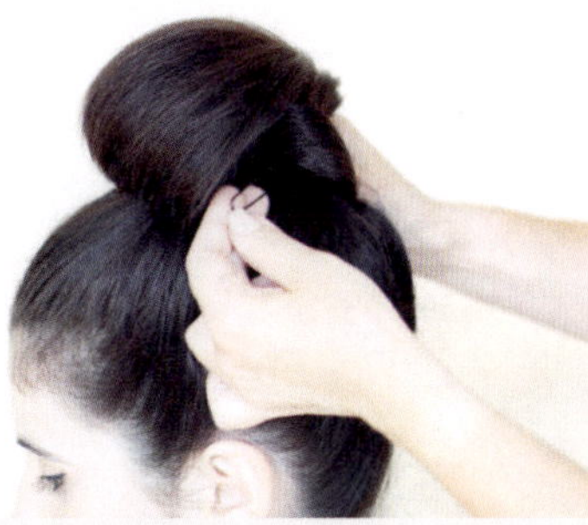

LE CHIGNON-FLEUR

Un chignon maîtrisé, inspiré des chignons de mariées pour soirées chic !

DEGRÉ DE DIFFICULTÉ ✂✂✂✂

IL VOUS FAUT
Une brosse, un fer à lisser ou un styler®, un élastique, des pinces plates, des épingles neige, du gel.

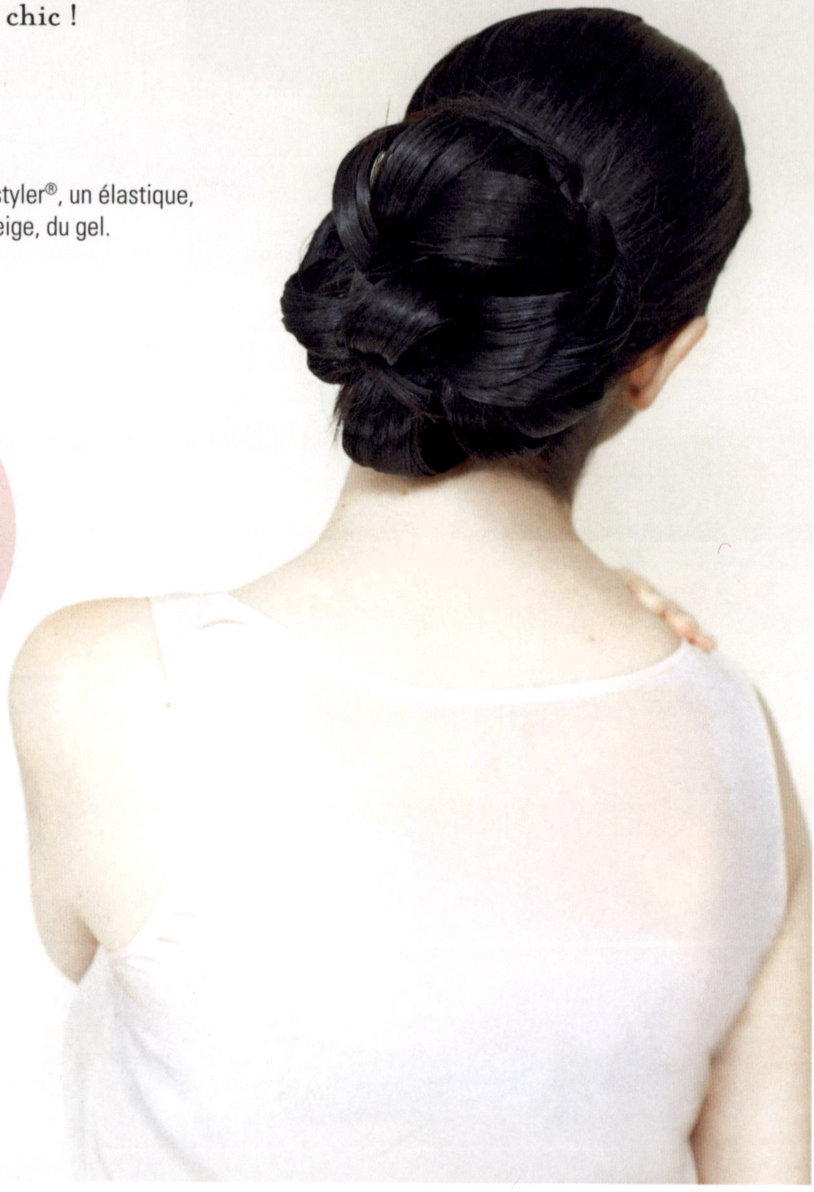

L'ASTUCE
DU COIFFEUR SAINT ALGUE
Si vos cheveux glissent, placez de petits élastiques en plastique au bout de chaque mèche, plus faciles à faire passer dans le gros élastique et qui ne glisseront pas.

1 Lissez les cheveux au fer ou au styler®.

2 Tirez-les en arrière dans une queue-de-cheval attachée en souplesse avec l'élastique.

3 Lissez une petite mèche au doigt avec du gel et créez un arrondi.

4 Coincez la queue dans l'élastique et fixez contre le crâne avec une pince plate. Recommencez avec tous les cheveux, mèche à mèche, pour former les pétales d'une fleur.

5 Renforcez la tenue avec des épingles et laquez.

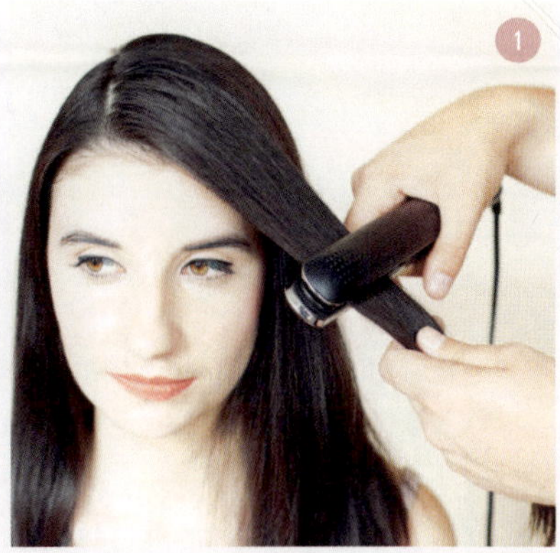

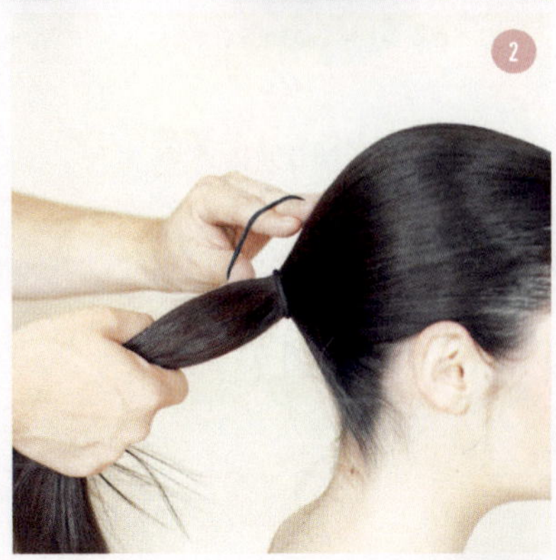

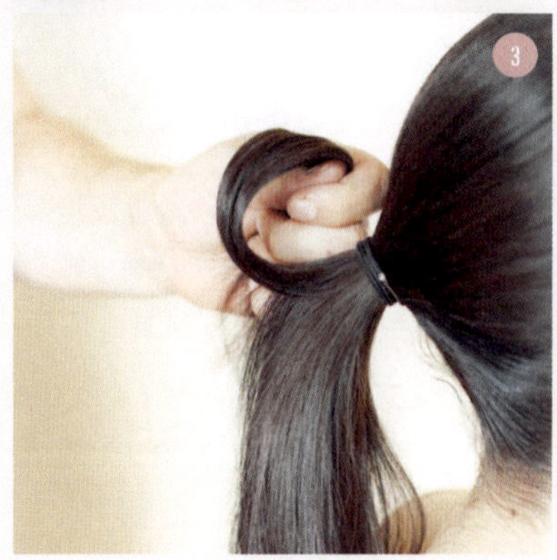

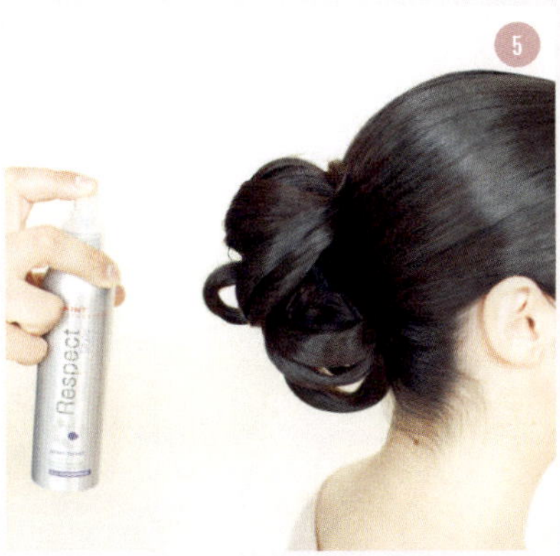

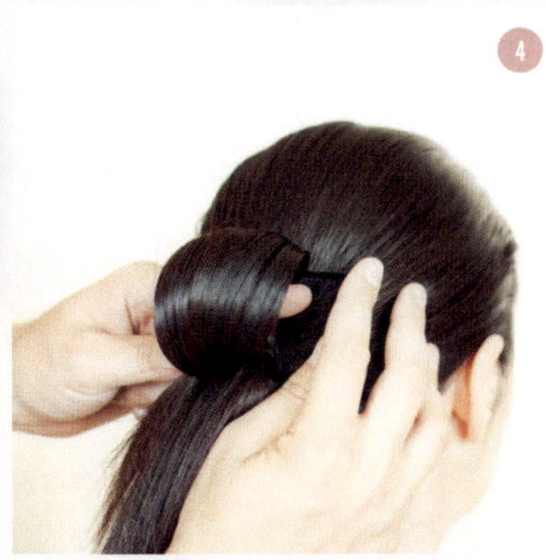

LE CHIGNON BOHÊME

Un chignon romantique avec des nattes et des torsades.

DEGRÉ DE DIFFICULTÉ

IL VOUS FAUT
Un élastique, deux petits élastiques, des épingles neige, un spray texturisant.

L'ASTUCE
DU COIFFEUR SAINT ALGUE
Pour un effet plus fou et plus flou, crêpez les longueurs et passez plusieurs fois les mèches au centre si vos cheveux sont assez longs.

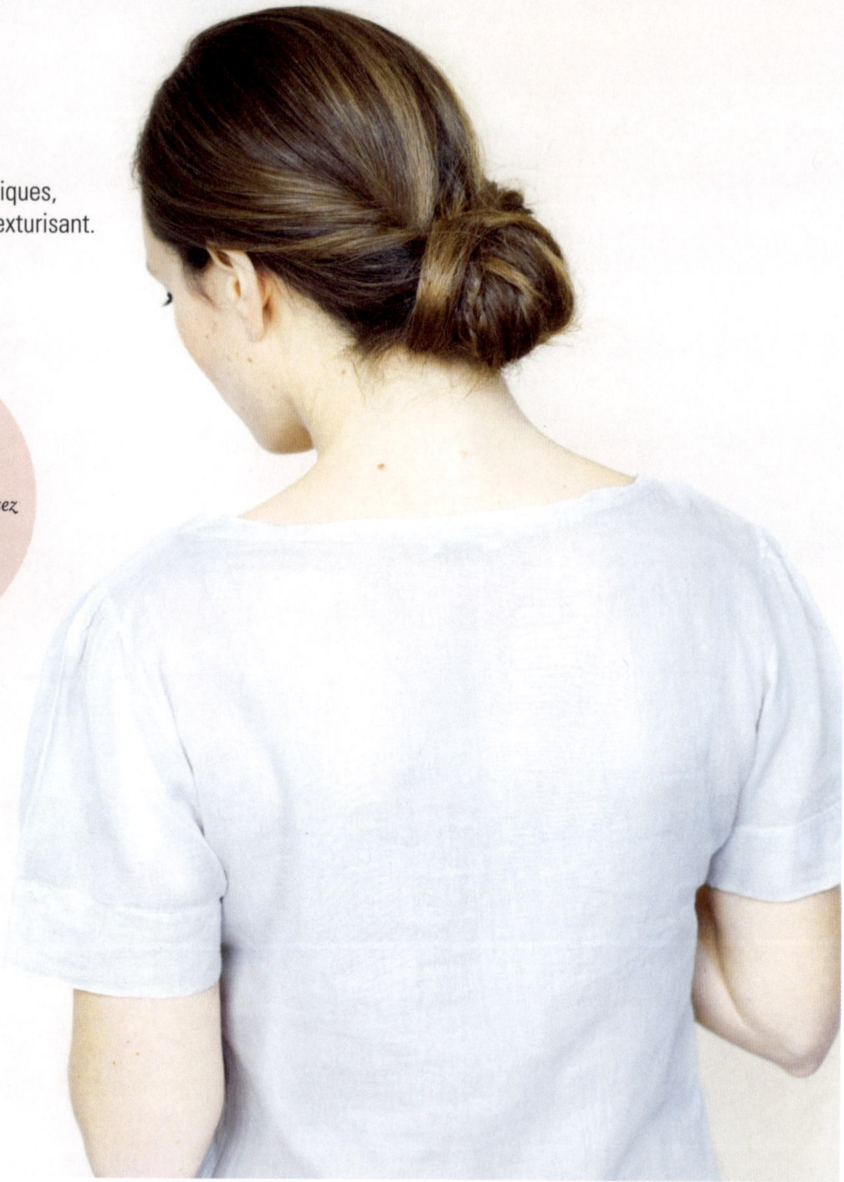

1 Vaporisez du spray ou de la poudre texturisant sur la chevelure pour que les mèches accrochent, puis faites une queue-de-cheval basse et séparez-la en deux avec les doigts au-dessus de l'élastique.

2 Passez les longueurs dans le trou ainsi formé, par au-dessus : deux torsades séparées apparaissent.

3 Faites de petites nattes, torsades et mèches avec les pointes restantes.

4 Passez-les dans le trou en les organisant à votre goût, en les fixant sur les deux torsades du début avec des épingles.

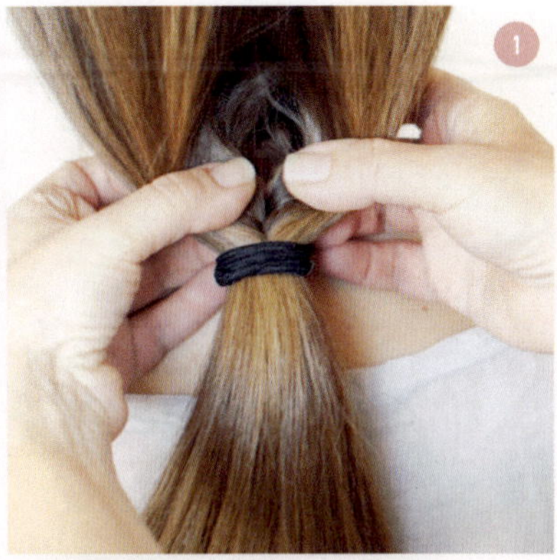

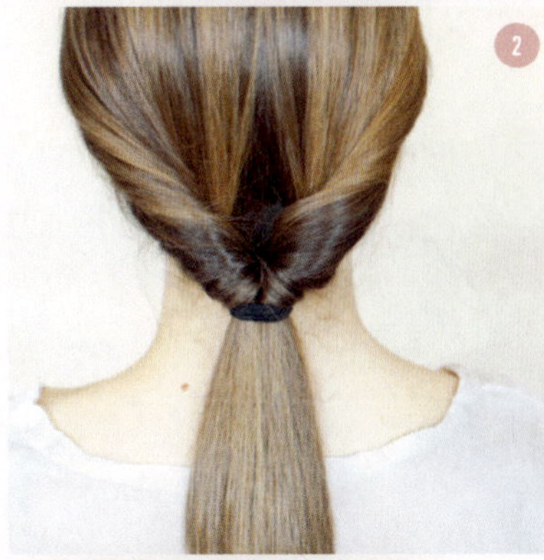

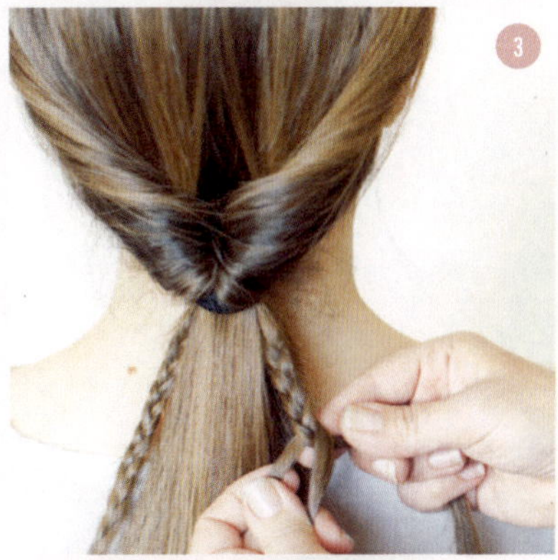

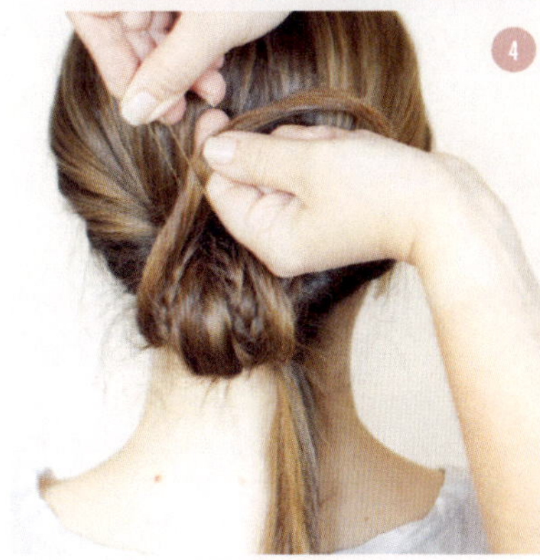

chapitre II

NATTES ET TRESSES

en 9 coiffures

La tresse épi • La tresse africaine
La tresse à quatre mèches • La couronne simple
La couronne intégrée • La couronne d'épis • Le duo de tresses
Les tresses hippies • La tresse frontale

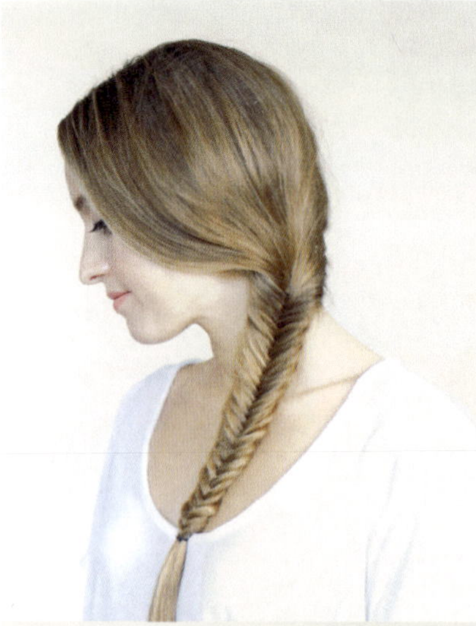
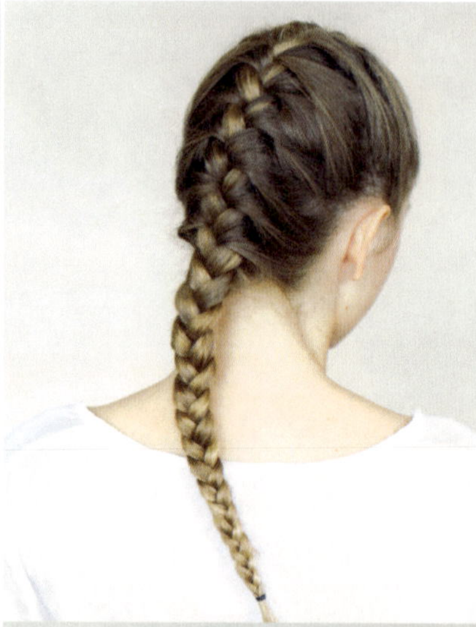
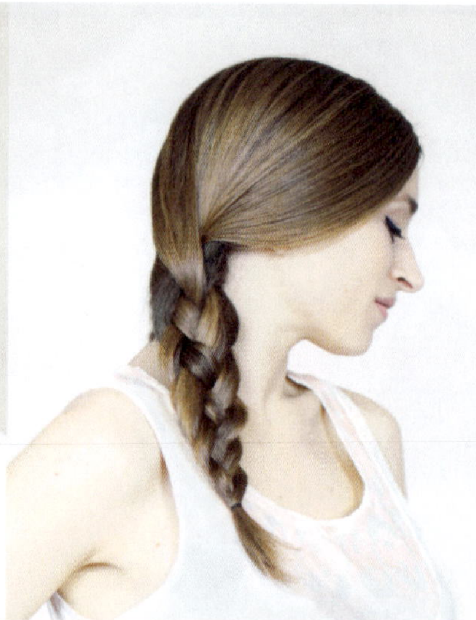
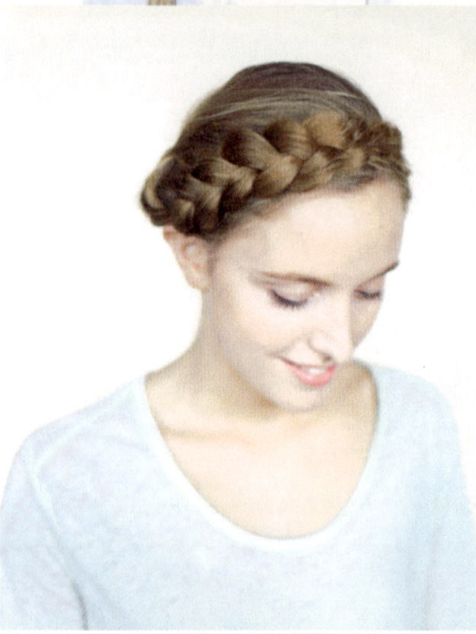
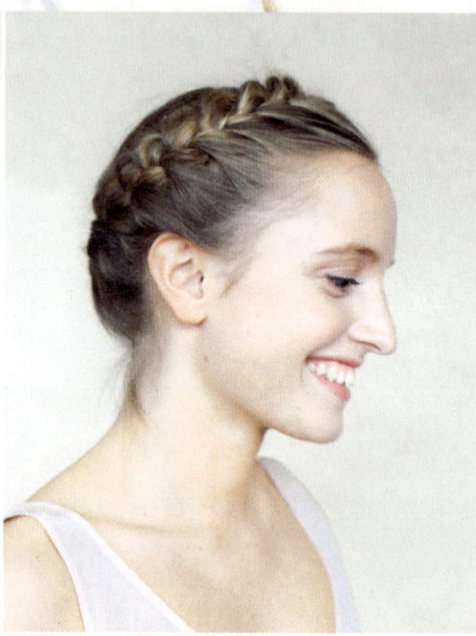
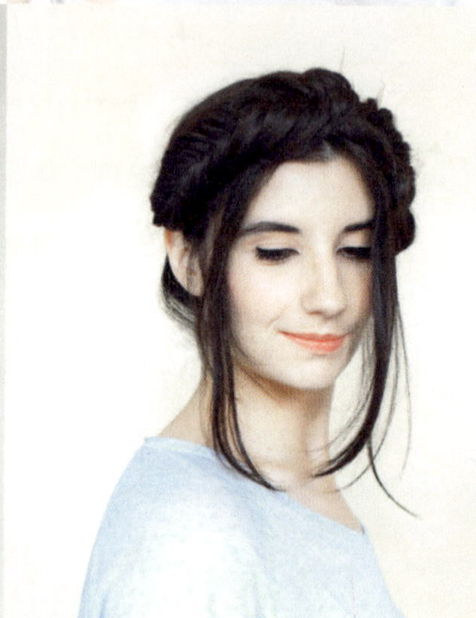
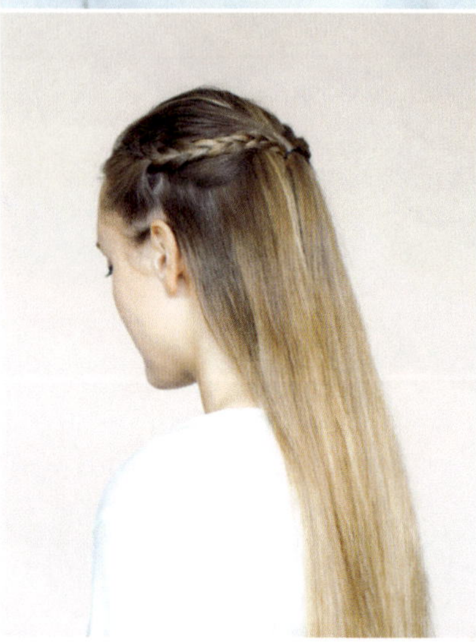
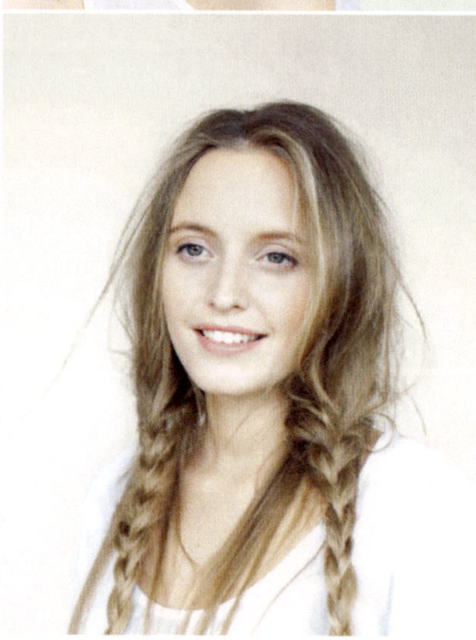
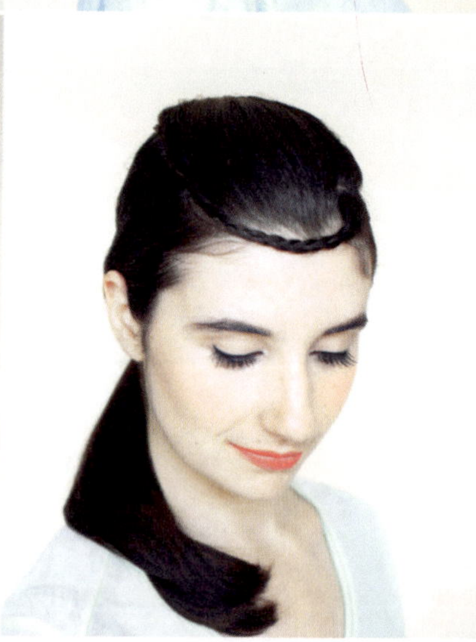

Les nattes, tresses et autres épis permettent toutes les interprétations, pour un style décontracté, branché ou classique avec de multiples déclinaisons ! Ultra-tendance, la natte s'invite sur toutes les longueurs et devient un merveilleux outil pour imaginer ses propres coiffures : maîtriser les tresses de base et customiser toutes les autres coiffures sera un jeu d'enfant ! À vous de jouer !

TRESSES SIMPLES

LA TRESSE ÉPI

Une tresse façon « arête de poisson » ou « épi de blé », réalisée avec deux mèches dédoublées, soit quatre au lieu de trois, que l'on croise à tour de rôle.

DEGRÉ DE DIFFICULTÉ

IL VOUS FAUT
Une brosse, un petit élastique transparent en plastique, un élastique normal.

L'ASTUCE
DU COIFFEUR SAINT ALGUE
Si vos cheveux sont dégradés, incorporez les mèches courtes dans des plus longues pour éviter les pointes qui dépassent.

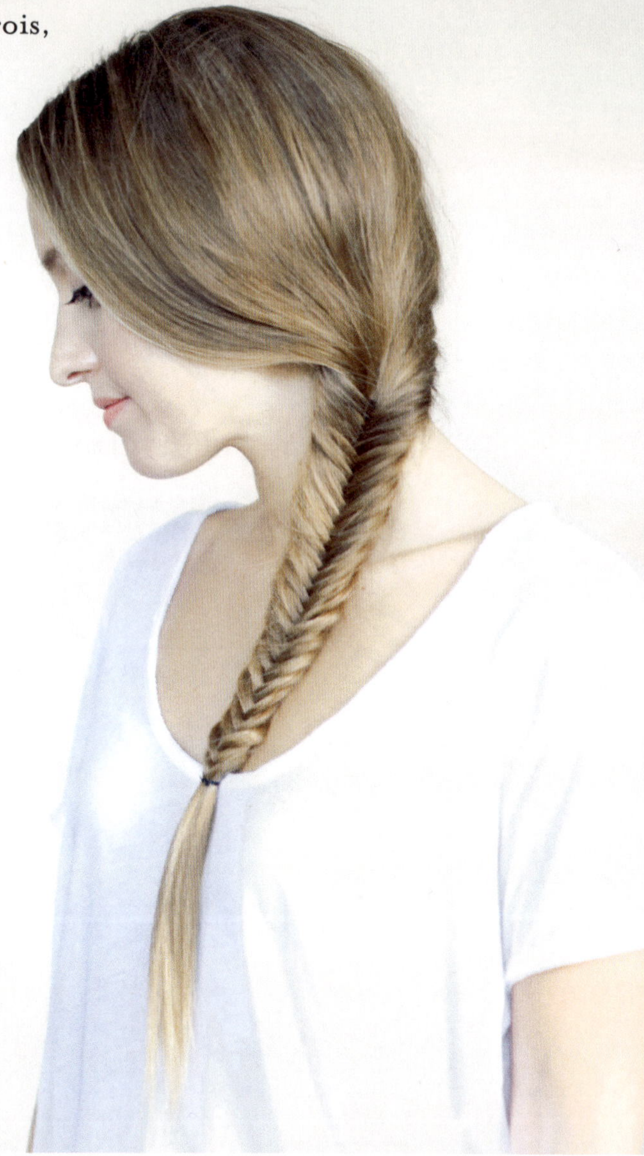

1 Démêlez bien les cheveux (ou lissez-les en cas de boucles) et faites une queue-de-cheval basse séparée en deux parties bien égales, chacune tenue dans une main.

2 Prélevez une petite mèche en dessous des mèches principales, du côté externe, et faites-les se croiser en faisant passer chacune des petites mèches de l'autre côté, rejoignant ainsi la mèche principale opposée.

3 Reformez les deux mèches principales, et recommencez ainsi sur toute la longueur, faisant passer une petite mèche de l'extérieur à la mèche opposée, en serrant bien.

4 Elles s'échelonnent, et au fur et à mesure, l'épi de blé apparaît tout seul.

5 Coupez l'élastique en plastique pour la libérer et déstructurez-la aux doigts.

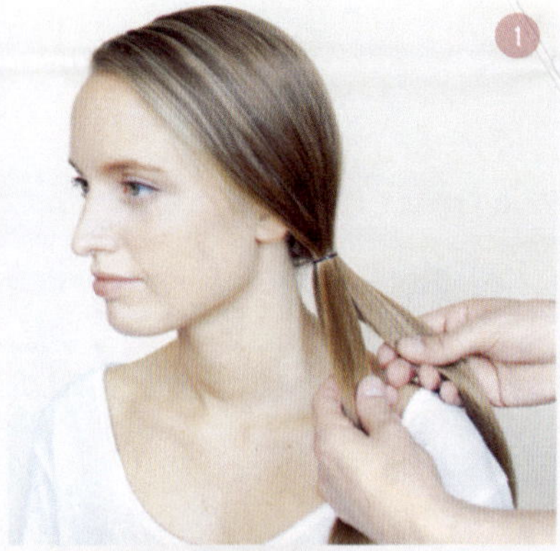

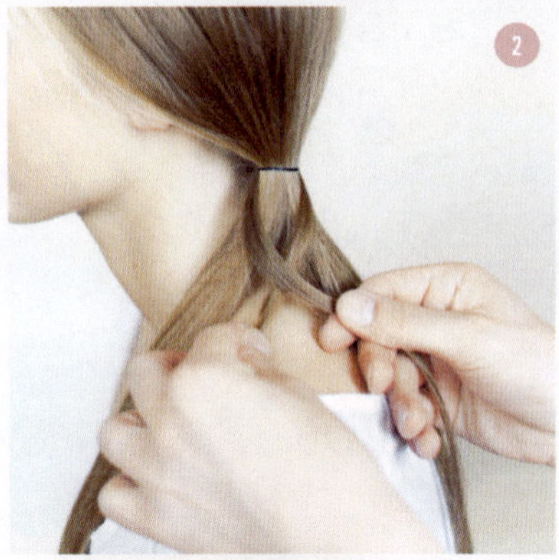

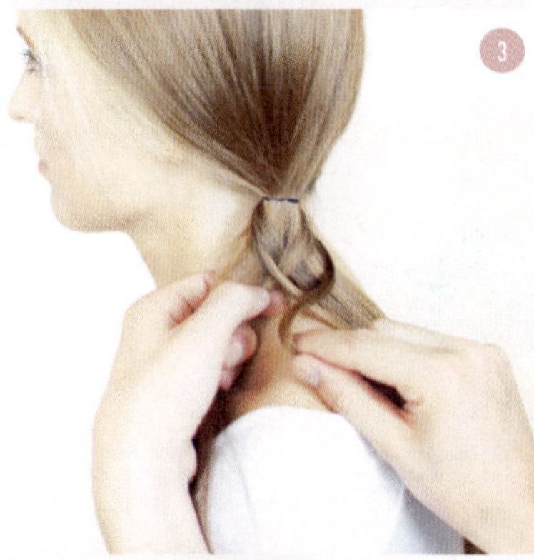

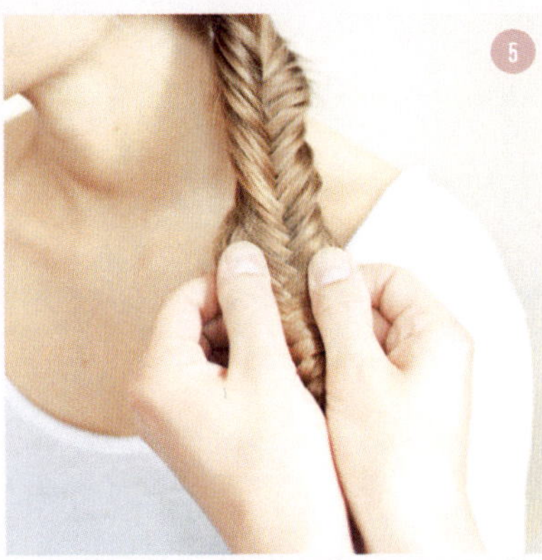

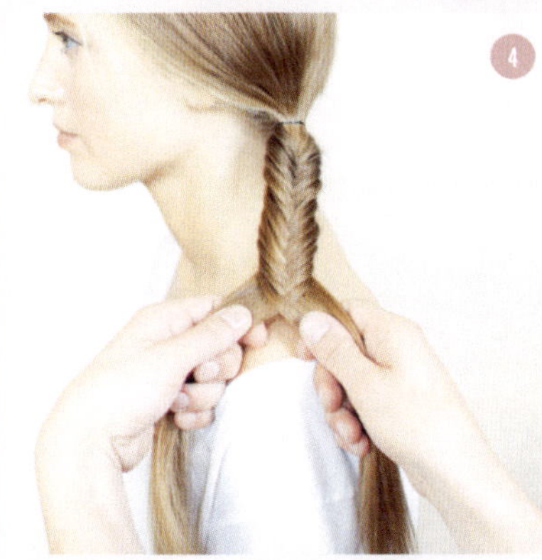

TRESSES SIMPLES

LA TRESSE AFRICAINE

LE basique qui fait toujours son petit effet et offre de multiples déclinaisons.

DEGRÉ DE DIFFICULTÉ

IL VOUS FAUT
Un élastique.

L'ASTUCE
DU COIFFEUR SAINT ALGUE
À chaque croisement, pensez à bien serrer les mèches ensemble : si elles sont trop lâches, elles pourraient s'échapper de la tresse...

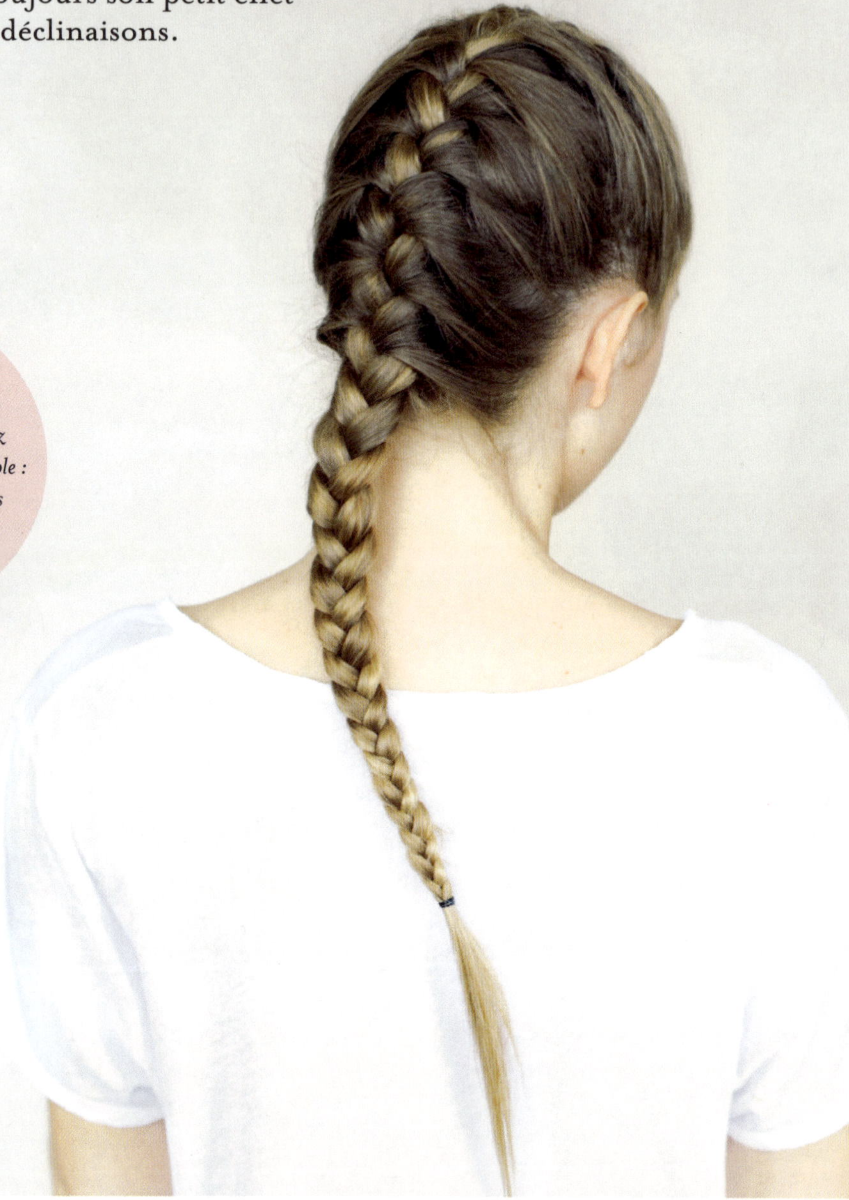

1. Dégagez en haut du crâne une mèche moyenne divisée en trois et tressez normalement deux fois.

2. Au moment de faire croiser la mèche d'un côté, ajoutez-y une mèche de l'extérieur.

3. Répétez avec l'autre côté en ajoutant à chaque fois alternativement à gauche et à droite une mèche des cheveux laissés libres.

4. Quand tous les cheveux des côtés sont pris dans la natte, finissez-la normalement.

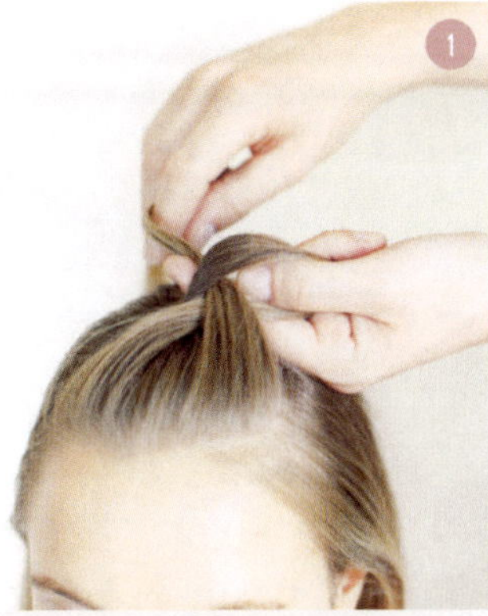

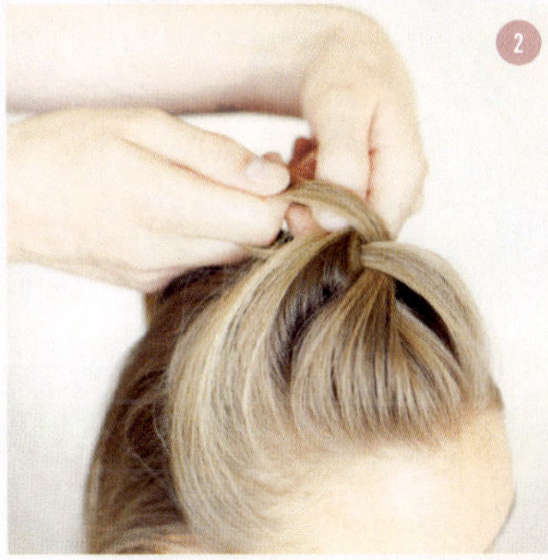

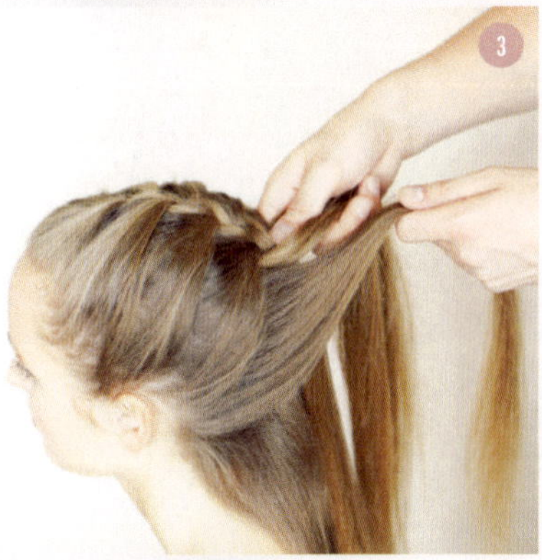

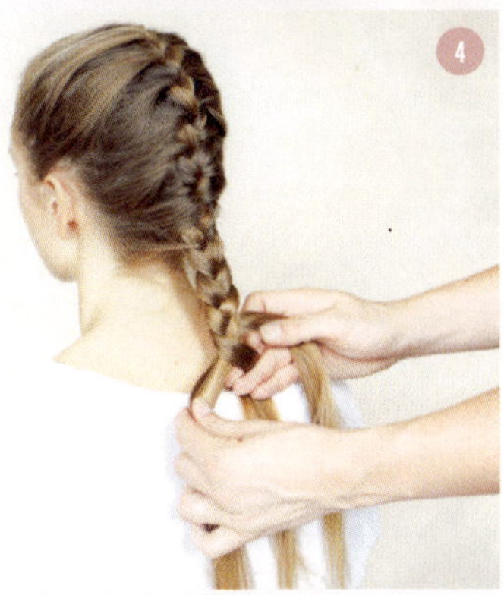

LA TRESSE À QUATRE MÈCHES

Une tresse élégante et originale, qui rappelle les coiffures médiévales.

DEGRÉ DE DIFFICULTÉ

IL VOUS FAUT
Une brosse, un élastique.

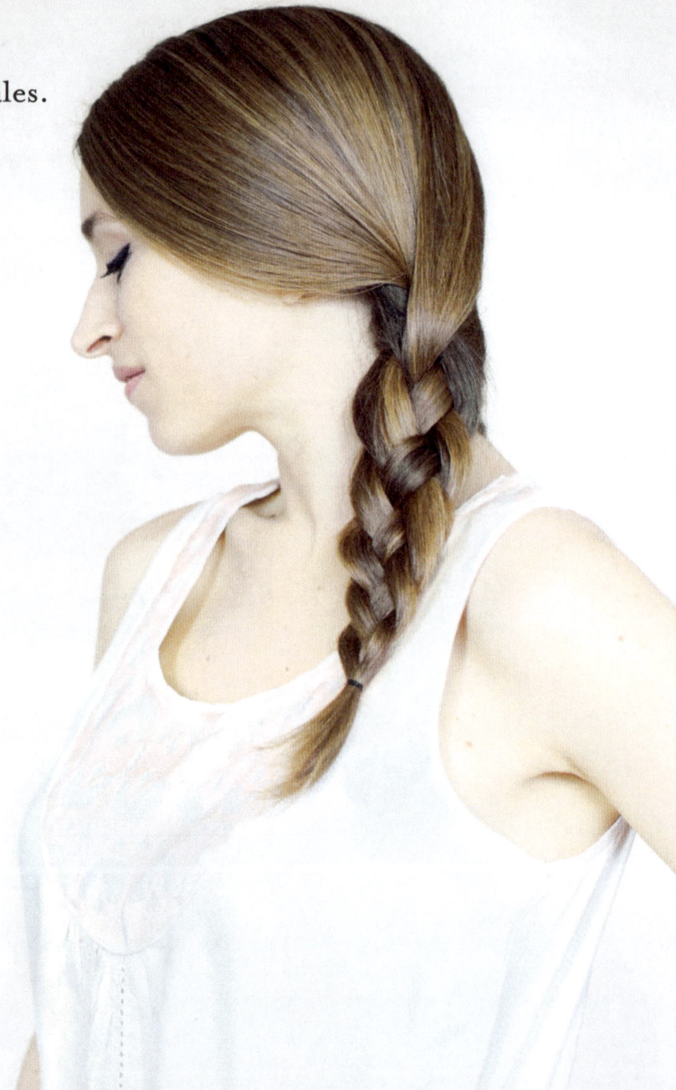

L'ASTUCE
DU COIFFEUR SAINT ALGUE
Humidifiez ou mouillez vos cheveux pour y voir clair et pour que les quatre mèches restent bien séparées !

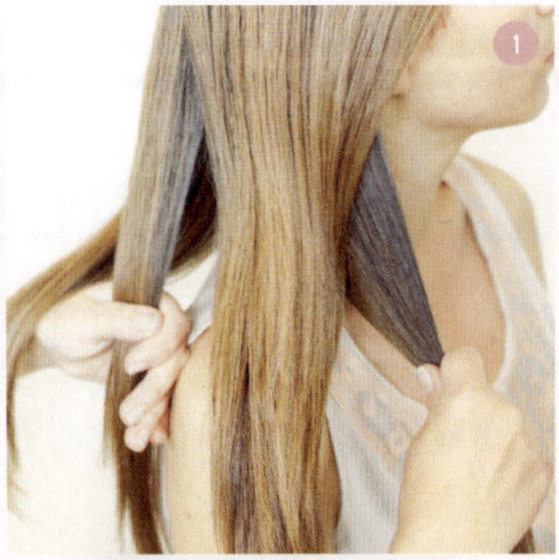

1 Après les avoir brossés, mettez-les cheveux sur le côté et séparez-les en quatre mèches partant du cou de gauche à droite.

2 Prenez la plus proche du cou et passez-la sur celle d'à côté.

3 Puis *sous* la suivante.

4 Puis *par-dessus* la dernière.

5 Recommencez avec la nouvelle mèche la plus près du cou : au-dessus, en dessous et au-dessus, et recommencez jusqu'à la fin !

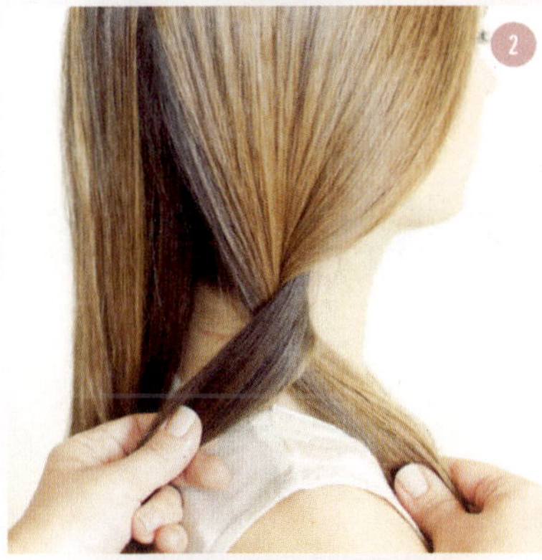

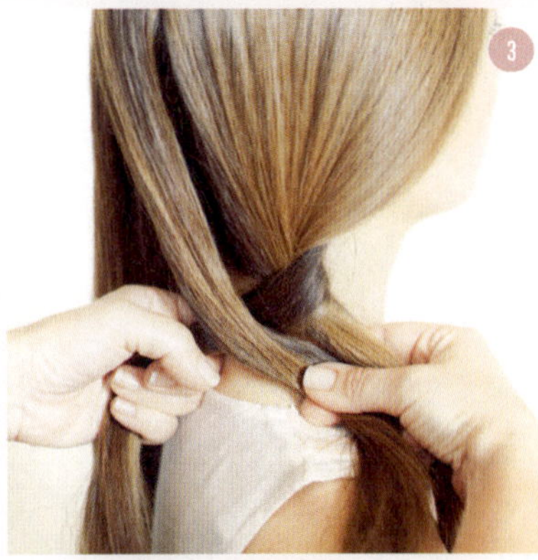

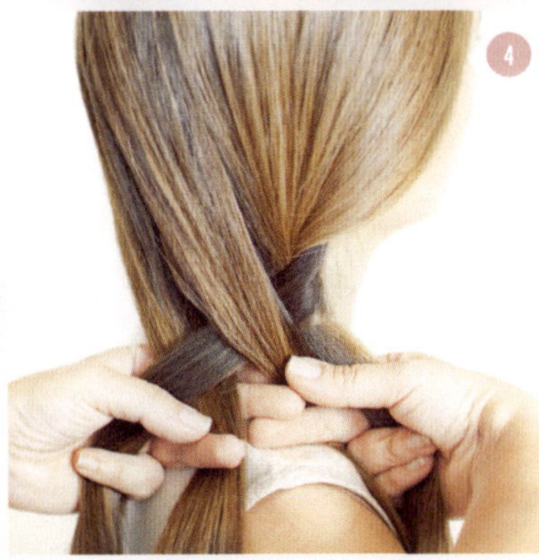

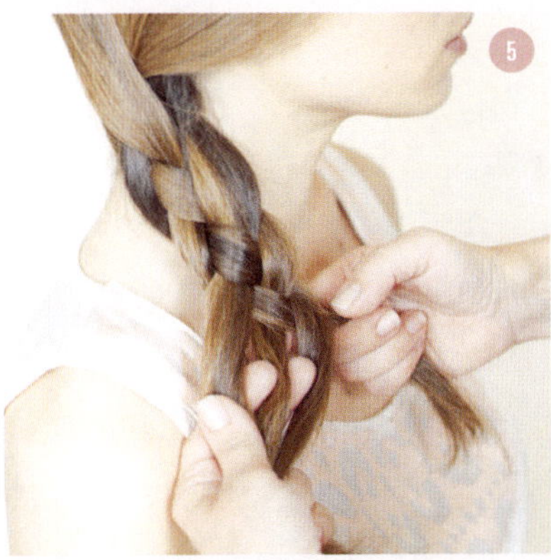

COURONNES

LA COURONNE SIMPLE

La couronne la plus facile à réaliser, mais réservée aux cheveux vraiment longs pour pouvoir faire le tour de la tête.

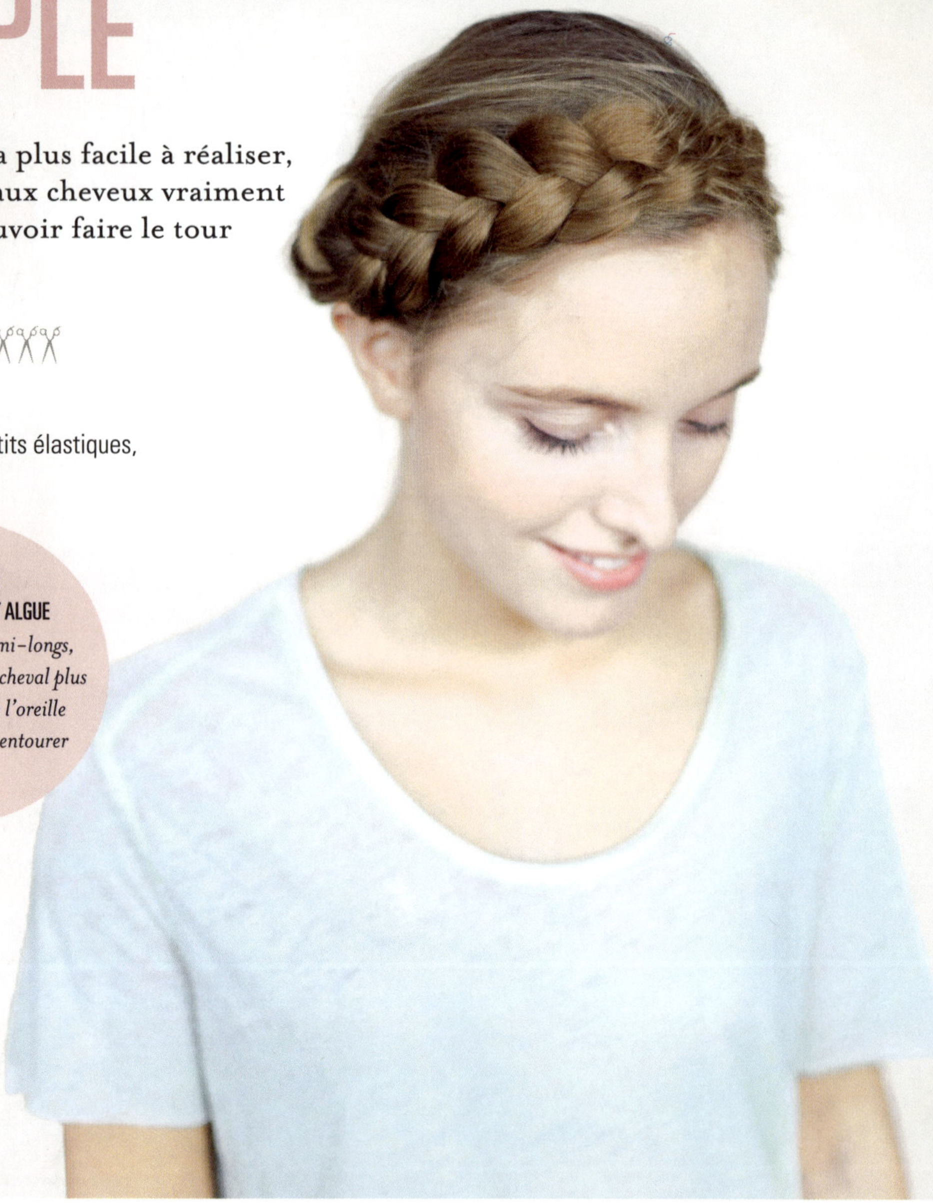

DEGRÉ DE DIFFICULTÉ

IL VOUS FAUT
Une brosse, deux petits élastiques, des épingles neige.

L'ASTUCE
DU COIFFEUR SAINT ALGUE

Si vos cheveux sont mi-longs, faites une queue-de-cheval plus haute au niveau de l'oreille pour avoir de quoi entourer la tête.

1 Coiffez les cheveux vers une oreille et attachez-les en queue-de-cheval avec un petit élastique.

2 Tressez entièrement et coupez l'élastique du haut.

3 Enroulez la tresse autour de la tête en fixant tout le long avec des épingles neige.

4 Camouflez la queue et l'élastique sous une mèche et fixez avec une épingle.

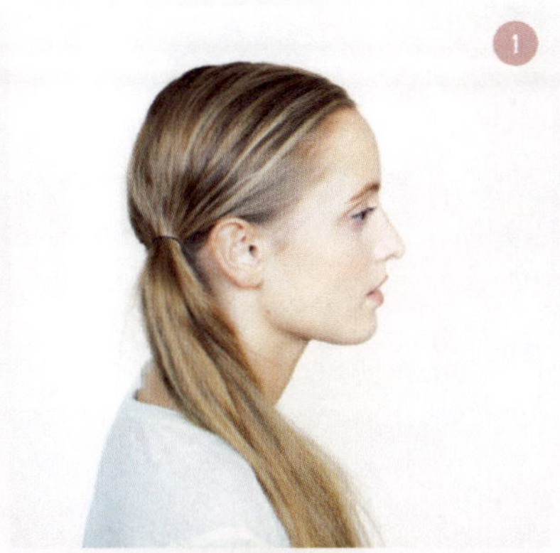

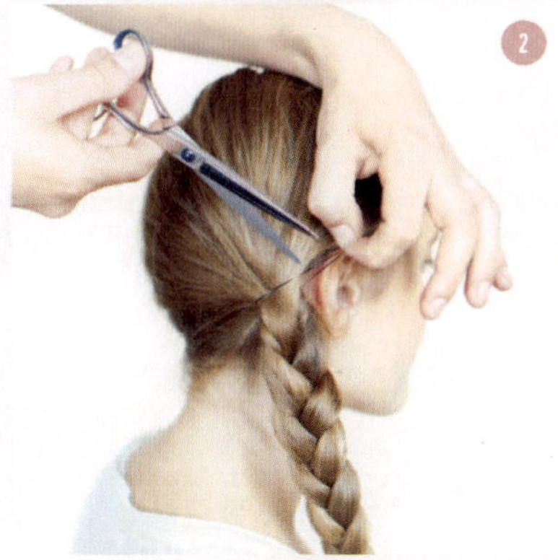

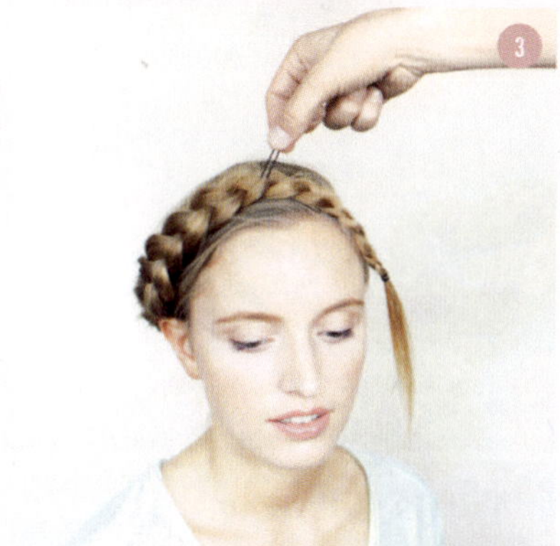

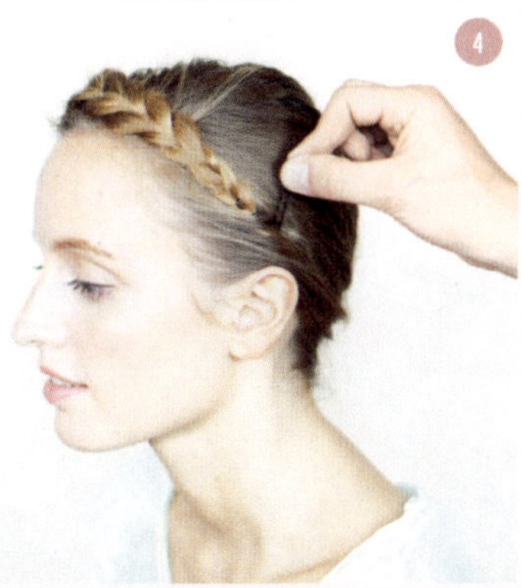

COURONNES

LA COURONNE INTÉGRÉE

Une couronne romantique
qui en jette !

DEGRÉ DE DIFFICULTÉ

IL VOUS FAUT
Une brosse, un peigne, un petit élastique, des épingles.

L'ASTUCE
DU COIFFEUR SAINT ALGUE
Si vos cheveux sont courts, utilisez une mèche de cheveux artificielle de votre couleur, tressez-la et fixez-la autour de vos vrais cheveux ramenés en chignon.

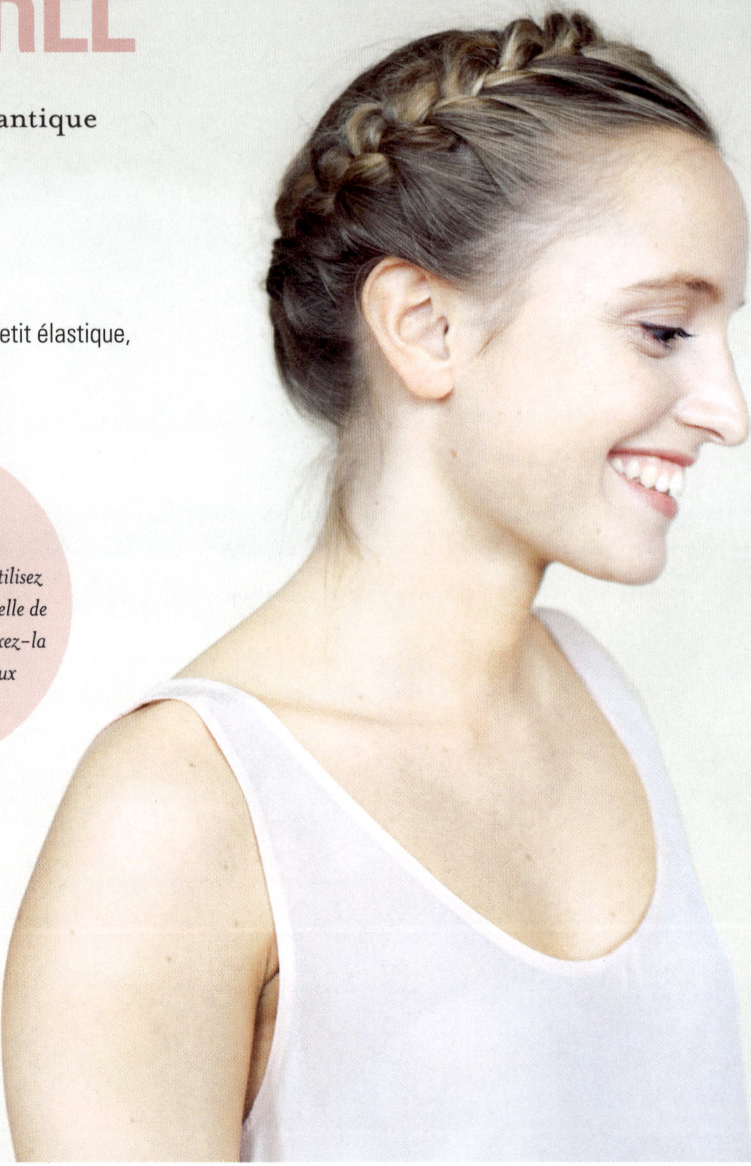

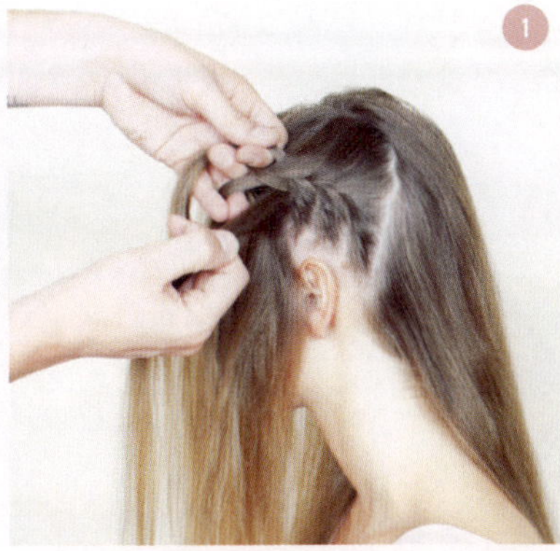

1 Séparez un tiers des cheveux sur le devant de la tête et commencez une natte africaine (voir tuto p. 38) qui partira d'une oreille et ira jusqu'à l'arrière du crâne.

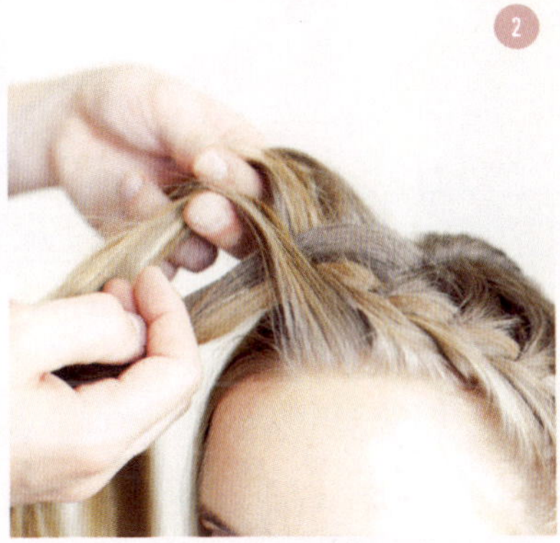

2 Avancez en incorporant à la tresse des mèches de la masse restante, à l'arrière de la tête.

3 Au niveau du cou, intégrez des mèches provenant de la nuque d'un côté et des mèches du dessus de la tête de l'autre.

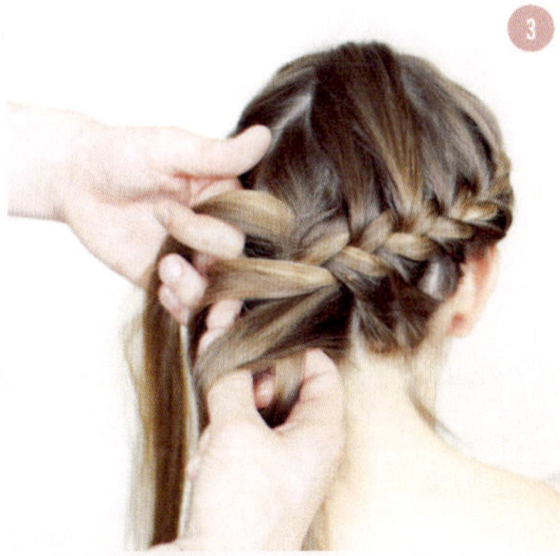

4 Finissez avec un élastique, à cacher avec les pointes sous le corps de la natte.

5 Renforcez la tenue avec des épingles tout autour.

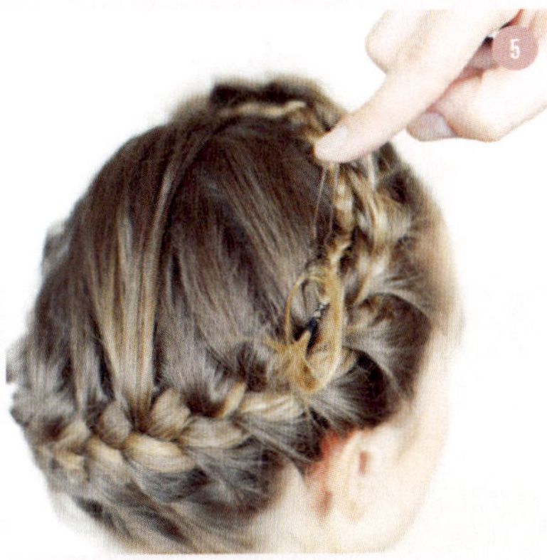

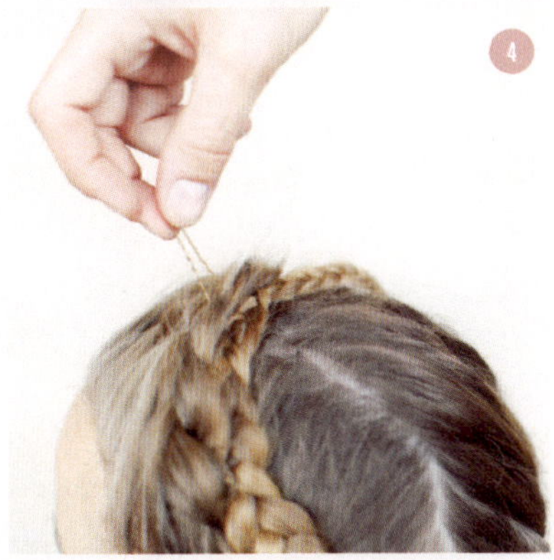

COURONNES

LA COURONNE D'ÉPIS

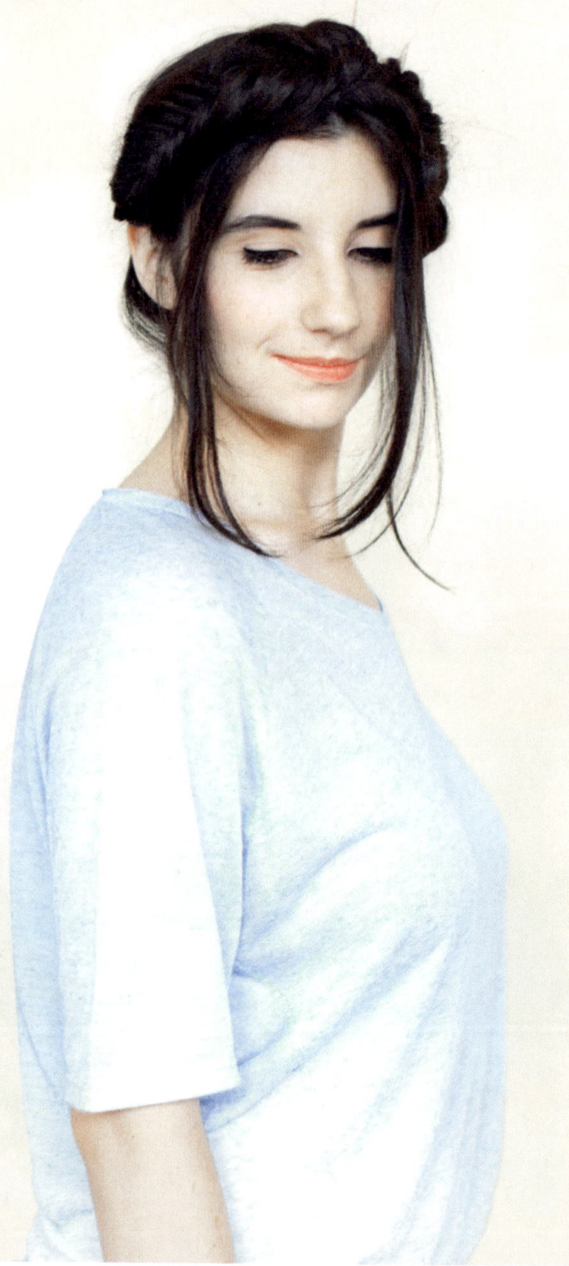

Une version poétique de la couronne, où deux tresses épis se rejoignent avec des mèches folles.

DEGRÉ DE DIFFICULTÉ ✂✂✂✂

IL VOUS FAUT
Une brosse, un peigne, un petit élastique, des épingles.

L'ASTUCE
DU COIFFEUR SAINT ALGUE
Pour obtenir un effet plus naturel, déstructurez un peu les tresses ; laissez échapper quelques mèches pour un côté plus « loose ».

1 Dessinez une raie au milieu et séparez les cheveux en deux parties égales tenues par de petits élastiques au-dessus des oreilles.

2 Tressez la première mèche en épi (voir tuto p. 36).

3 Finissez avec un petit élastique et fixez-la sur la tête avec des épingles.

4 Faites de même avec l'autre tresse, et cachez l'élastique sous la tresse opposée en passant le bout en dessous.

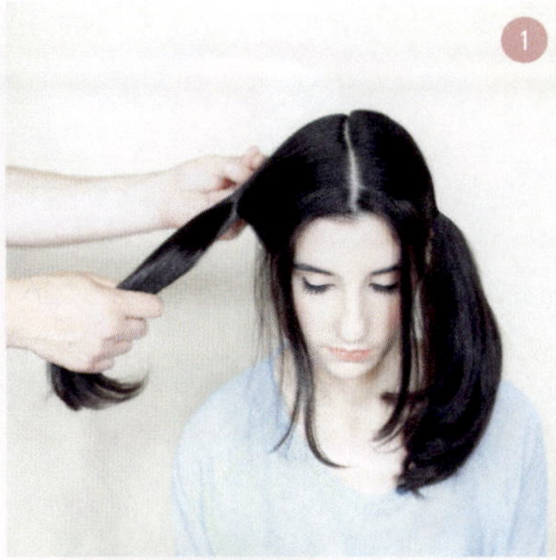

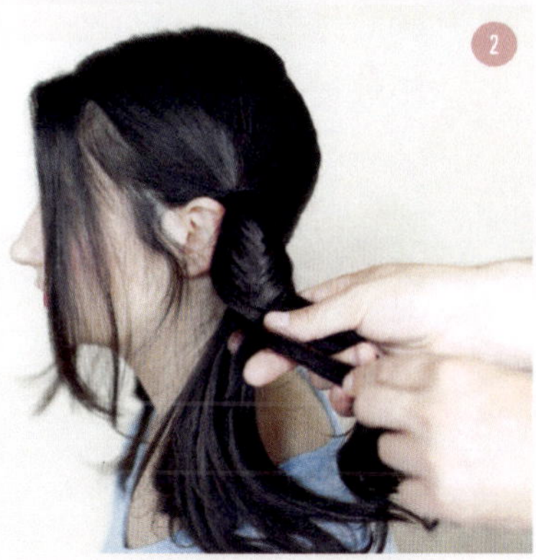

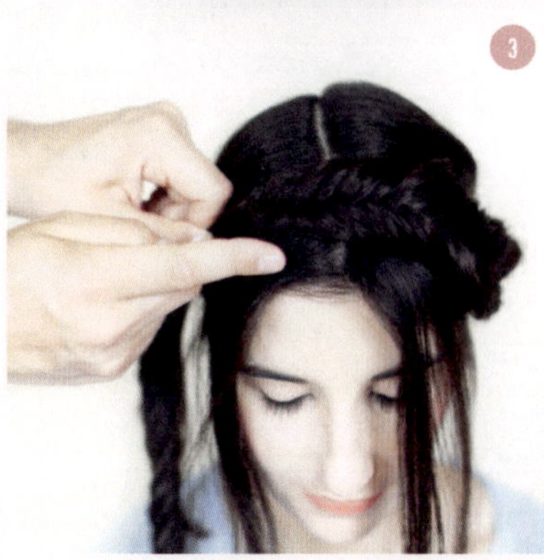

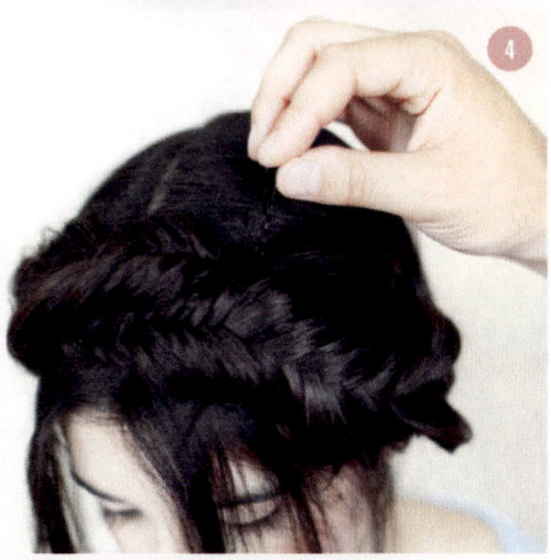

COIFFURES À TRESSES

LE DUO DE TRESSES

Un style romantique pour toutes, issu de la rencontre de deux tresses réunies à l'arrière.

DEGRÉ DE DIFFICULTÉ

IL VOUS FAUT
Une brosse, trois petits élastiques.

L'ASTUCE
DU COIFFEUR SAINT ALGUE
Vous pouvez faire varier la coiffure en choisissant de tresser toute la longueur de chaque tresse, ou au contraire d'arrêter la tresse là où vous les attachez ensemble.

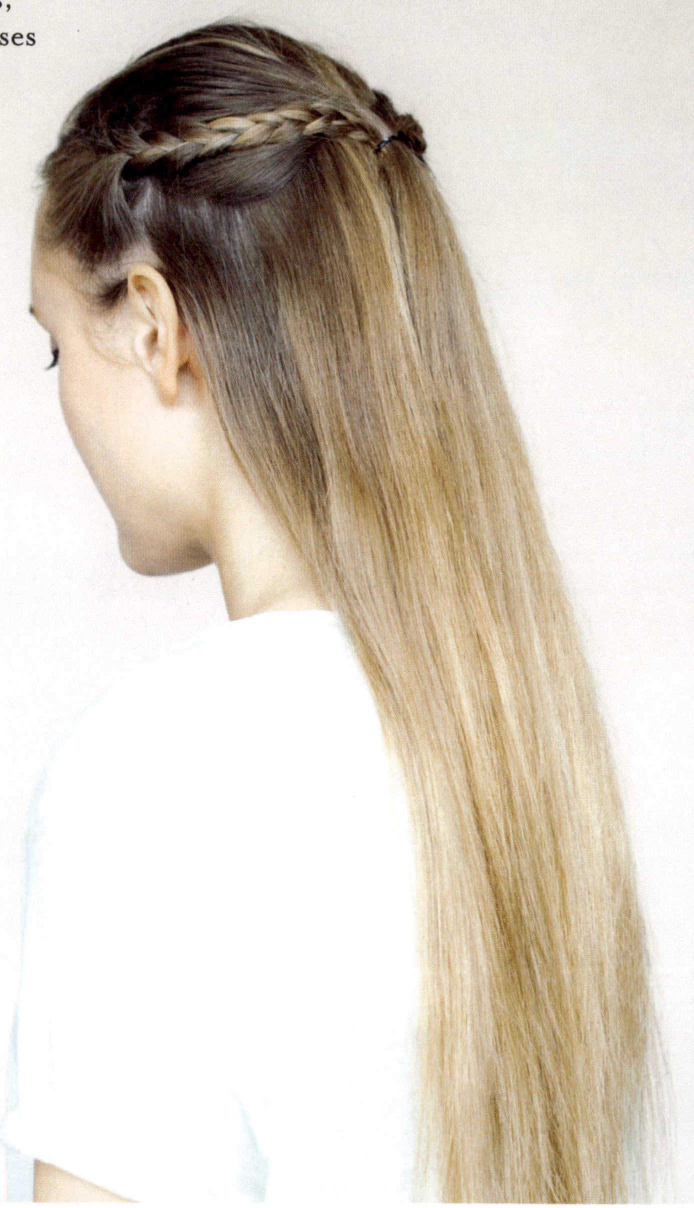

1 Brossez les cheveux vers l'arrière, détachez deux mèches de côté à hauteur des tempes et tressez-les vers l'arrière.

2 Détachez deux mèches à côté des tresses, lissez-les bien et attachez-les avec la mèche partant du front.

3 Réunissez les tresses à l'arrière de la tête, par-dessus les mèches lissées, pour que chaque tresse soit comme posée dessus.

4 Attachez l'ensemble en demi-queue avec un troisième élastique et enlevez les élastiques des petites tresses.

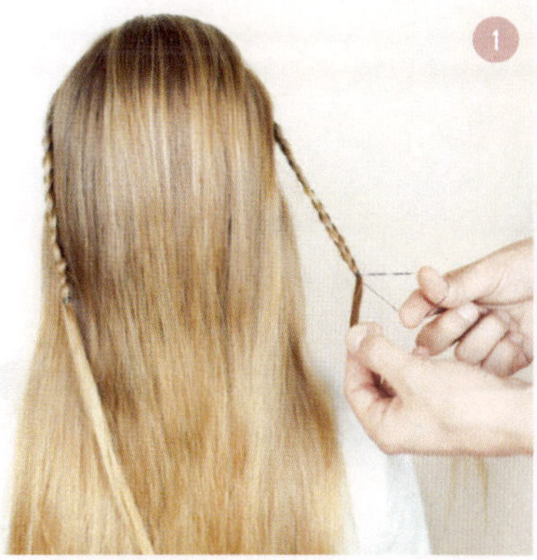

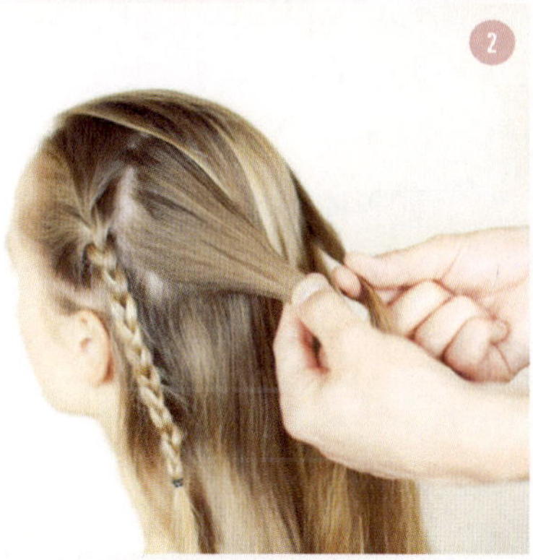

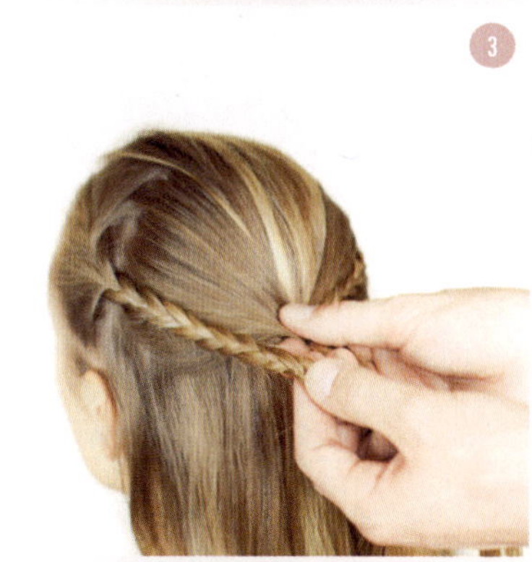

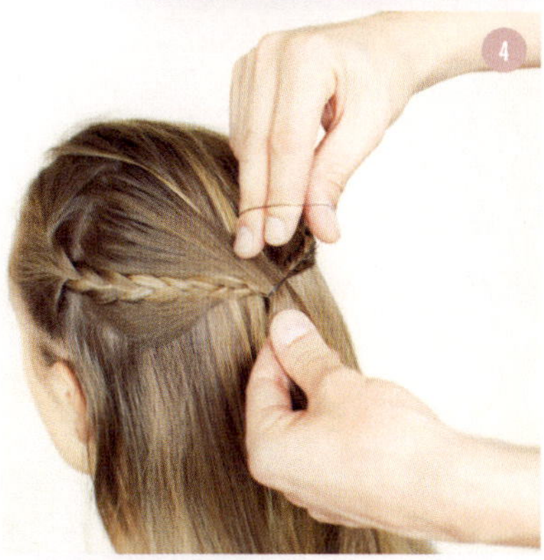

LES TRESSES HIPPIES

Un style très actuel dans un coiffage bohème, flou et romantique, mais travaillé.

DEGRÉ DE DIFFICULTÉ

IL VOUS FAUT
Une brosse ou un peigne, deux élastiques, une poudre fixante.

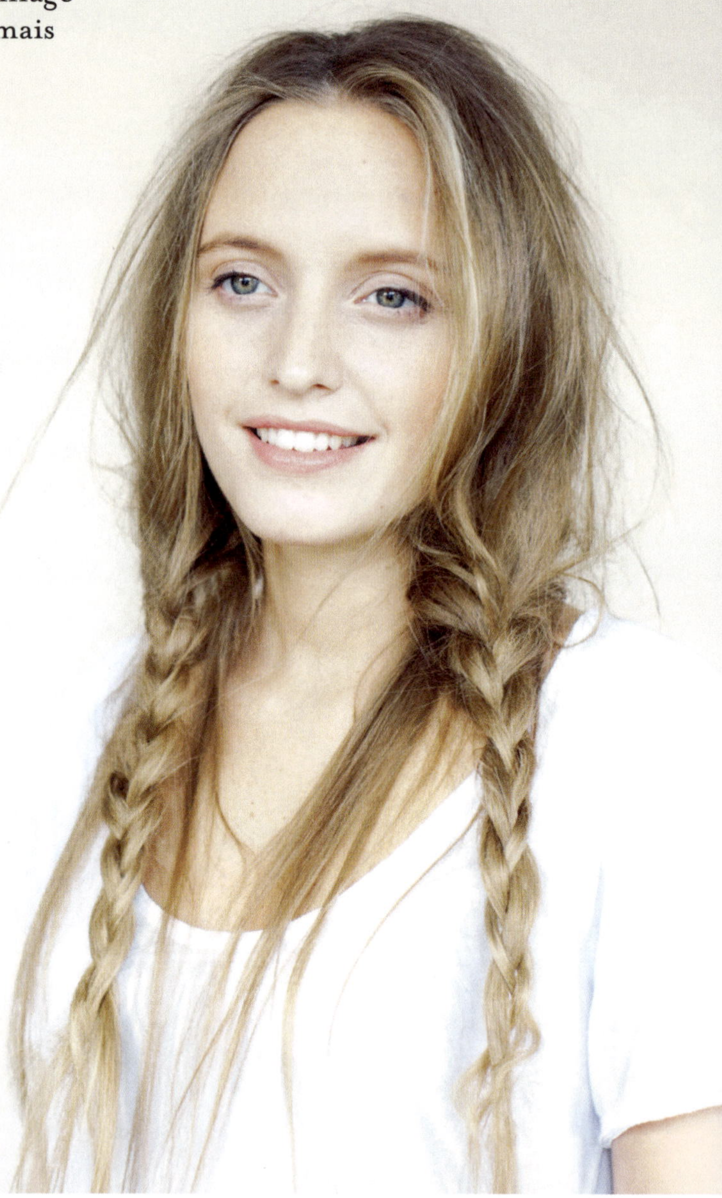

L'ASTUCE
DU COIFFEUR SAINT ALGUE

Si vos cheveux glissent, appliquez du gel ou une mousse fixante au moment de tresser les longueurs pour qu'elles agrippent bien ; finissez les tresses avec un élastique.

1 Séparez les cheveux en deux parties *via* une raie au milieu, puis appliquez de la poudre texturisante aux racines et aux longueurs.

2 Crêpez légèrement le premier tiers des cheveux depuis les racines (ça évitera aux tresses de se défaire).

3 Tressez la suite des longueurs en serrant les mèches de plus en plus fort.

4 Crêpez fort les pointes pour stopper les tresses, ou faites-le avec deux petits élastiques invisibles ; organisez les mèches folles et laquez.

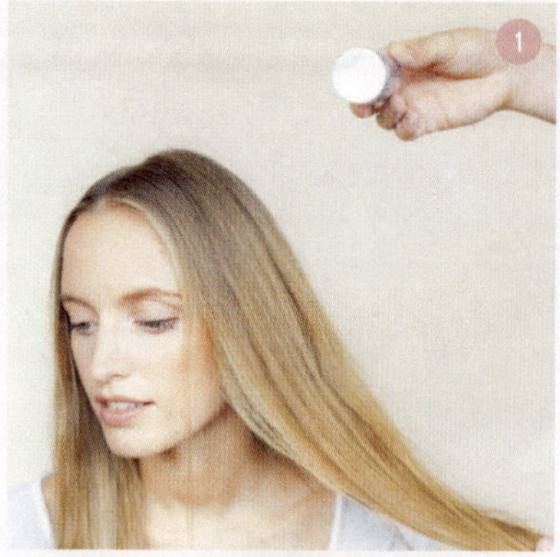

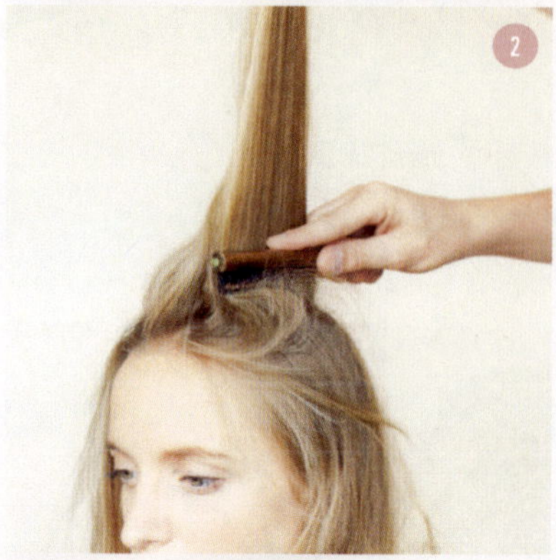

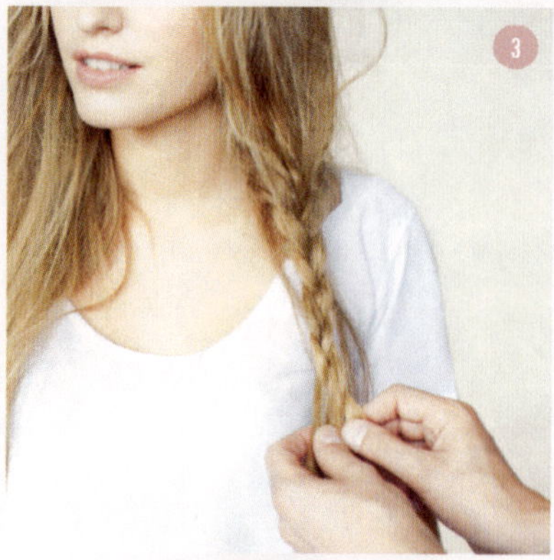

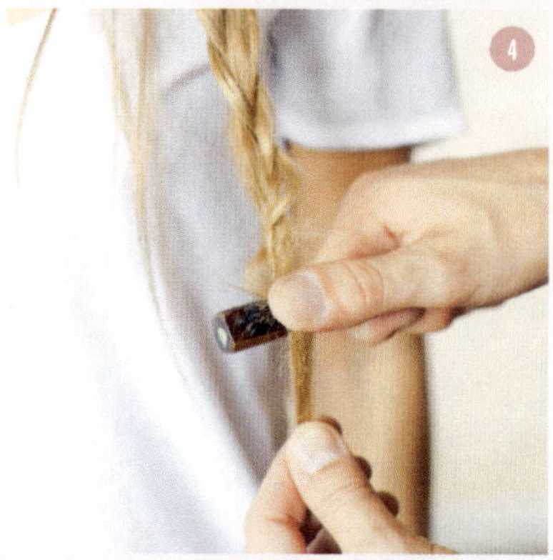

LA TRESSE FRONTALE

Une jolie coiffure de princesse, chic et structurée, pour dégager front et nuque.

DEGRÉ DE DIFFICULTÉ

IL VOUS FAUT

Un gros élastique, un petit élastique, du gel, un sérum lissant ou une mousse fixante.t

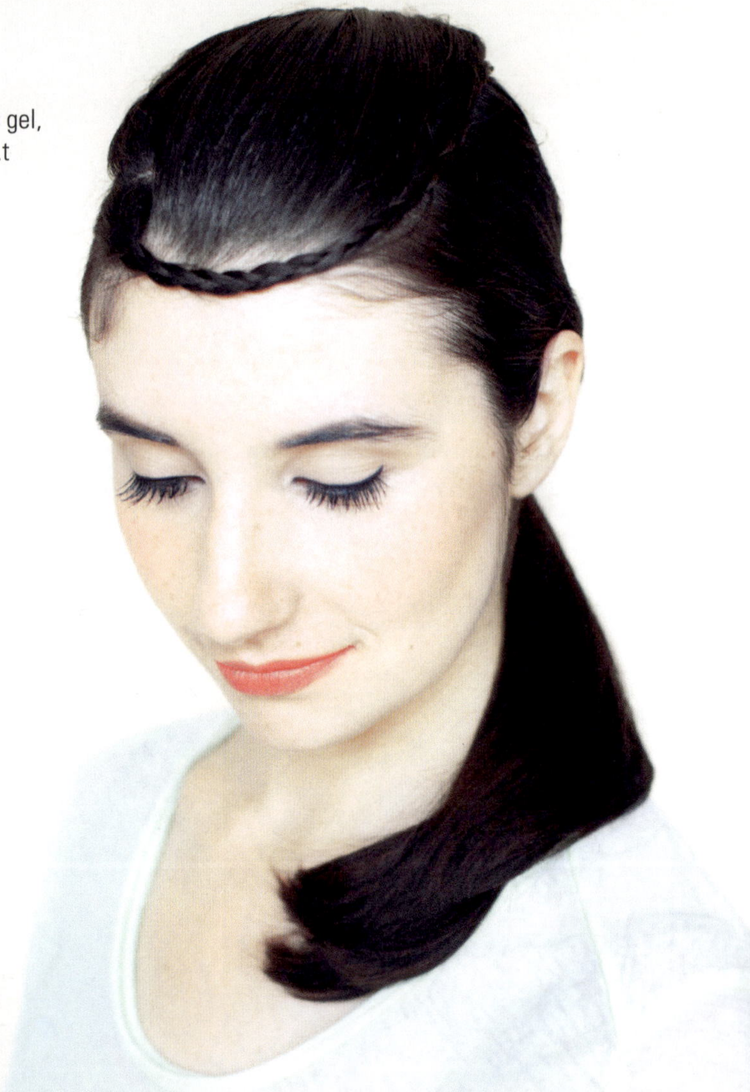

L'ASTUCE
DU COIFFEUR SAINT ALGUE

Pour les plus expertes, n'hésitez pas à tenter la tresse africaine quand la natte rejoint la raie, ou à faire une minitresse épi pour plus d'originalité !

1 Extrayez une petite mèche sur le haut du front à gauche ou à droite.

2 Séparez une grande mèche depuis le front, enduisez-la de gel et coiffez-la vers l'arrière en lissant.

3 Réalisez une tresse ou une torsade avec cette mèche.

4 Attachez-la derrière la nuque, en queue-de-cheval avec le reste des cheveux.

5 Tressez la mèche de l'avant sur le côté afin de l'arrondir sur le front, finissez avec un petit élastique puis positionnez-la sur la raie opposée ; incoporez-la au reste des cheveux.

1

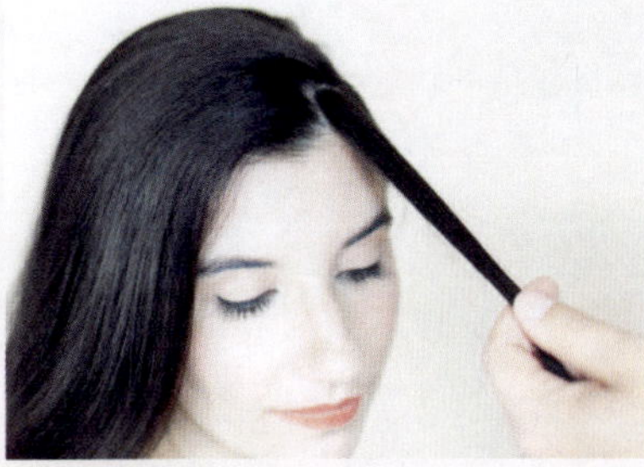

2

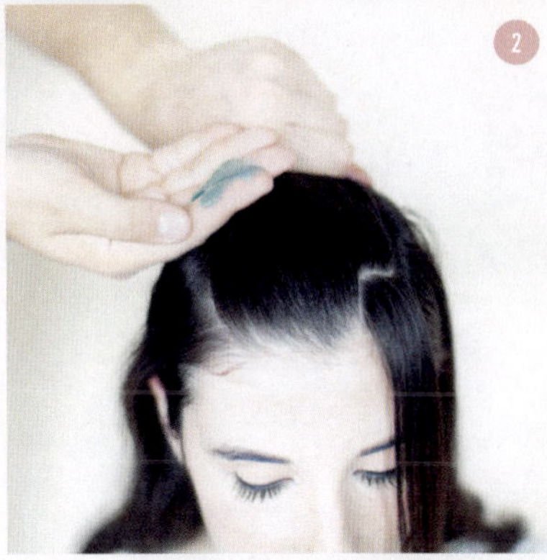

3

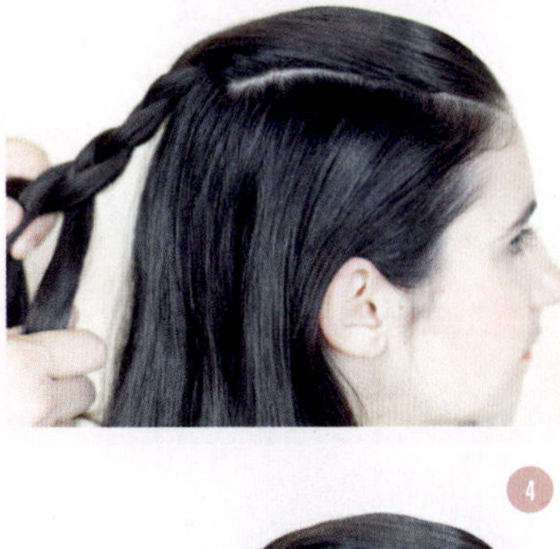

5

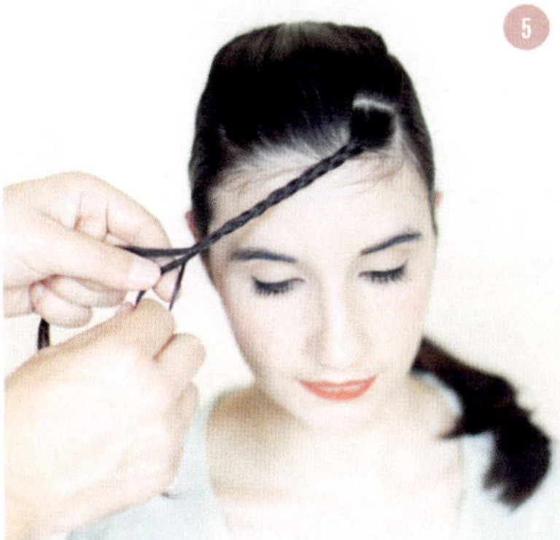

4

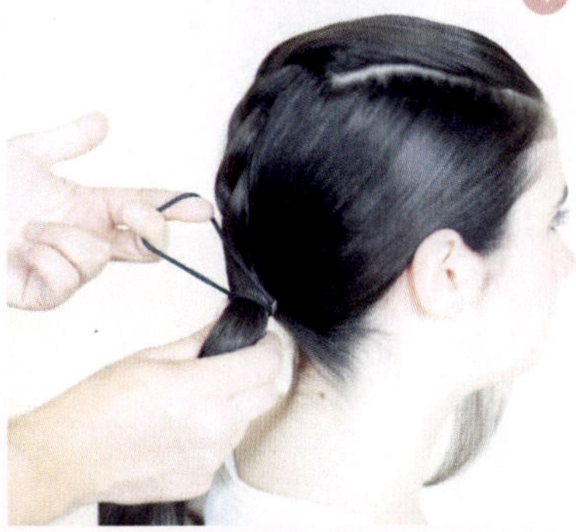

chapitre III

LES HEADBANDS

en 6 coiffures

Le headband asymétrique • Le headband cool
Le headband classique • Le headband royal
Le headband au chignon bombé • Le headband au macaron

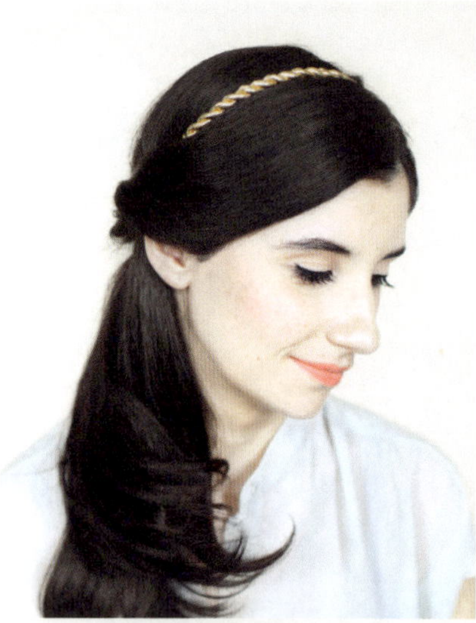
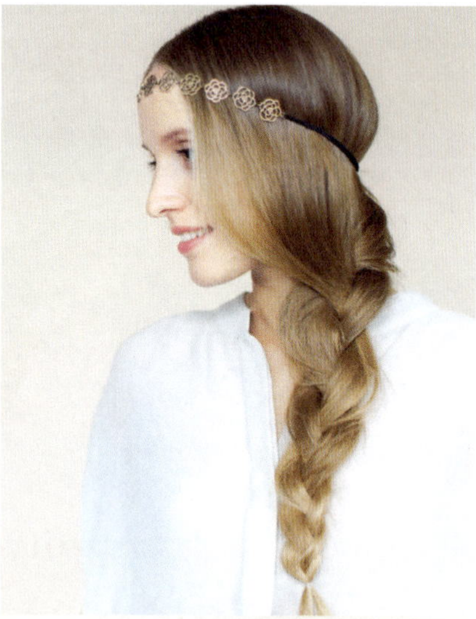
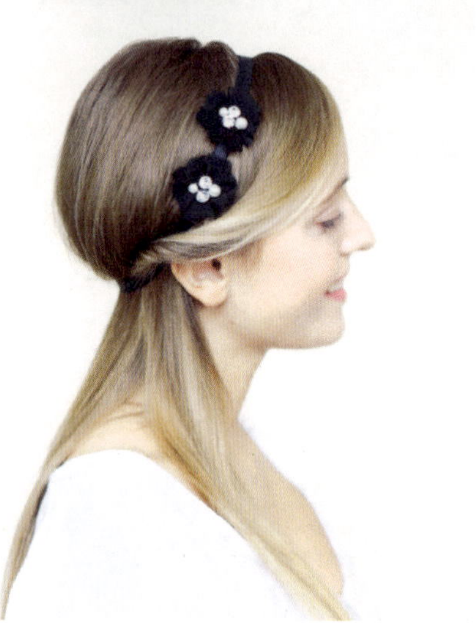
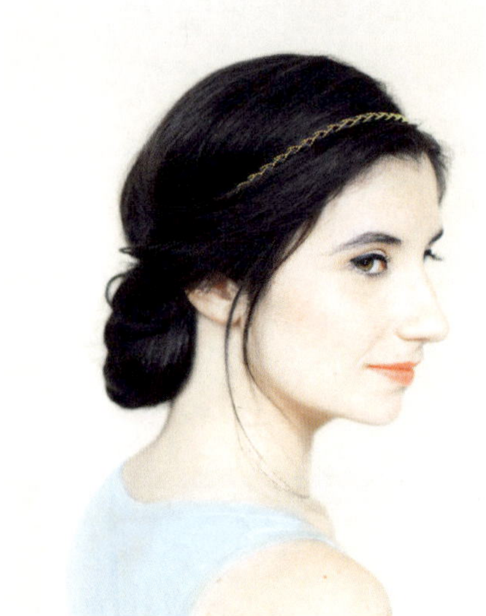
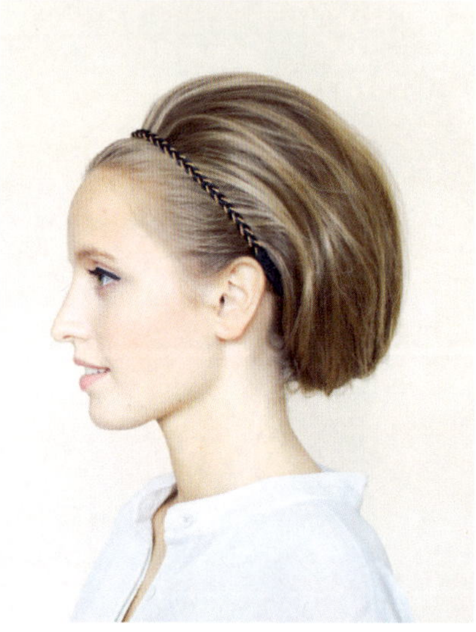
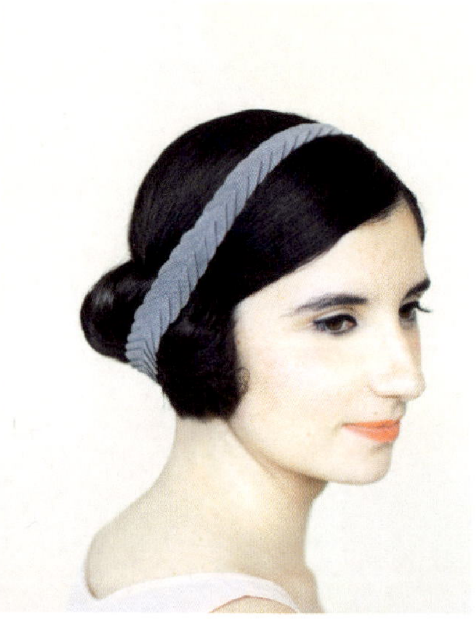

Entre bandeau

et bonus capillaire décoratif, le headband est l'accessoire nouvelle génération qui a supplanté le serre-tête. Il permet de multiples variantes grâce à son élastique sur lequel on enroule, accroche ou fixe les cheveux. Il en existe de tous les styles, et on peut en faire un compagnon au quotidien ou dans les grandes occasions, en quelques minutes. Il a tout bon !

HEADBANDS EN COIFFURES

LE HEADBAND ASYMÉTRIQUE

Un mix de headband façon « port royal » et de coiffure « one shoulder ».

DEGRÉ DE DIFFICULTÉ

IL VOUS FAUT
Un headband, un petit élastique, des épingles.

L'ASTUCE
DU COIFFEUR SAINT ALGUE
Pour souligner l'asymétrie, vous pouvez attacher les longueurs en queue-de-cheval ou en chignon sur le côté.

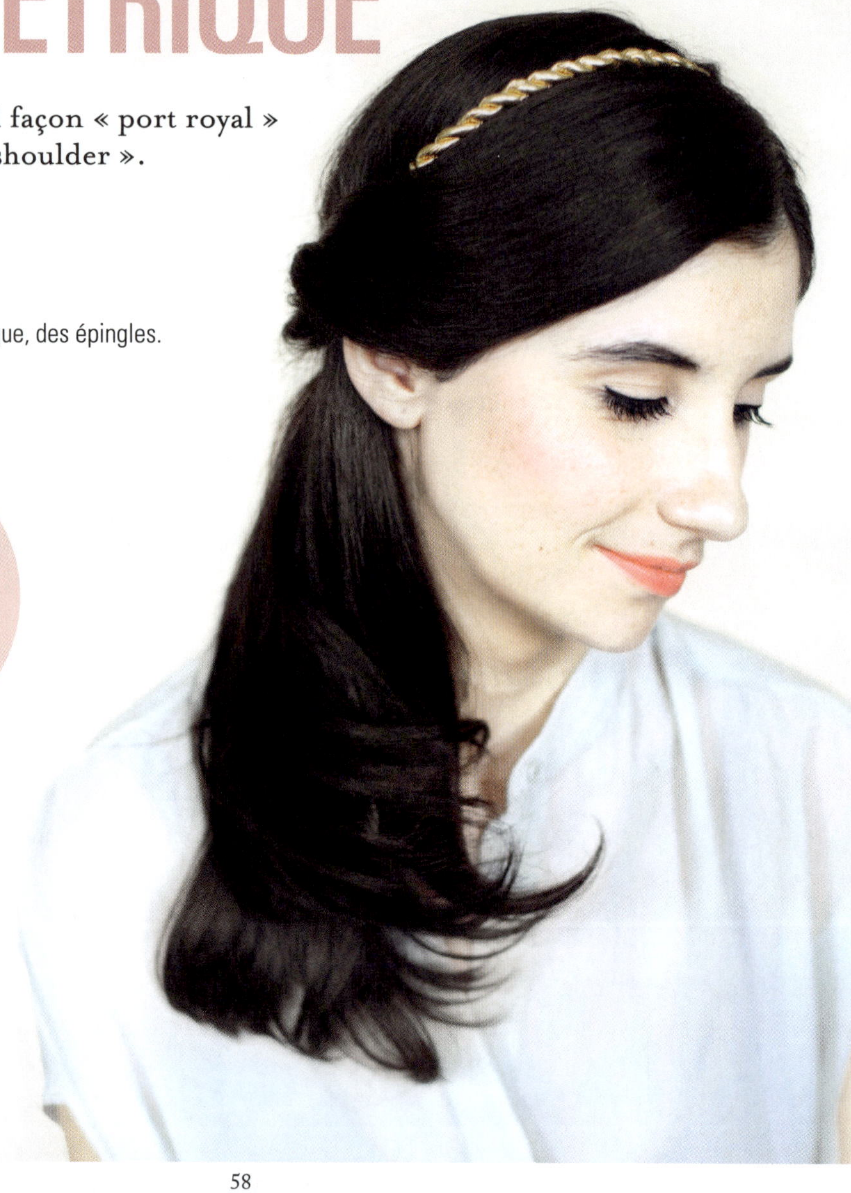

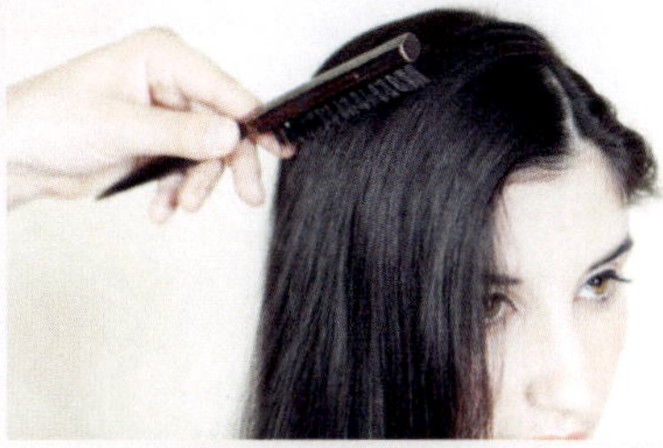

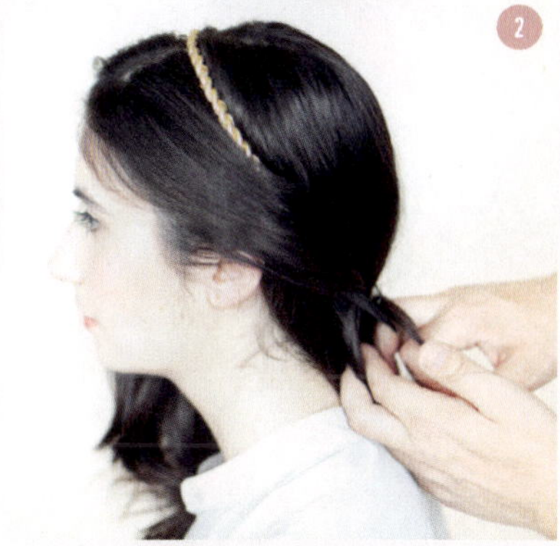

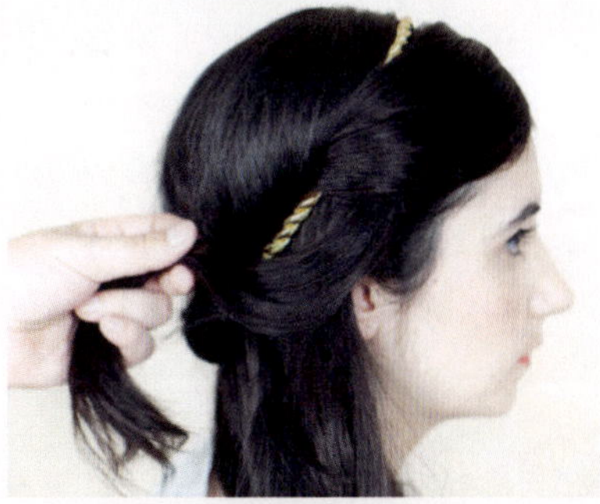

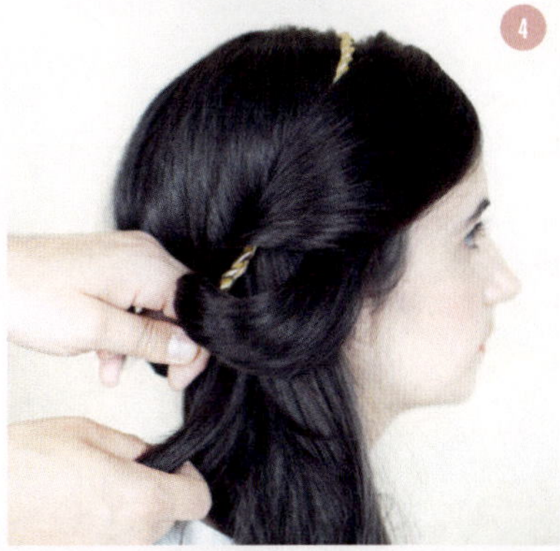

1 Coiffez les cheveux d'un côté et ramenez-les sur une épaule.

2 Posez le headband sur la nuque par-dessus les cheveux et passez une mèche partant du front dans l'élastique, du côté où les cheveux ne sont pas sur l'épaule.

3 Prenez une mèche de cheveux du côté où ils sont ramenés sur l'épaule et enroulez-la autour du headband, puis recommencez.

4 Placez les mèches de manière à ce qu'elles recouvrent l'élastique du headband et attachez-les sur le côté avec le petit élastique.

LE HEADBAND COOL

Le style que toutes les people ont adopté pour un look décontracté tendance !

DEGRÉ DE DIFFICULTÉ

IL VOUS FAUT
Un headband, un élastique.

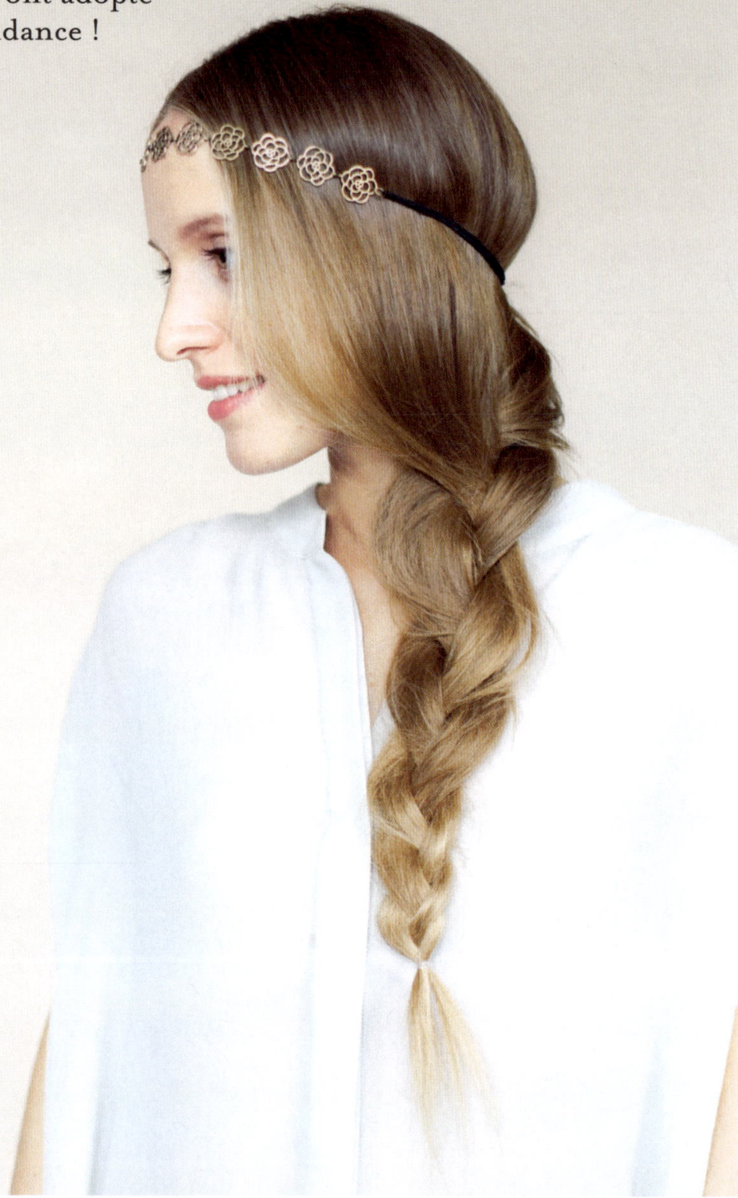

L'ASTUCE
DU COIFFEUR SAINT ALGUE
Choisissez un headband plutôt plat pour qu'il tienne bien et variez avec deux tresses, pas de tresse, des torsades…

1 Lissez les cheveux séparés par une raie au milieu.

2 Coiffez-les de part et d'autre sur les oreilles, puis passez-les d'un seul côté, sur une épaule.

3 Positionnez le headband sur les cheveux, haut sur le front.

4 Tressez la masse des cheveux en une grosse natte un peu floue.

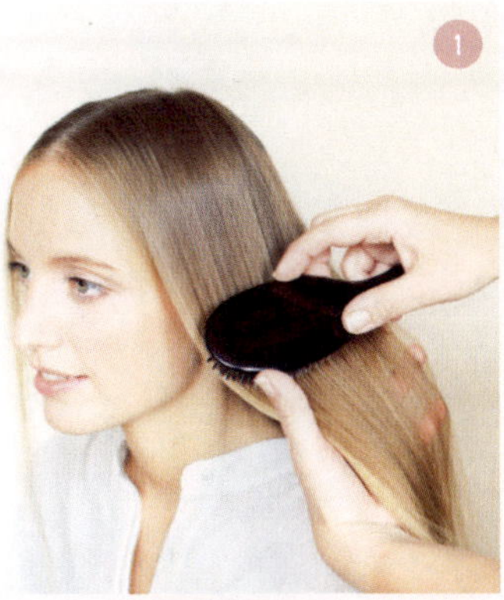

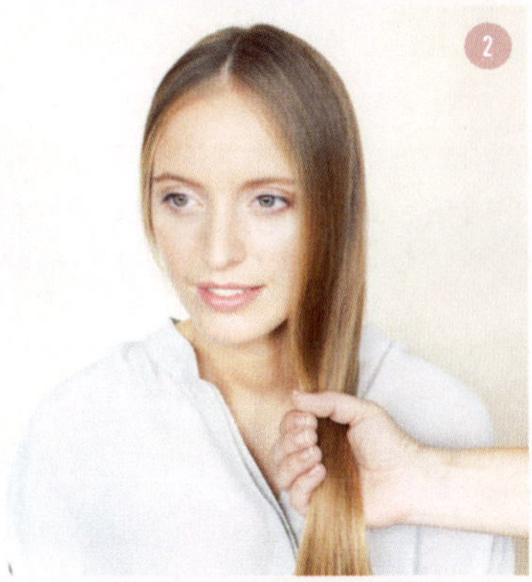

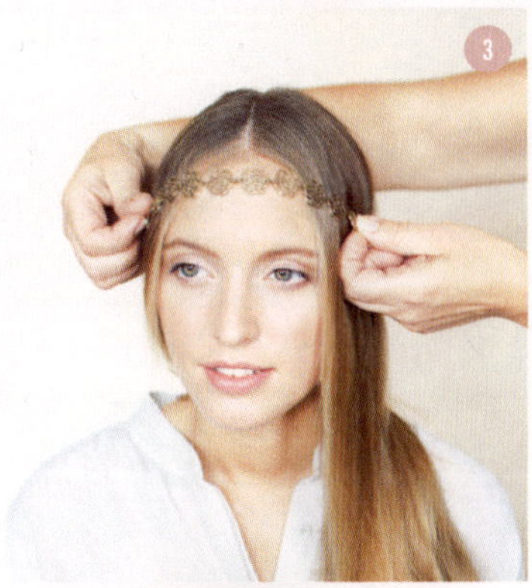

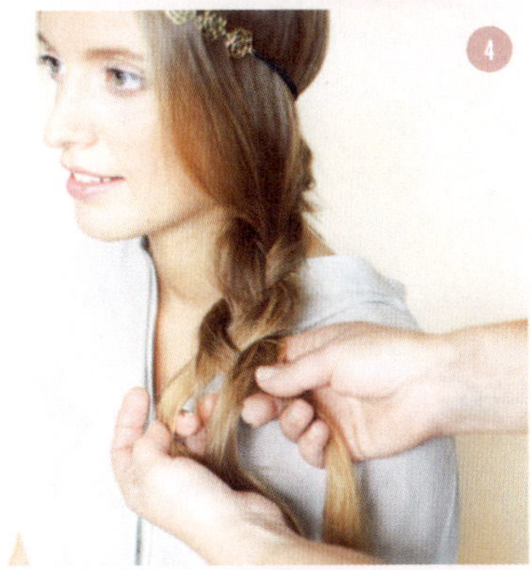

LE HEADBAND CLASSIQUE

Un style discret permettant de tenir les cheveux gracieusement.

DEGRÉ DE DIFFICULTÉ

IL VOUS FAUT
Une brosse, un headband fin.

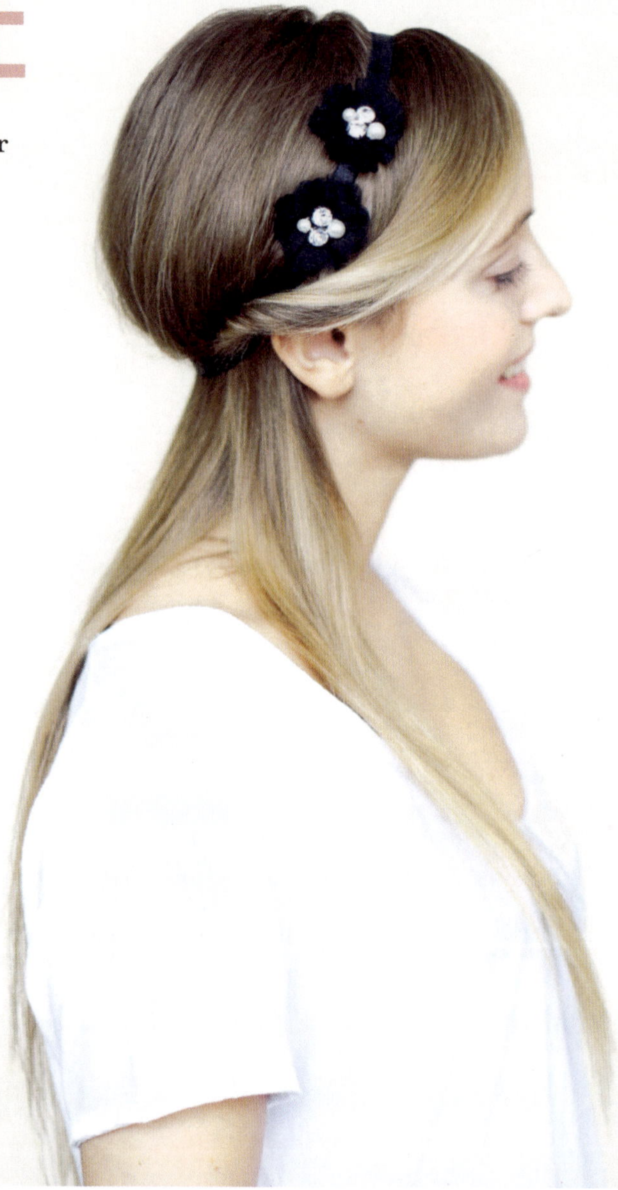

L'ASTUCE
DU COIFFEUR SAINT ALGUE
Si le headband a tendance à remonter, choisissez un modèle serré et bien élastique, et fixez la mèche avec des pinces plates.

1 Faites une raie de côté et lissez les cheveux à la brosse, en laissant une mèche sur le front.

2 Posez le headband sur le haut de la tête, par-dessus les cheveux, calé sur la nuque.

3 Détachez la mèche du front et remontez-la au niveau de l'oreille.

4 Faites-la passer dans le headband en créant une torsade.

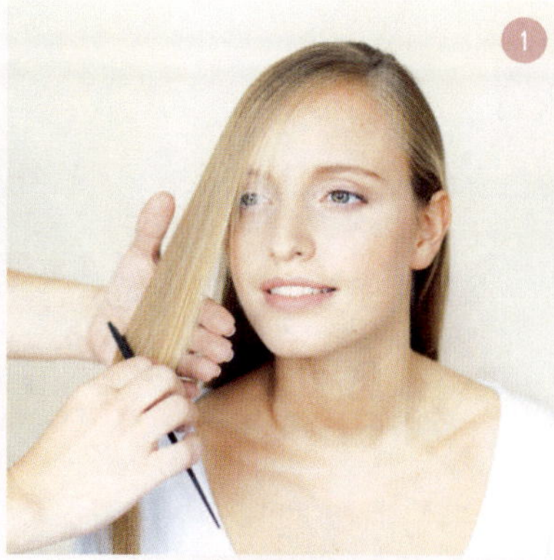

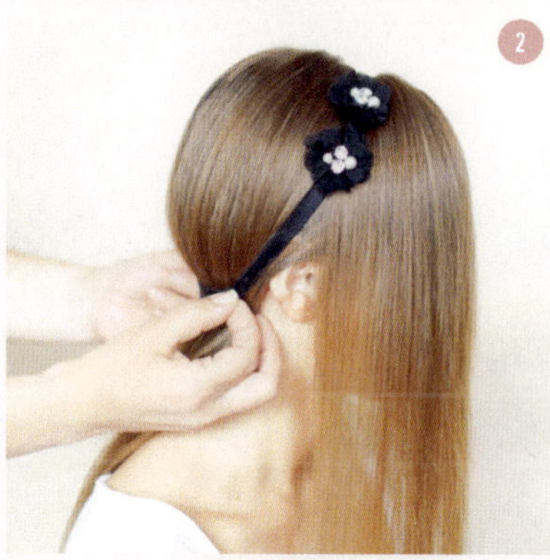

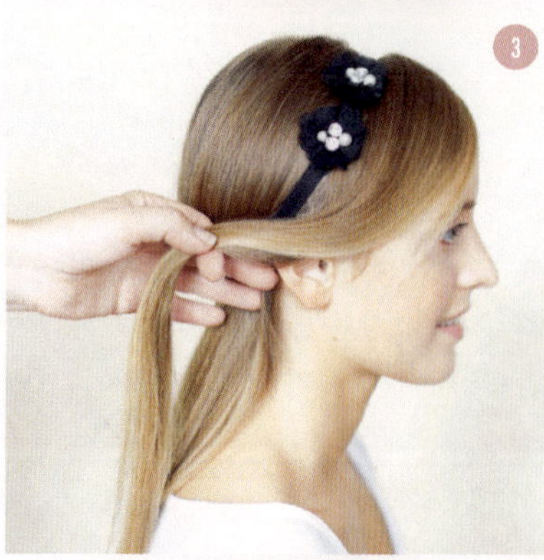

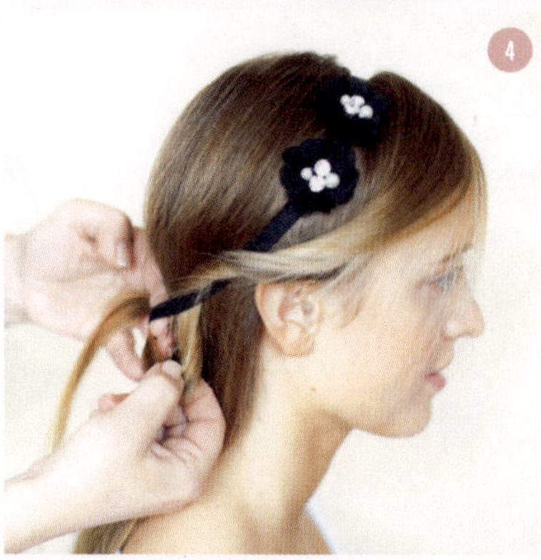

HEADBANDS EN CHIGNONS

LE HEADBAND ROYAL

Une coiffure élégante, très facile à réaliser pour le jour ou le soir, et compatible avec une frange.

DEGRÉ DE DIFFICULTÉ

IL VOUS FAUT
Un headband, un petit élastique, des épingles.

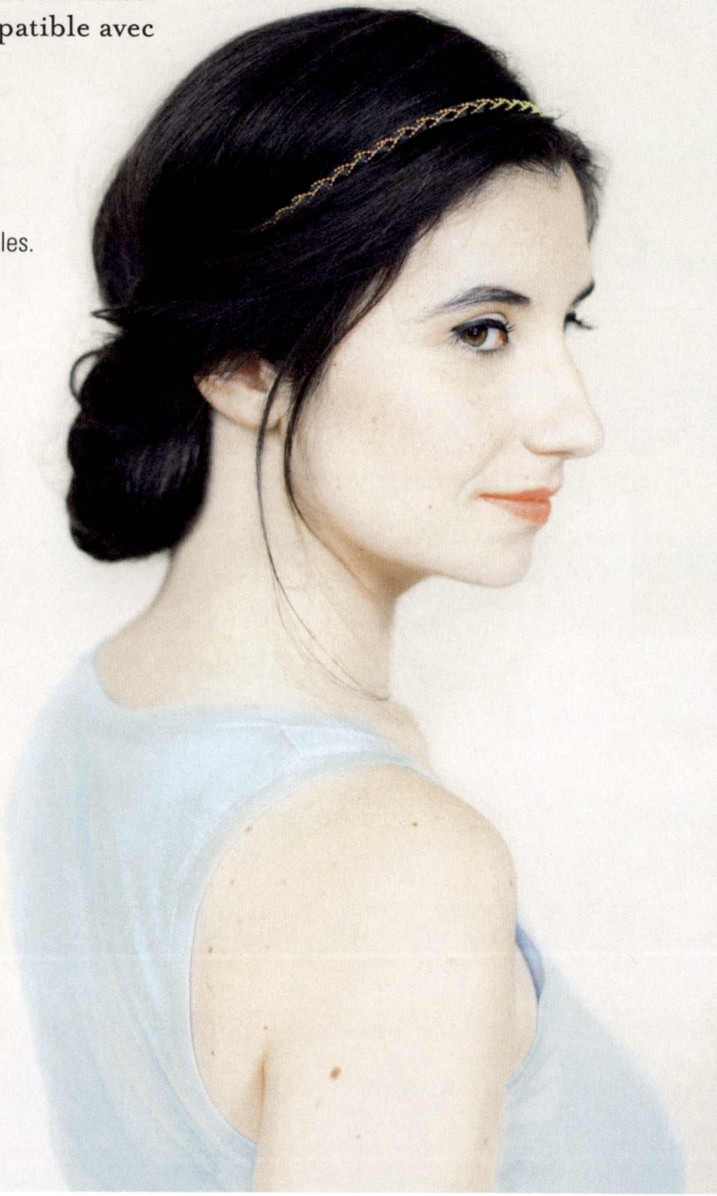

L'ASTUCE
DU COIFFEUR SAINT ALGUE
Penchez la tête en avant en posant le headband : il se placera bien sur la nuque, ce qui lui évitera de remonter plus tard.

1 Tracez une raie (au milieu ou sur le côté) et posez le headband sur la nuque par-dessus les cheveux, à hauteur du front désirée (on ne le déplacera plus). Ramenez les cheveux dans le dos et attachez-les avec un élastique à quelques centimètres des pointes.

2 Passez l'élastique par-dessus le headband.

3 Roulottez la masse des longueurs sur elle-même, autour du headband.

4 Répartissez l'arrondi aux doigts et fixez avec quelques épingles.

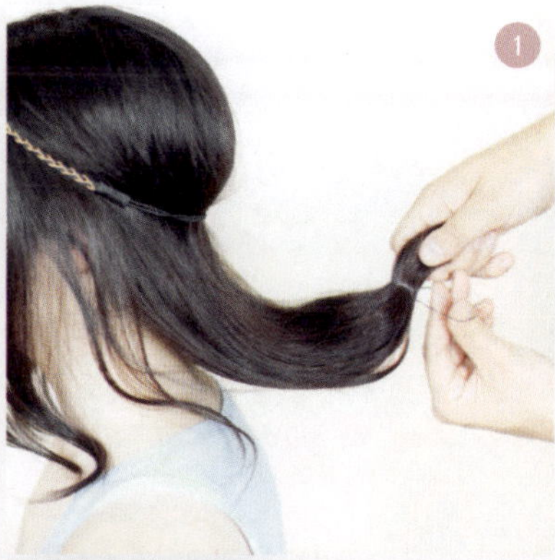

1

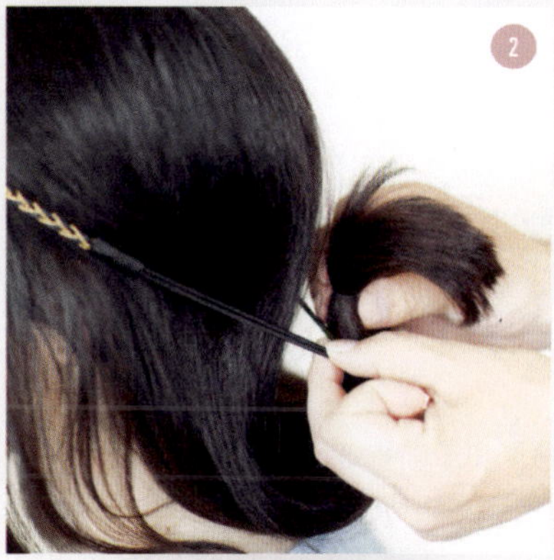

2

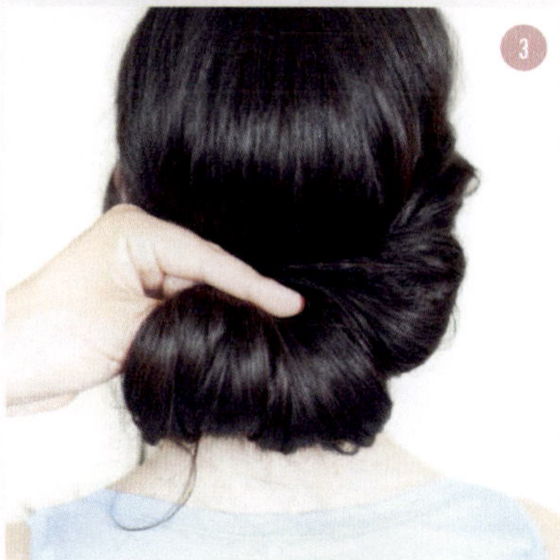

3

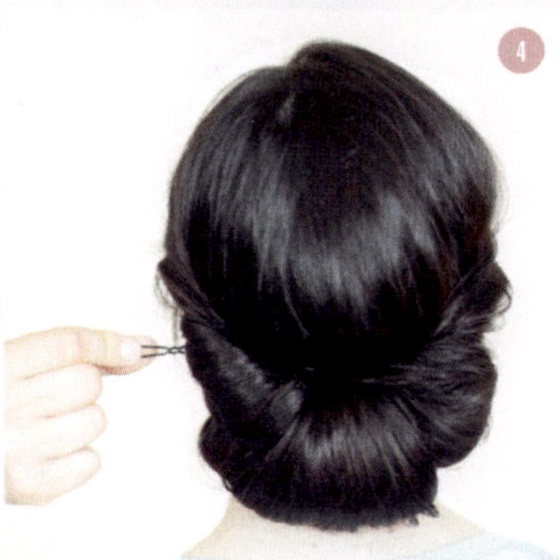

4

LE HEADBAND AU CHIGNON BOMBÉ

Un chignon volumineux accessoirisé par un headband façon *First Lady*.

DEGRÉ DE DIFFICULTÉ

IL VOUS FAUT

Un peigne, un headband plutôt large ou double, des épingles neige, de la laque ou un spray texturisant.

L'ASTUCE

DU COIFFEUR SAINT ALGUE

Pour un résultat plus sophistiqué, isolez deux larges mèches de chaque côté du front et placez-les en dernier dans le tortillon des longueurs, par-dessus le headband, dont on ne verra alors que quelques centimètres à l'avant.

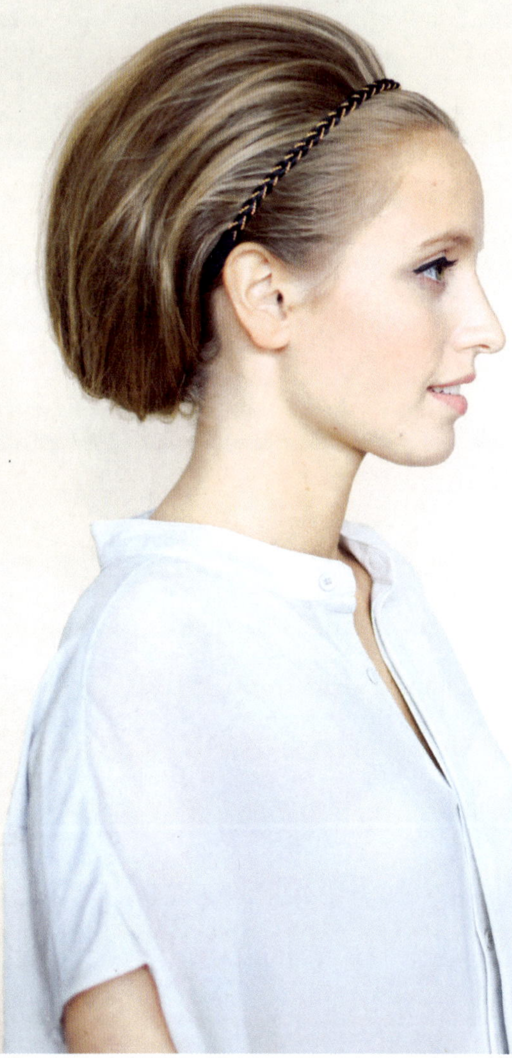

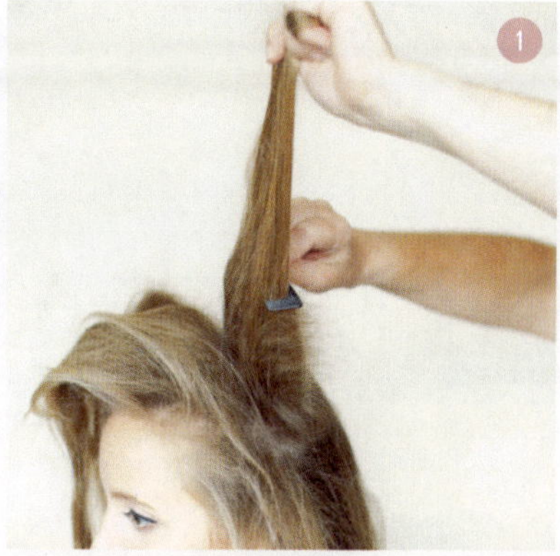

1 Headband autour du cou, crêpez tous les cheveux des racines au milieu des longueurs.

2 Une fois une masse épaisse obtenue, posez le headband sur la tête.

3 Tortillez les pointes ensemble sans aplatir le crêpage.

4 Passez les pointes entortillées sous le headband, dans la nuque.

5 Fixez avec des épingles, vers le haut, presque en soutien de la masse.

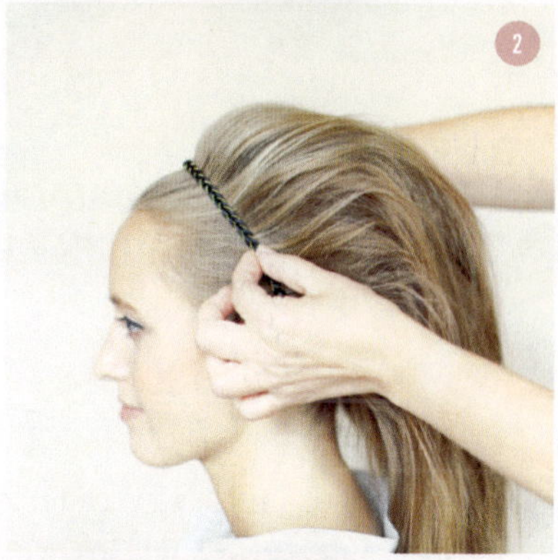

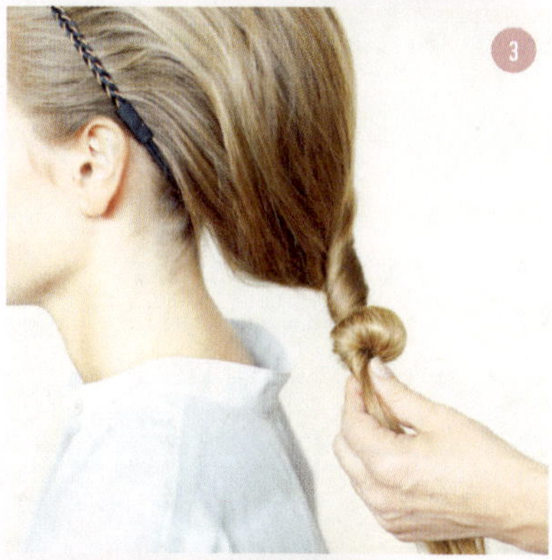

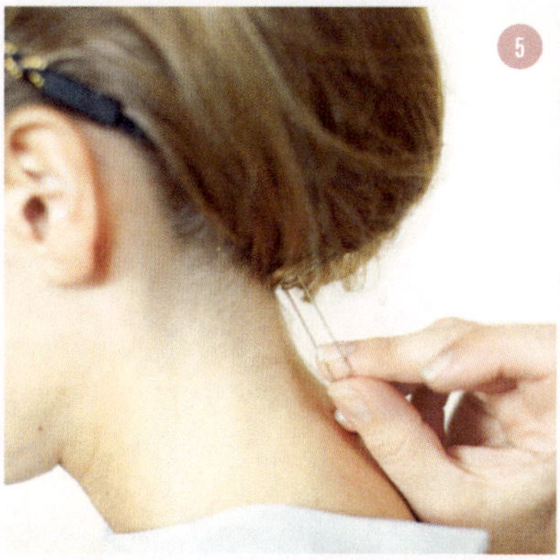

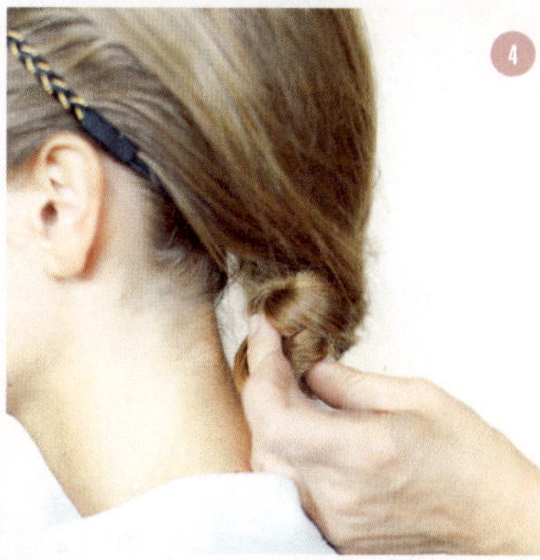

LE HEADBAND AU MACARON

Une coiffure mêlant un chignon asymétrique et un headband, pour un style rétro.

DEGRÉ DE DIFFICULTÉ

IL VOUS FAUT
Un headband large et bien élastique, des épingles neige.

L'ASTUCE
DU COIFFEUR SAINT ALGUE
Cette coiffure peut aussi se réaliser avec une tresse ou encore un chignon flou, à laquer pour plus de tenue.

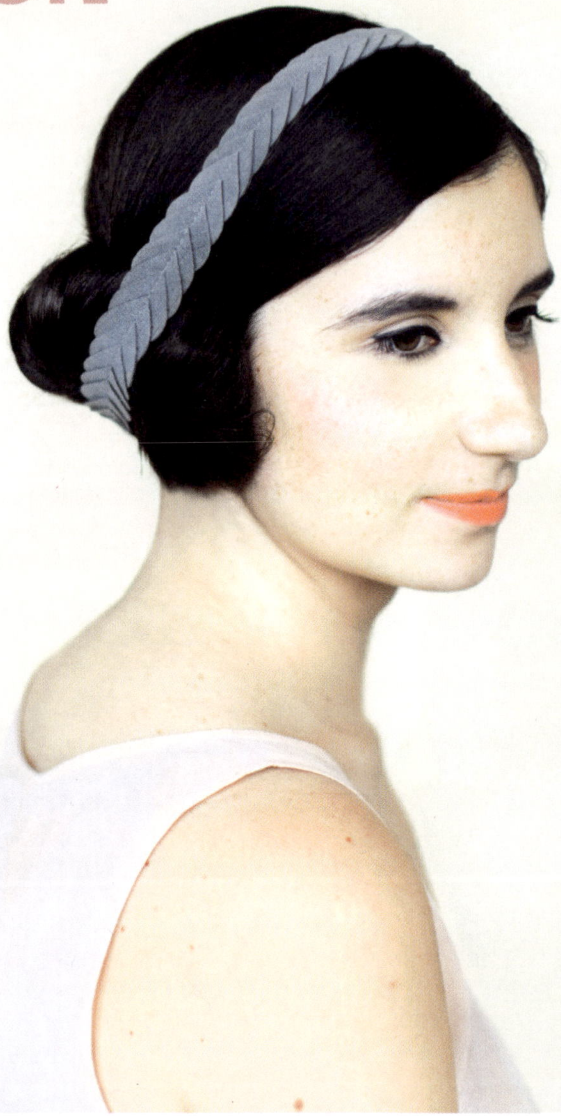

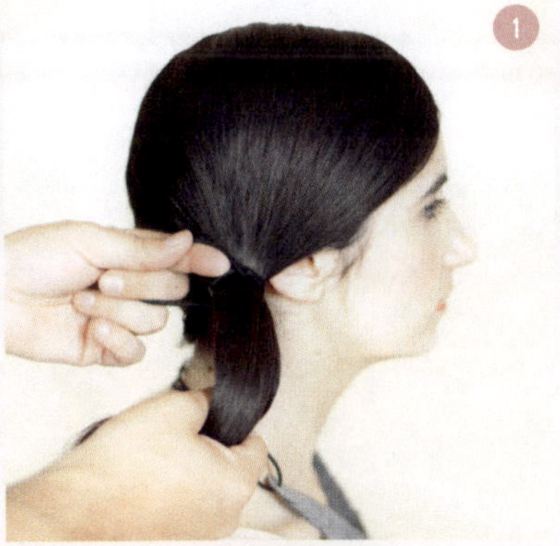

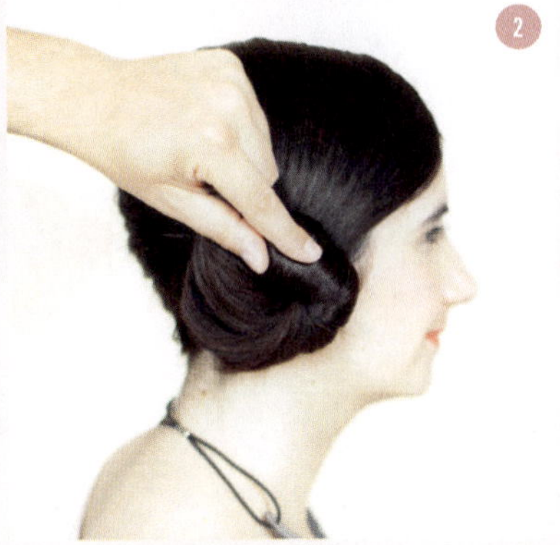

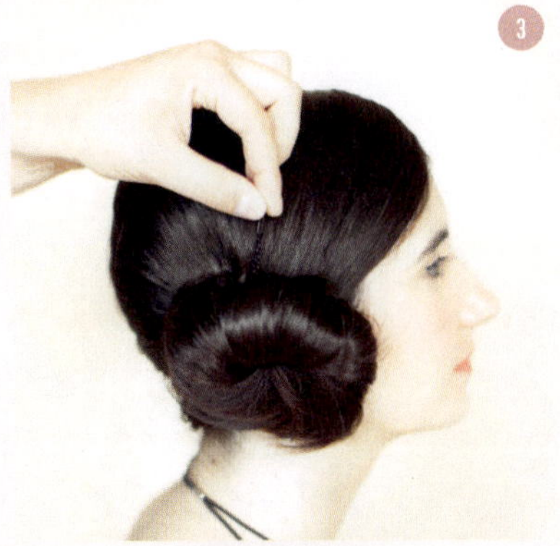

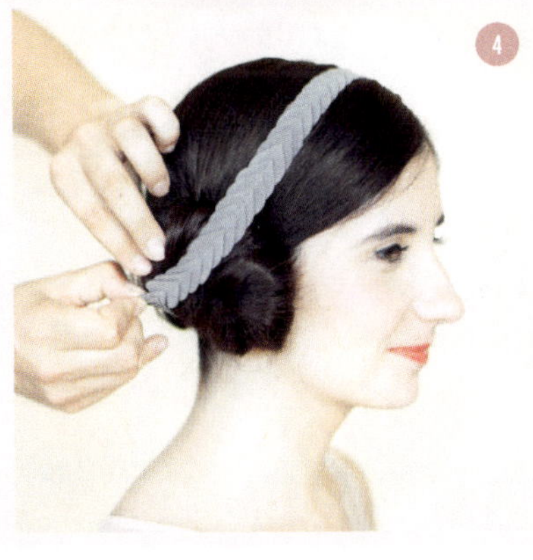

1 Headband autour du cou, coiffez les cheveux d'un côté et faites une queue-de-cheval bien basse, au niveau de l'oreille.

2 Entortillez les longueurs en une torsade à enrouler sur elle-même, comme un macaron.

3 Fixez le macaron avec des épingles.

4 Remontez le headband autour de la tête, sous la nuque mais *sur* le macaron pour le maintenir.

chapitre IV

LES ACCESSOIRES

en 9 coiffures

Les barrettes sages • Les barrettes en attaches
Les barrettes en demi-queue • Le peigne fashion
Les fleurs piquées • Le ruban lacé • Le foulard pirate
Le foulard bandeau • Le foulard sixties

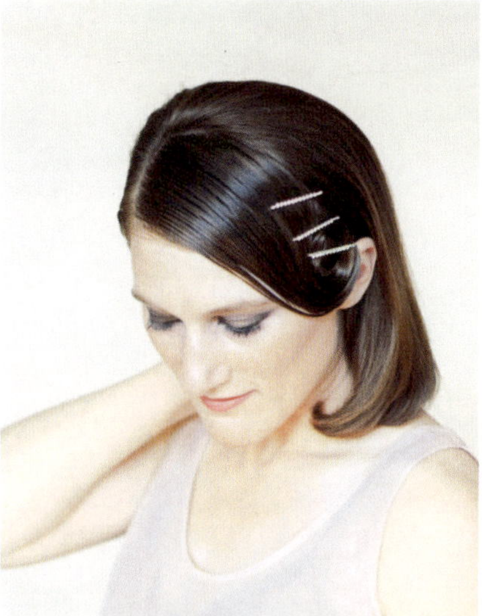
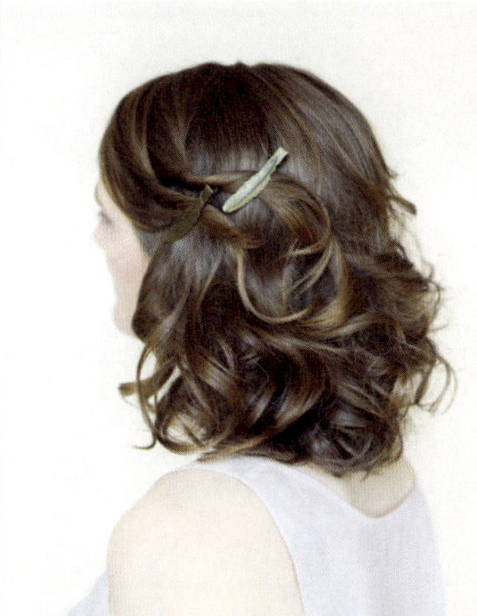
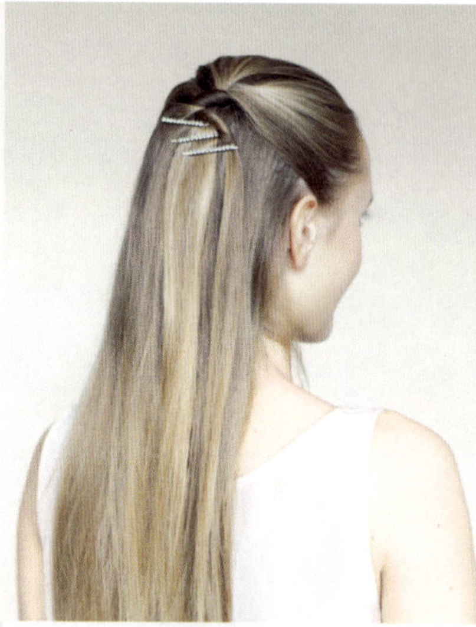
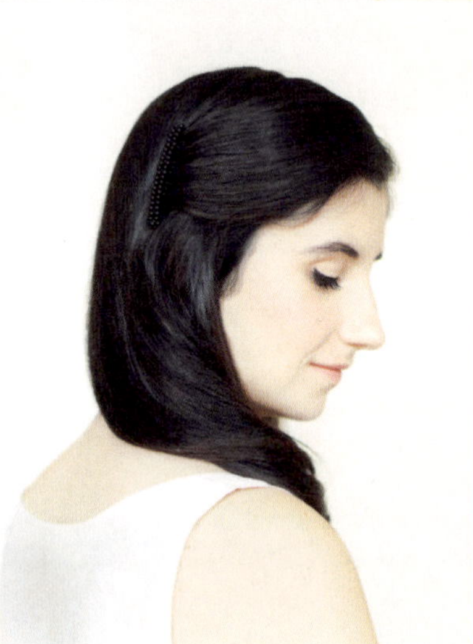
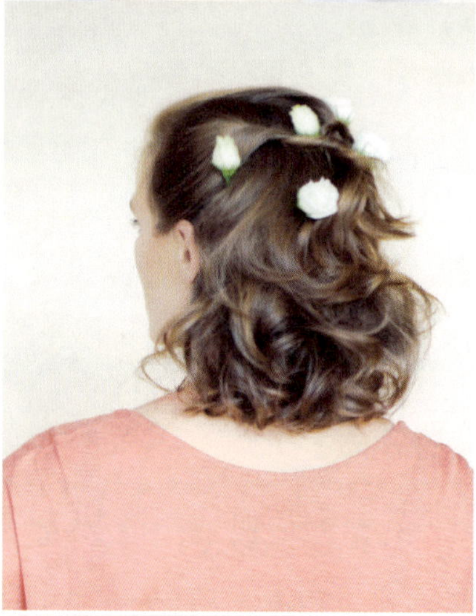
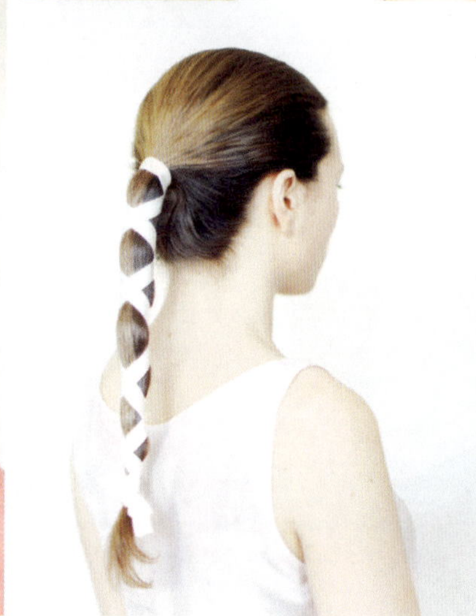
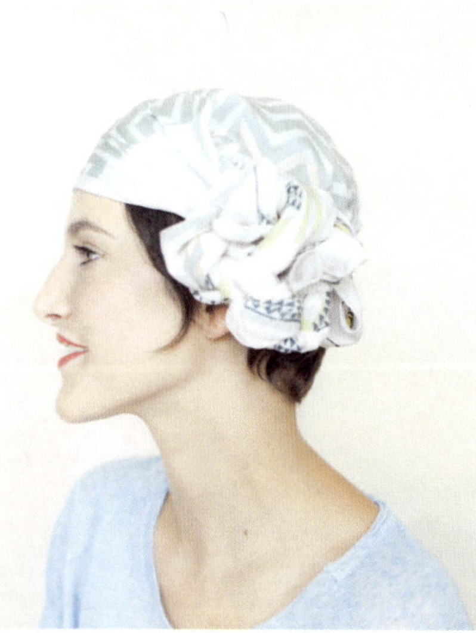
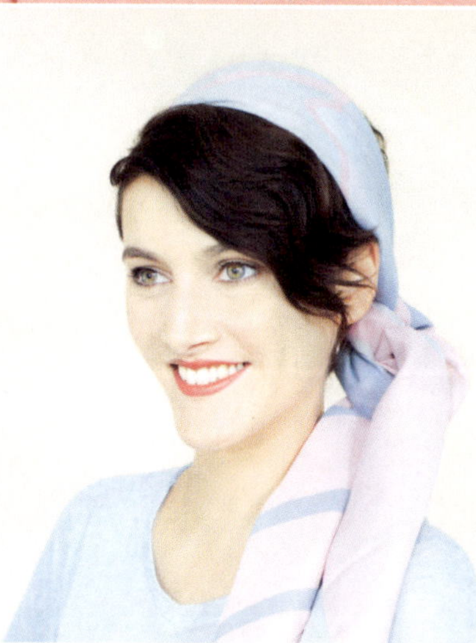
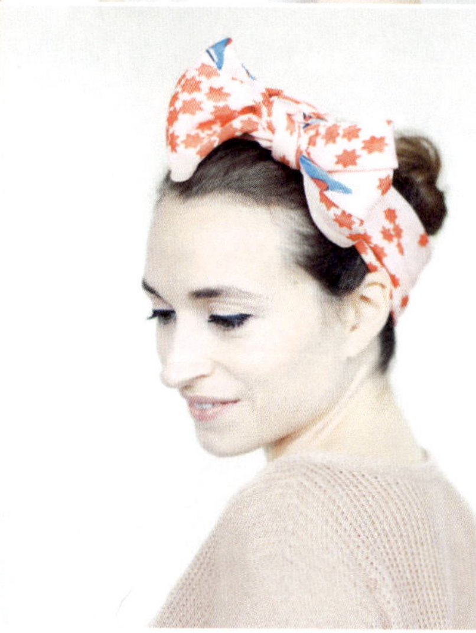

Parfois,

le style d'une coiffure tient plus à l'accessoire qui l'accompagne qu'au travail des cheveux, quand, à l'inverse, une coiffure ne peut se passer de barrettes, d'un peigne ou d'un foulard pour se faire. À vous les strass, fleurs et rubans pour étonner vos proches et vos copines ! Des accessoires à utiliser aussi sur toutes les autres coiffures de ce livre, pour varier les effets !

LES BARRETTES SAGES

Un style un peu Belle Époque pour une coiffure adaptée à toutes les longueurs.

DEGRÉ DE DIFFICULTÉ

IL VOUS FAUT
Un peigne, des barrettes plates plutôt longues, une mousse coiffante, de la laque.

L'ASTUCE
DU COIFFEUR SAINT ALGUE
Adaptez cette coiffure à l'occasion avec le choix des barrettes : strass pour une soirée, simples pour le travail, fantaisie en vacances…

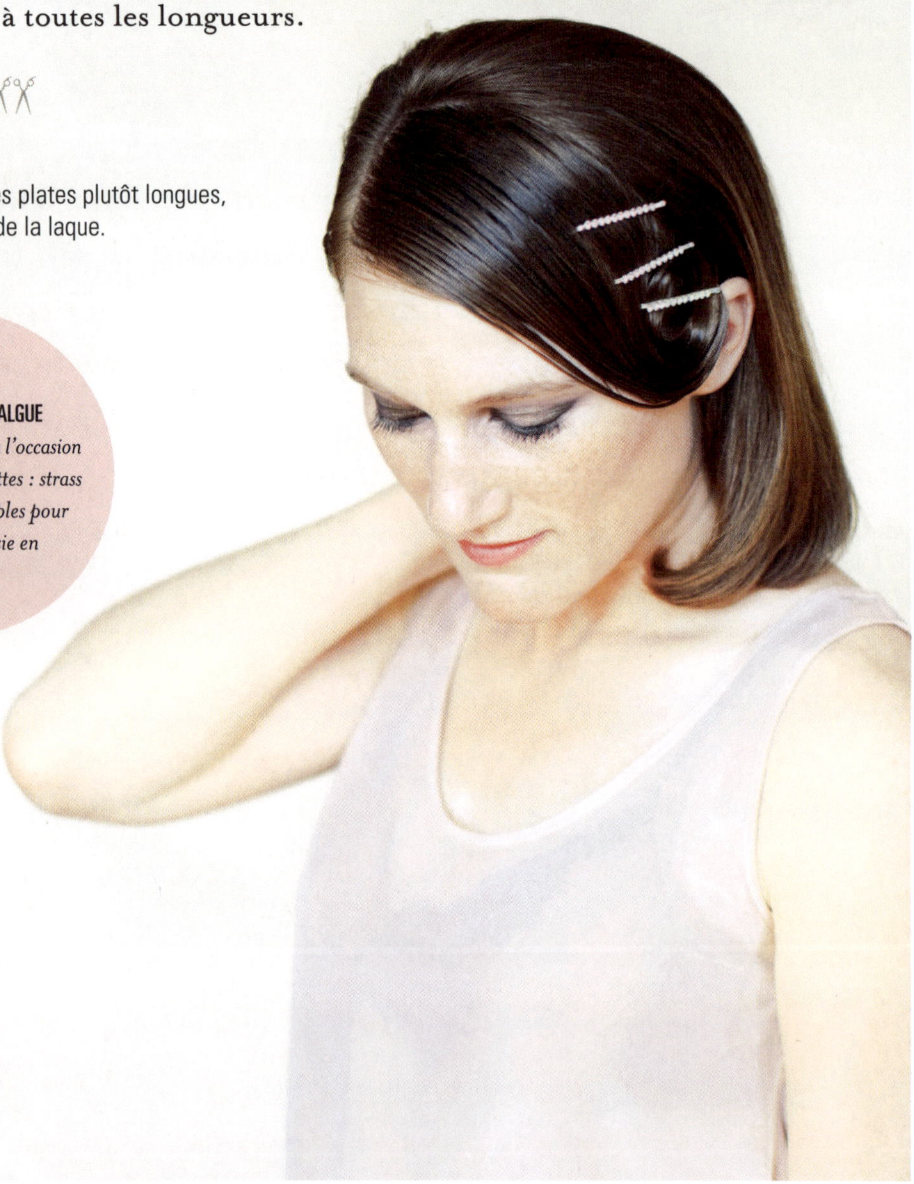

1 Faites une raie sur le côté, puis lissez les cheveux et séparez une mèche à l'avant.

2 Appliquez de la mousse sur la mèche à coiffer et lissez-la en la pinçant entre les doigts ou avec le peigne.

3 Créez une boucle plate en enroulant la mèche sur elle-même.

4 Placez les barrettes perpendiculairement à la mèche, fixant ainsi la boucle.

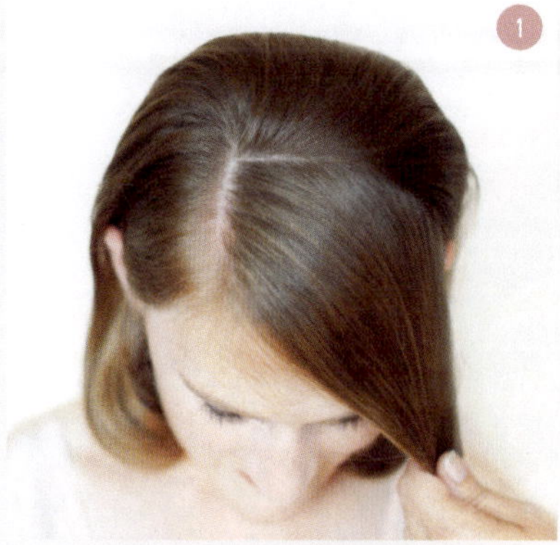

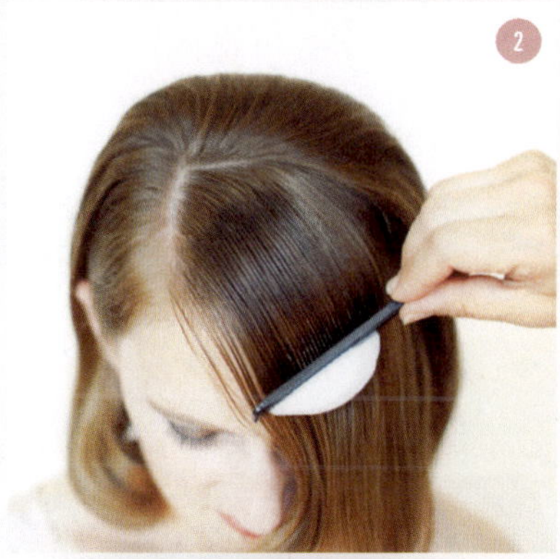

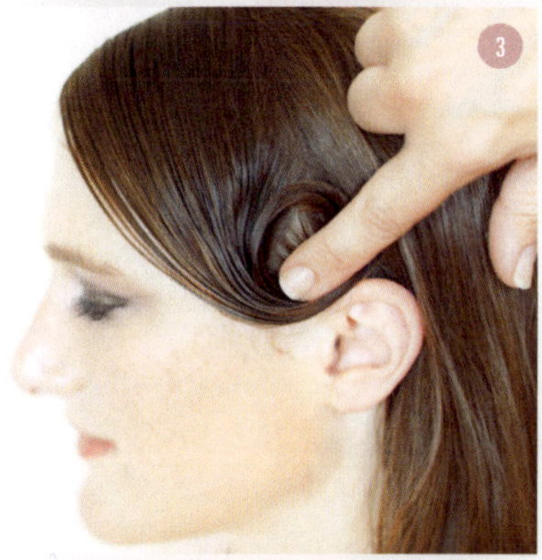

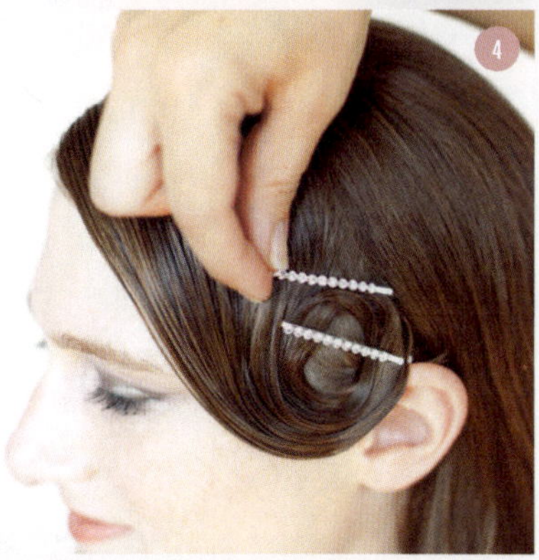

LES BARRETTES EN ATTACHES

Une coiffure pour tous les cheveux, à adopter au quotidien et entre deux longueurs.

DEGRÉ DE DIFFICULTÉ

IL VOUS FAUT
Un fer à boucler, deux barrettes, un spray fixant ou de la laque.

L'ASTUCE
DU COIFFEUR SAINT ALGUE
Choisissez des barrettes plutôt fines et mélangez de fines mèches entre elles : vous obtiendrez une version bohème.

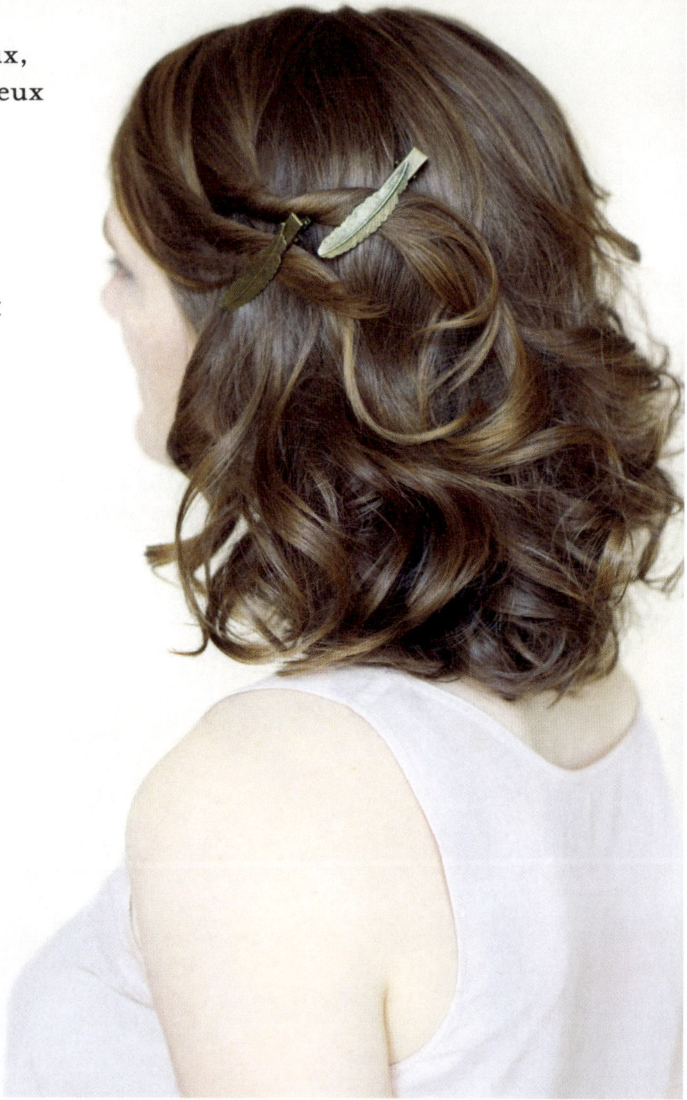

1 Bouclez les cheveux au fer ou avec un brushing.

2 Laquez en oxygénant les longueurs aux doigts.

3 Torsadez une mèche prise à l'avant et fixez-la avec une barrette, sur le côté.

4 Faites de même avec une deuxième mèche, et pourquoi pas une troisième !

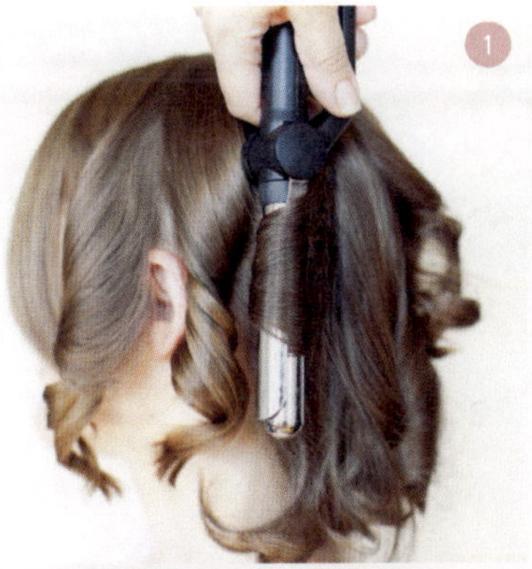

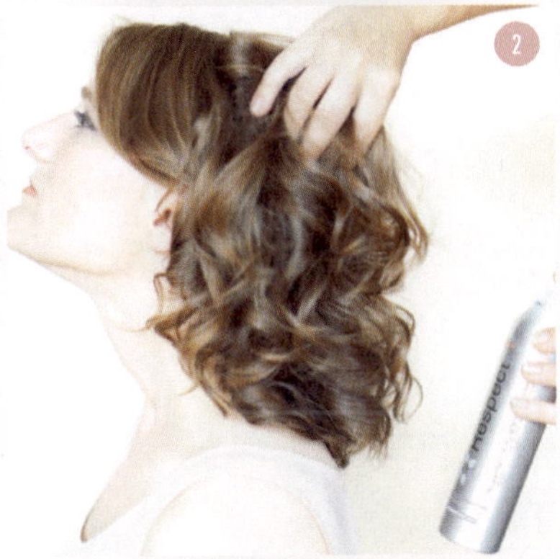

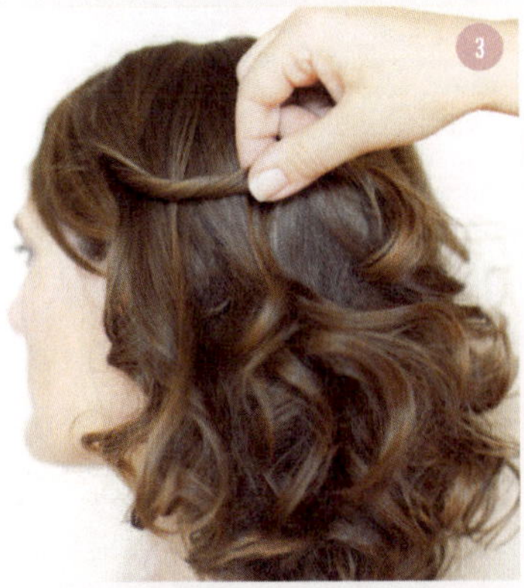

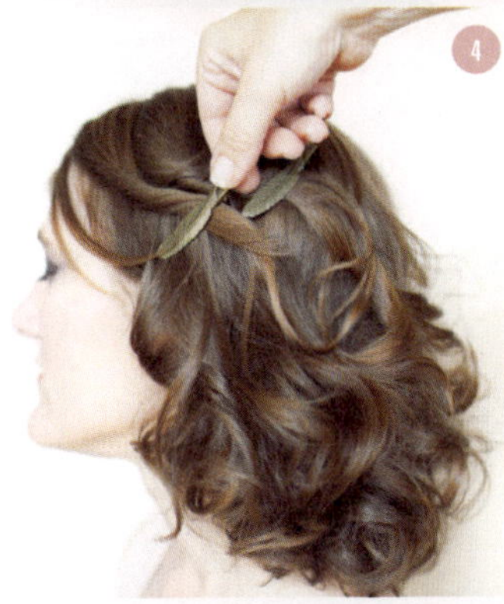

LES BARRETTES

LES BARRETTES EN DEMI-QUEUE

Un classique revisité bobo-chic dans la lignée des coiffures romantiques du moment.

DEGRÉ DE DIFFICULTÉ ✂✂✂✂

IL VOUS FAUT
Une brosse, des barrettes plates et larges.

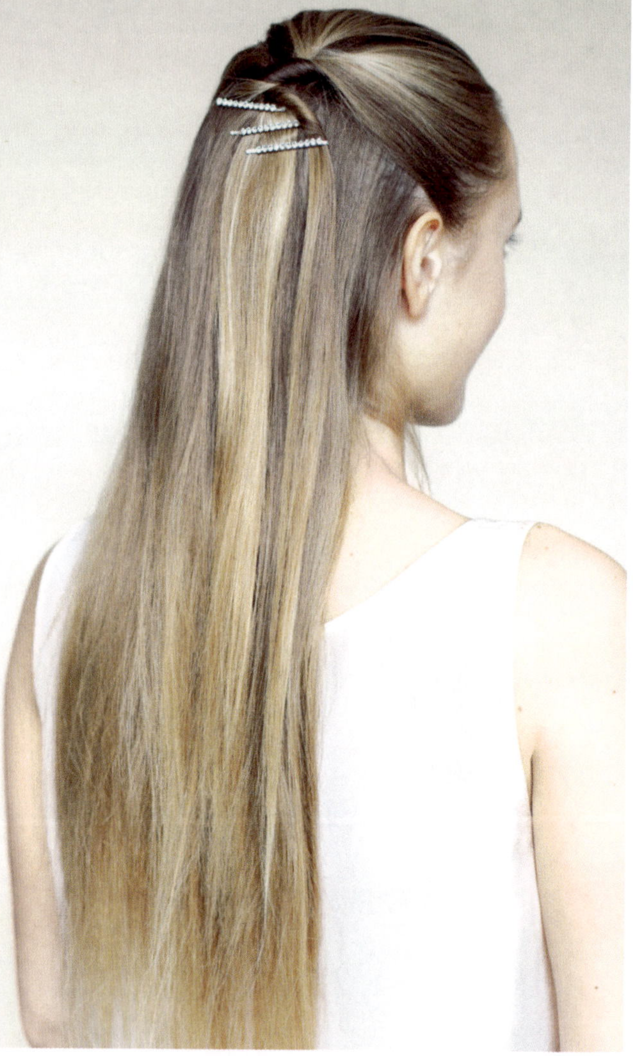

L'ASTUCE
DU COIFFEUR SAINT ALGUE
Pour un effet en volume, crêpez le dessus de la première mèche et utilisez les barrettes pour la maintenir bombée.

1 Démêlez les cheveux et lissez-les au besoin vers l'arrière.

2 Séparez la mèche centrale et faites-en une torsade.

3 Fixez avec une barrette puis torsadez une nouvelle mèche sur un côté.

4 Recommencez avec autant de mèches que voulu, en plaçant les barrettes les unes à côté des autres pour fixer l'ensemble bien à plat sur l'arrière de la tête.

1

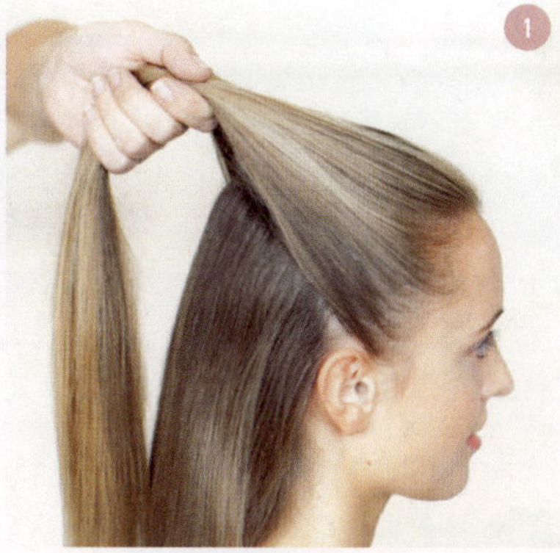

2

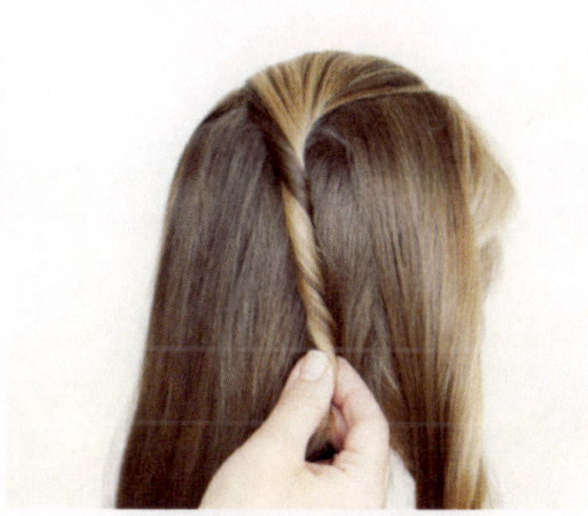

3

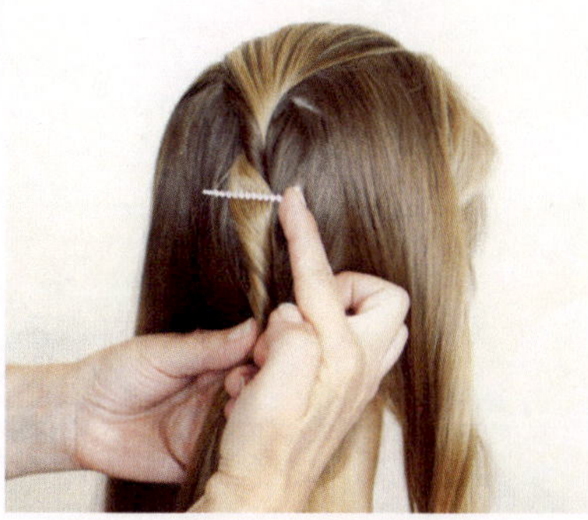

4

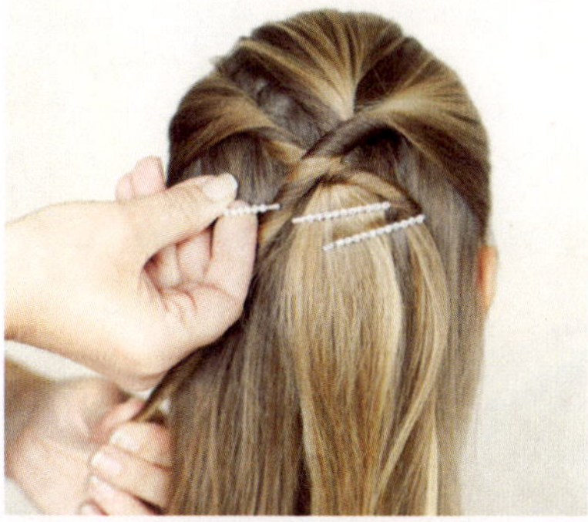

LES ACCESSOIRES BIJOUX

LE PEIGNE FASHION

Le *revival* d'un accessoire classique pour une coiffure faussement ingénue.

DEGRÉ DE DIFFICULTÉ

IL VOUS FAUT
Une brosse, un joli peigne, un spray lissant.

L'ASTUCE
DU COIFFEUR SAINT ALGUE
Si les cheveux glissent, laquez la mèche à l'endroit où se trouve le peigne pour qu'il accroche mieux, en laissant les longueurs souples.

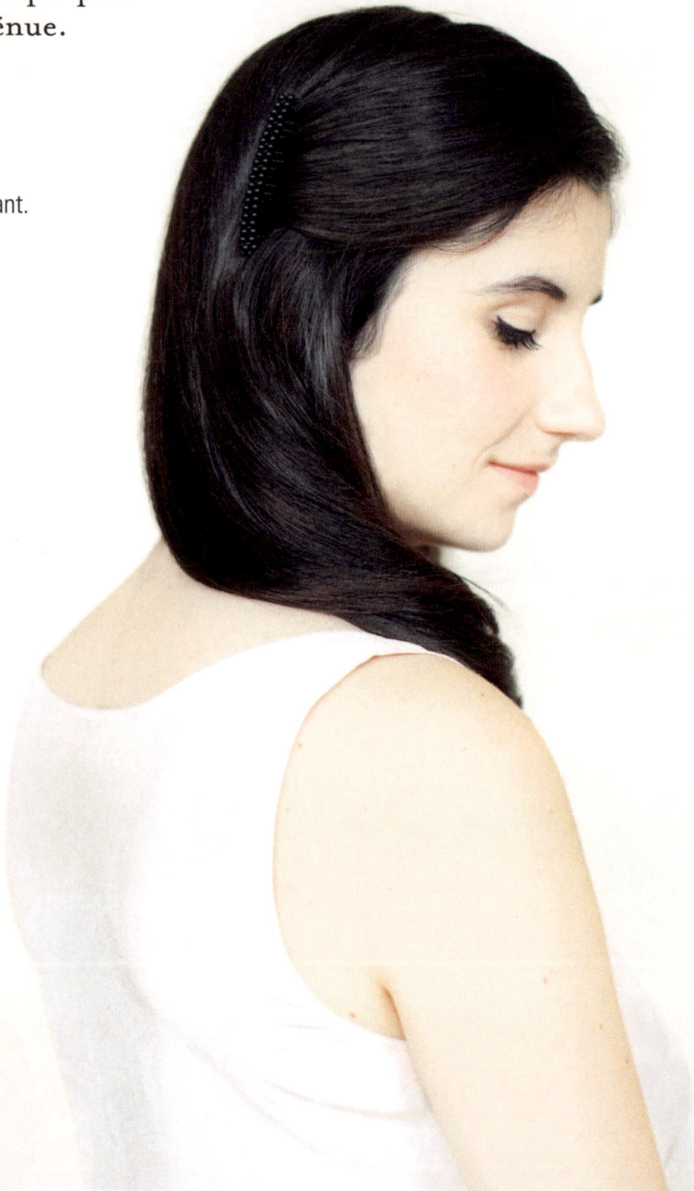

1 Lissez les cheveux à la brosse et vaporisez le produit lissant.

2 Détachez une mèche sur le côté et coiffez-la vers l'arrière.

3 Placez le peigne dans le sens des cheveux, face contre crâne.

4 Faites-le basculer vers l'arrière puis enfoncez-le bien vers l'avant pour fixer la mèche.

1

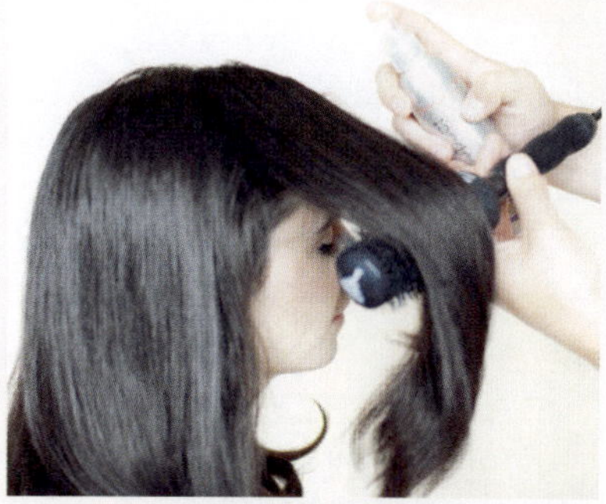

2

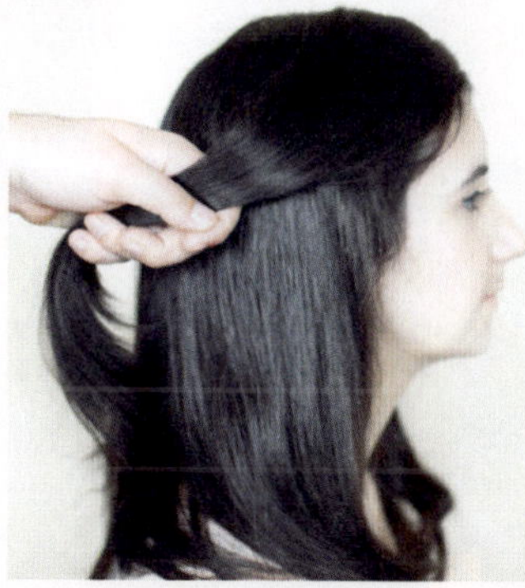

3

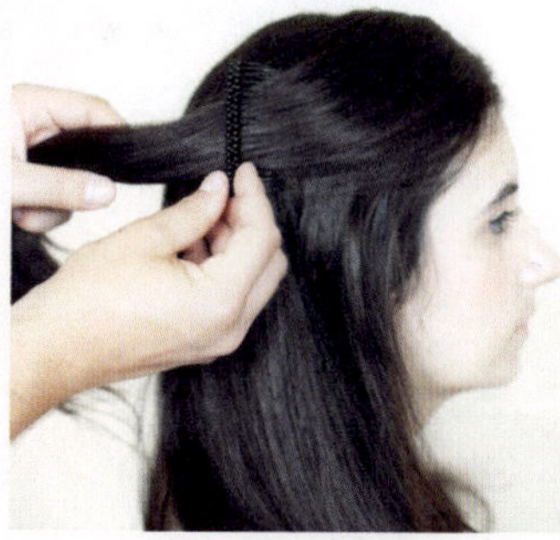

4

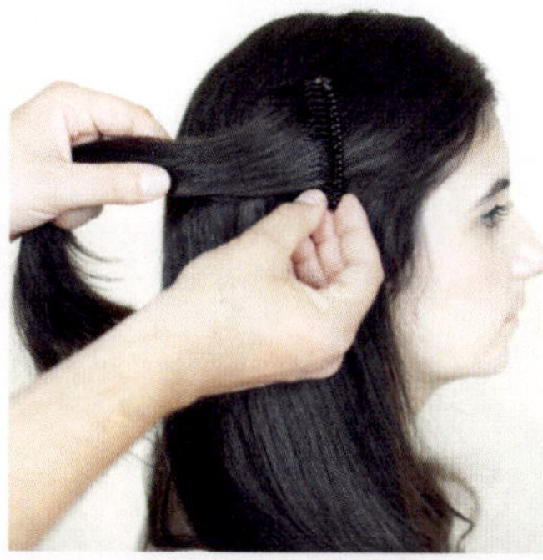

LES ACCESSOIRES BIJOUX

LES FLEURS PIQUÉES

Une idée à appliquer à de nombreuses coiffures pour leur donner immédiatement un style époustouflant !

DEGRÉ DE DIFFICULTÉ

IL VOUS FAUT
Des fleurs fraîches résistantes (roses, gypsophile…), une brosse, une pince, des épingles neige.

L'ASTUCE
DU COIFFEUR SAINT ALGUE
Pour ne pas abîmer les pétales, plantez l'épingle bien au cœur de la fleur, dans la partie dure.

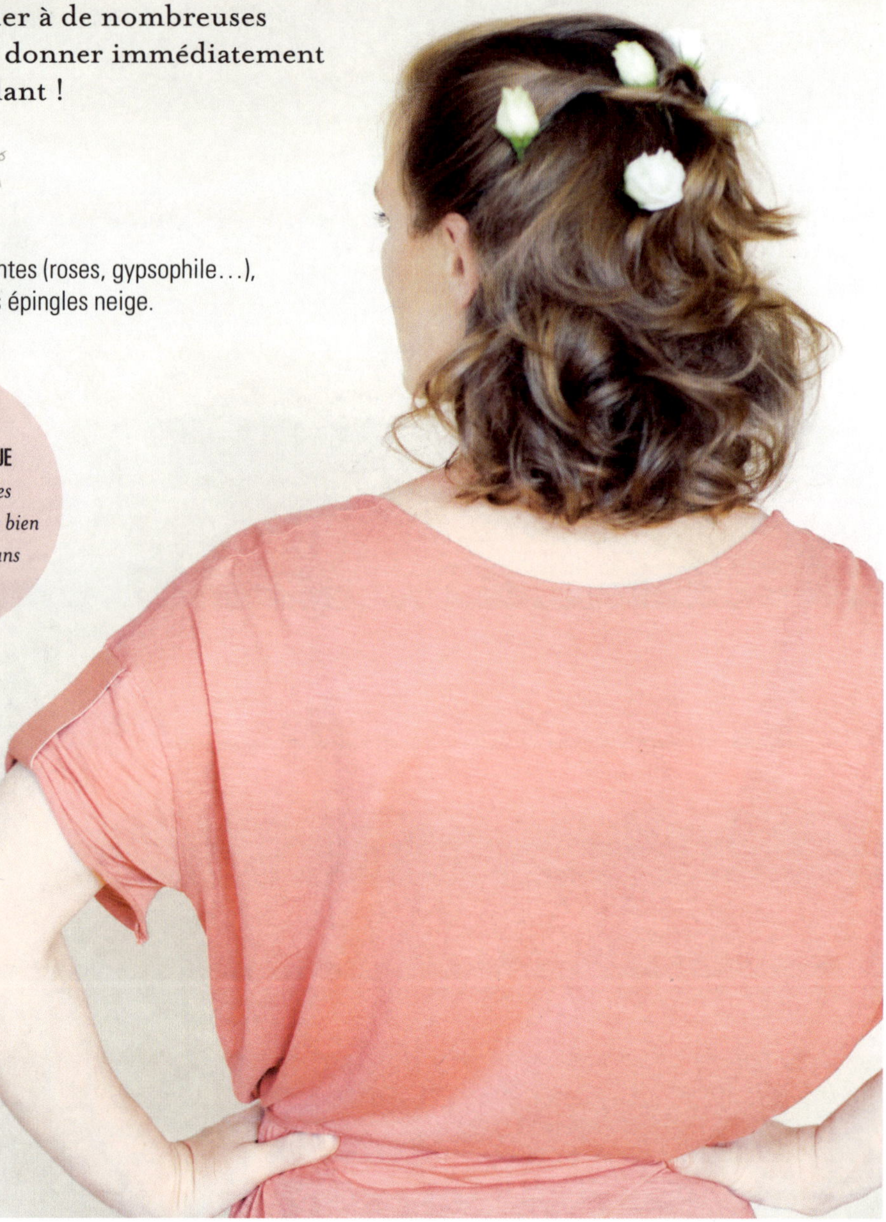

1 Après avoir isolé les cheveux du dessus avec une pince, crêpez légèrement ceux du dessous afin de créer une base solide.

2 Avec la mèche de devant, formez trois mèches plus petites que vous torsadez et fixez sur la base crêpée avec des épingles.

3 Plantez une épingle neige au cœur de chaque fleur, ou fixez-la à la tige.

4 Venez piquer la coiffure de ces épingles fleuries.

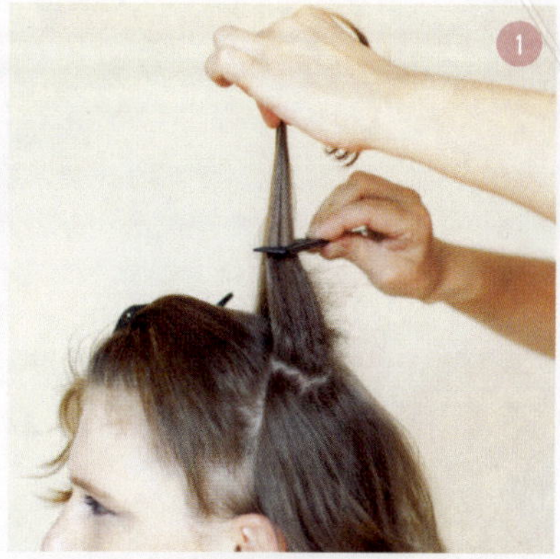

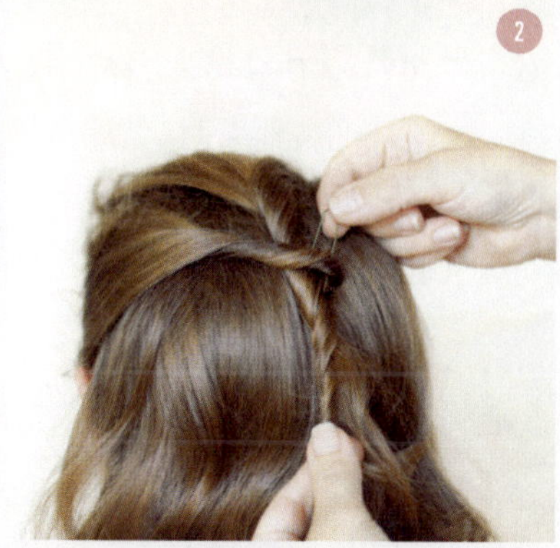

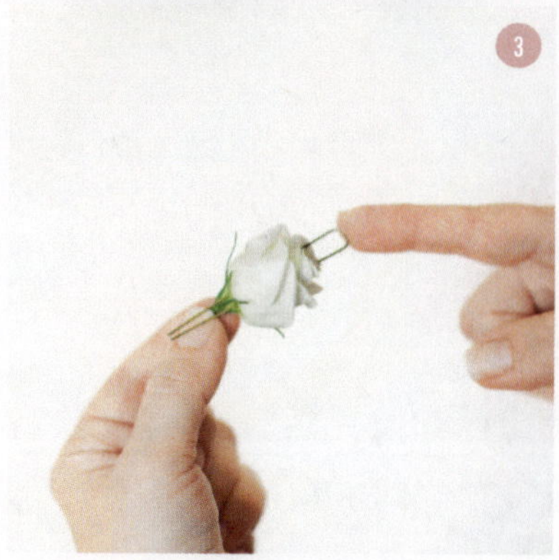

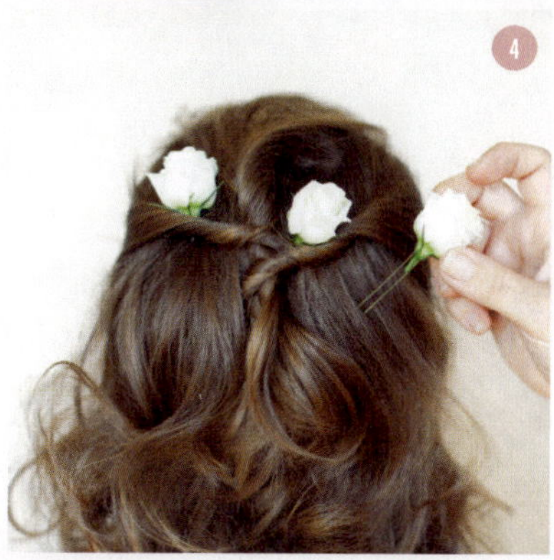

LES ACCESSOIRES BIJOUX

LE RUBAN LACÉ

Une jolie manière d'agrémenter une simple queue-de-cheval.

DEGRÉ DE DIFFICULTÉ

IL VOUS FAUT
Un ruban, un petit élastique, un élastique normal.

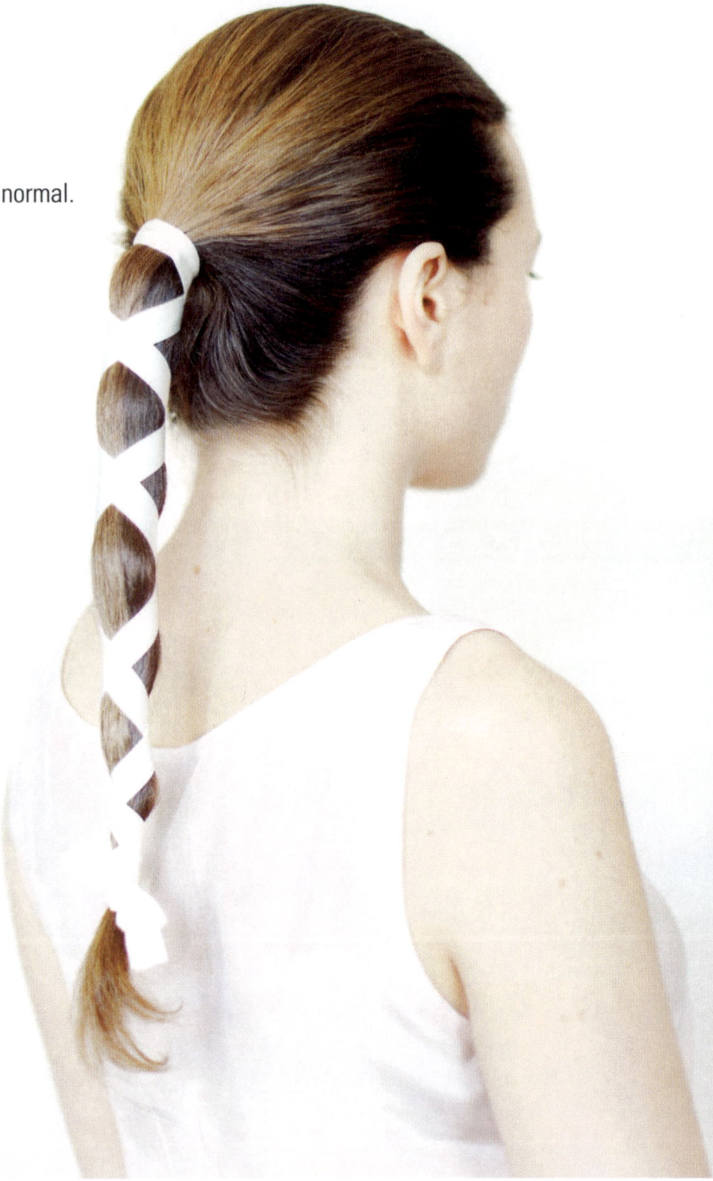

L'ASTUCE
DU COIFFEUR SAINT ALGUE
Vous pouvez aussi accrocher à la base de la queue-de-cheval d'autres rubans laissés libres, pour un effet romantique et bohème.

1. Faites une queue-de-cheval et passez le milieu du ruban dans l'élastique.

2. Faites un nœud avec le ruban puis croisez les deux pans autour des longueurs.

3. Entrelacez le ruban le long des cheveux.

4. Faites un nœud avec le ruban, puis placez le petit élastique juste en dessous.

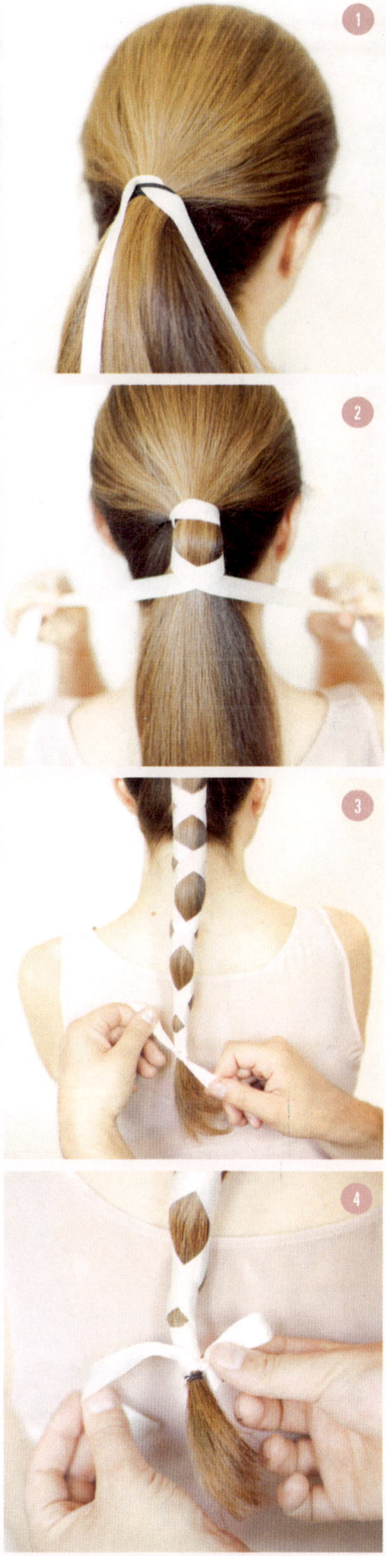

LE FOULARD PIRATE

La coiffure idéale pour sophistiquer une tenue simple et dégager la nuque en été.

DEGRÉ DE DIFFICULTÉ

IL VOUS FAUT
Un grand foulard carré, une pince plate.

L'ASTUCE
DU COIFFEUR SAINT ALGUE
Ne placez pas le foulard à la racine des cheveux mais bien sur le front : le contact avec la peau lui évitera de glisser.

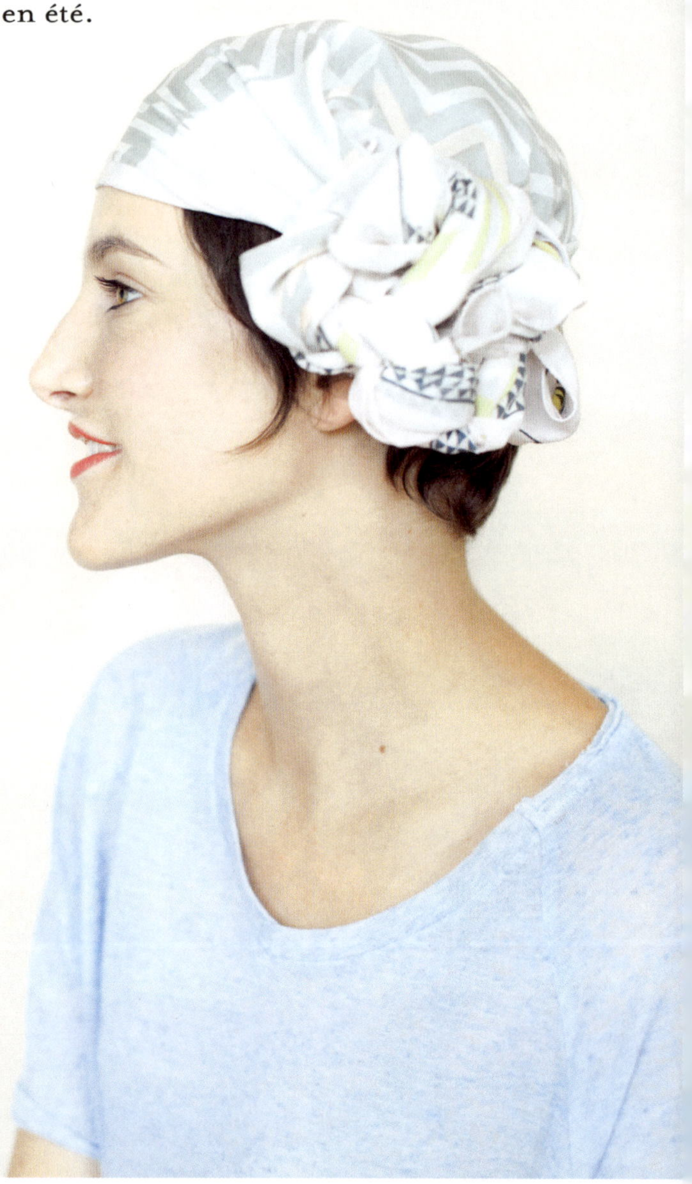

1 Pliez le foulard en triangle.

2 Posez la base du triangle au niveau du front, en prenant appui sur le côté de la tête.

3 Faites un gros nœud sur le côté avec les extrémités du foulard.

4 Rentrez la pointe du triangle sous le nœud et fixez le foulard avec une pince plate.

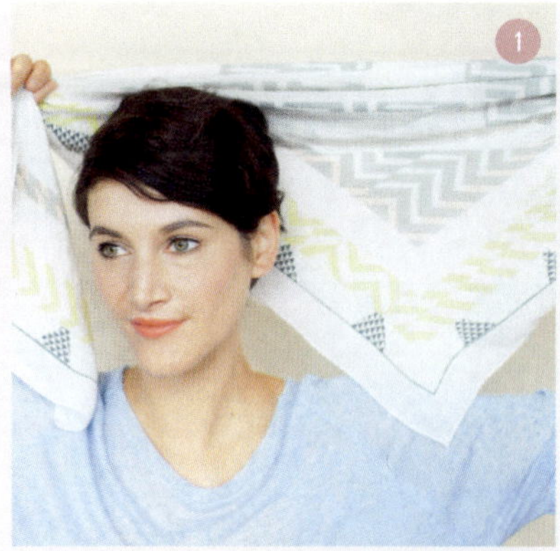

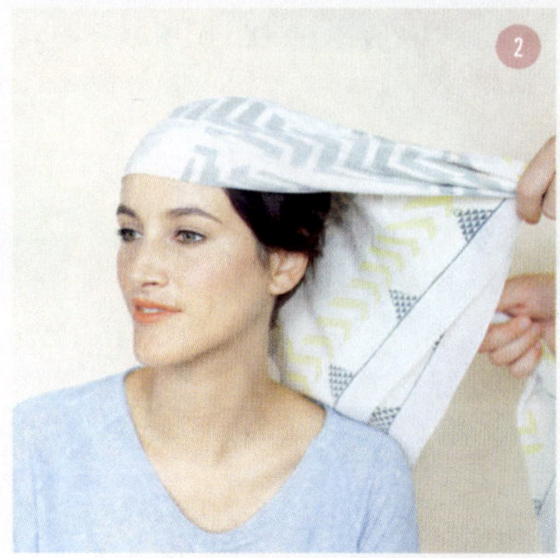

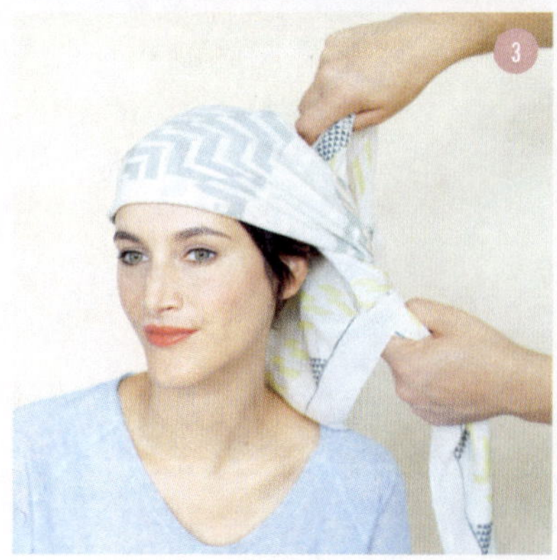

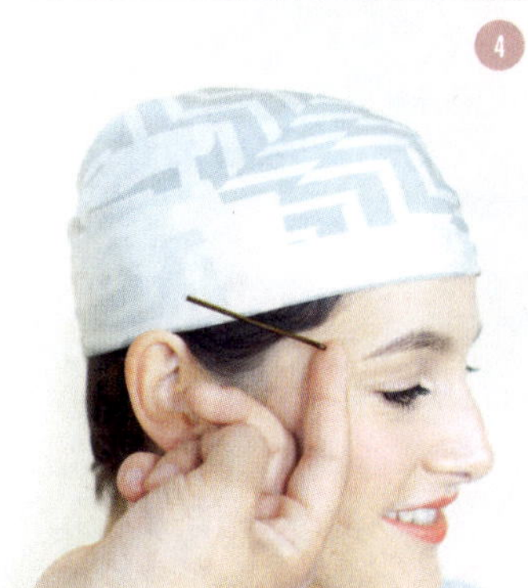

LE FOULARD BANDEAU

Une coiffure style Riviera pour tous les cheveux, qu'ils soient courts, longs, bouclés, raides, avec une frange…

DEGRÉ DE DIFFICULTÉ

IL VOUS FAUT

Un grand foulard plutôt rectangulaire (assorti à votre tenue), une pince plate.

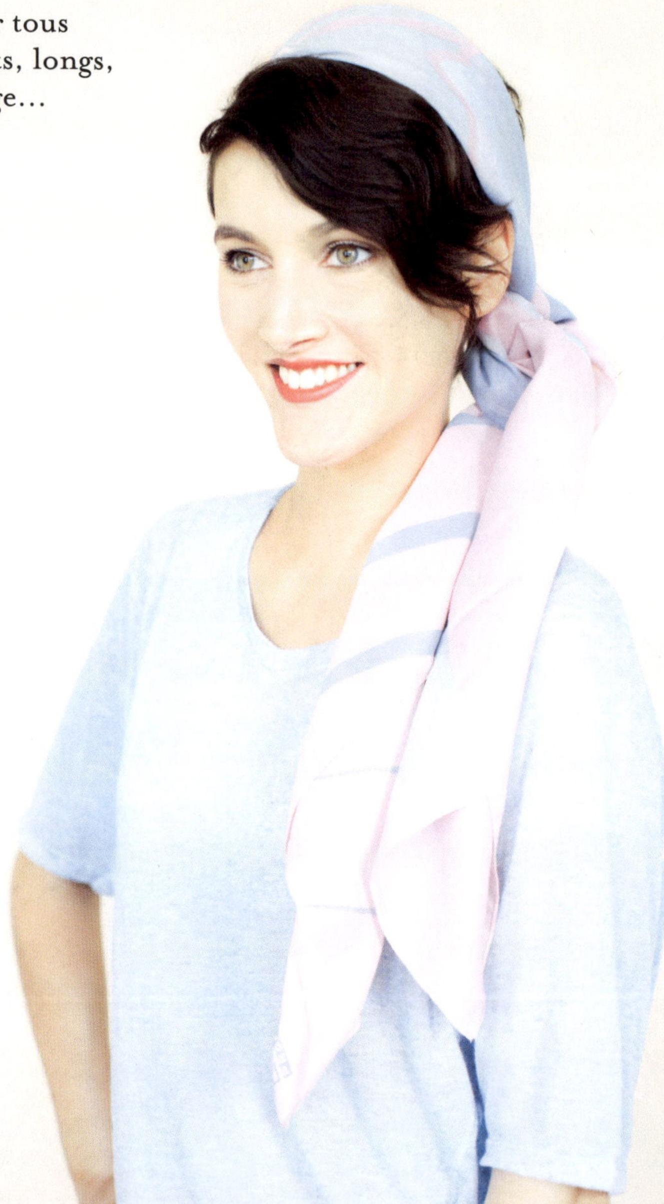

L'ASTUCE

DU COIFFEUR SAINT ALGUE

Choisissez la taille du foulard d'après votre longueur de cheveux, pour que les pans soient soit plus courts, soit plus longs que vos longueurs.

1 Pliez ou roulez le foulard pour en faire une longue bande, les extrémités en pointe, et placez-le à plat sur les cheveux détachés, les deux pans vers l'arrière.

2 Nouez les pans sous les cheveux, un peu sur le côté.

3 Fixez avec une pince plate et placez les pans vers l'avant, retombant sur l'épaule.

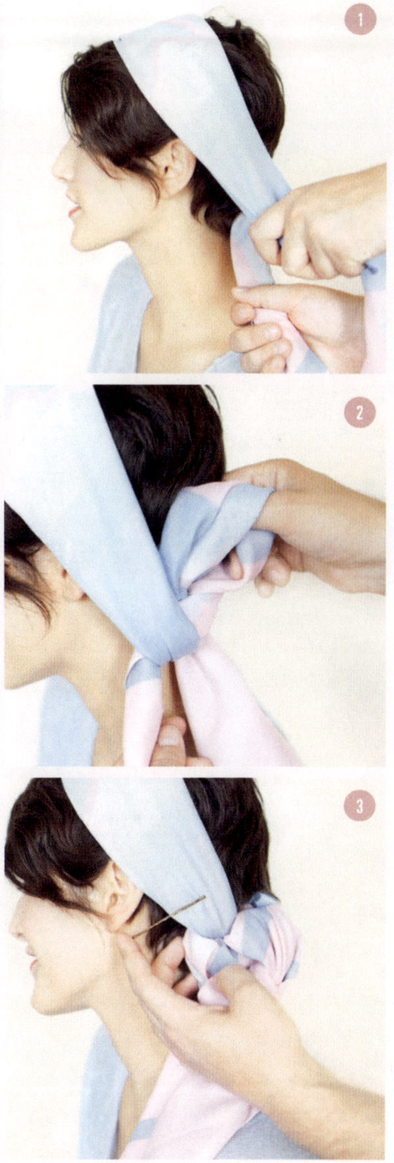

LE FOULARD SIXTIES

Un style plein de pep's, un peu *vintage*, pour accessoiriser un look en quelques secondes.

DEGRÉ DE DIFFICULTÉ

IL VOUS FAUT
Un foulard plutôt fin, deux pinces plates, des épingles.

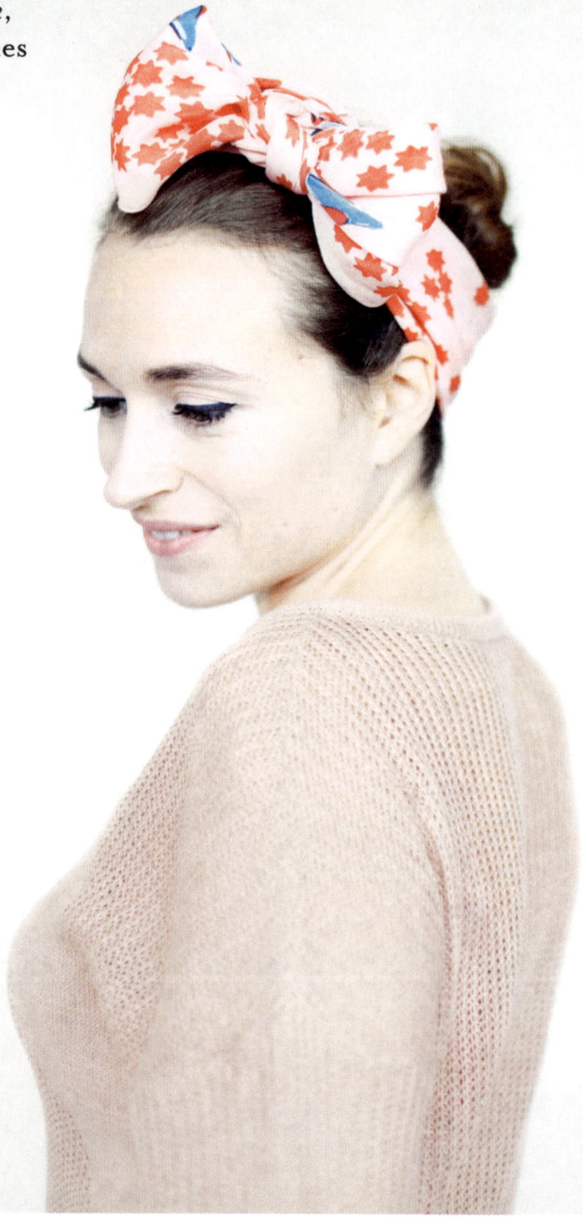

L'ASTUCE
DU COIFFEUR SAINT ALGUE
Sur cheveux courts ou mi-longs, zappez le chignon et laissez les cheveux libres ou en queue-de-cheval.

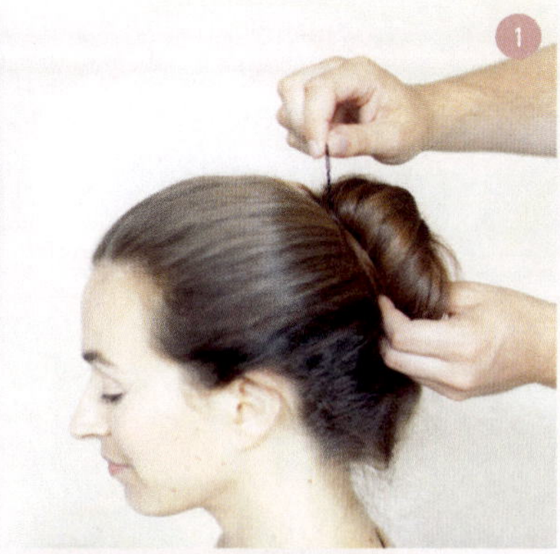

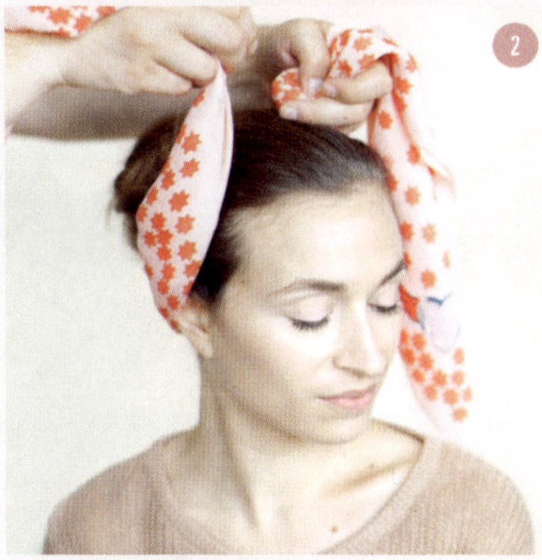

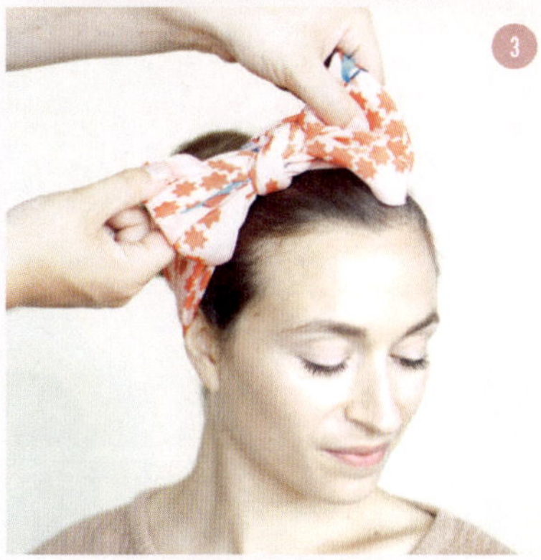

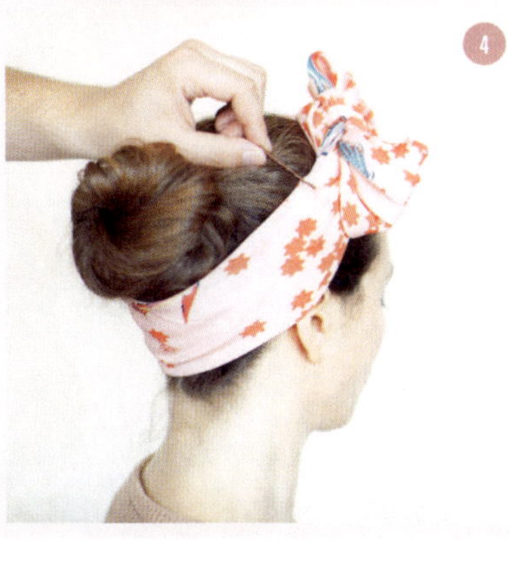

1 Remontez les cheveux en un chignon rapide à fixer avec des épingles.

2 Pliez le foulard en long, sous forme de bandeau, et placez-le sur la nuque, un bout dans chaque main.

3 Ramenez les deux pans du foulard vers l'avant et faites un joli nœud de côté.

4 Fixez avec des pinces cachées derrière le nœud.

chapitre V

LES CHEVEUX BOUCLÉS, FRISÉS OU CRÉPUS

en 9 coiffures

La demi-couronne • Les torsades floues
Les torsades croisées • La banane masquée
La queue-de-cheval shoulder • La couronne torsadée
La tresse wrap • La coque rétro • La banane punk

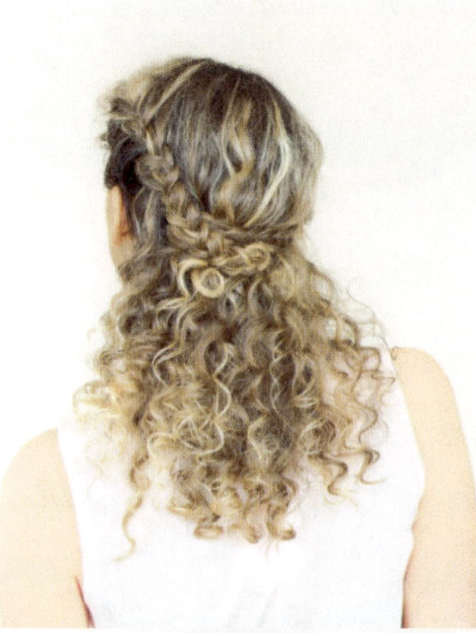
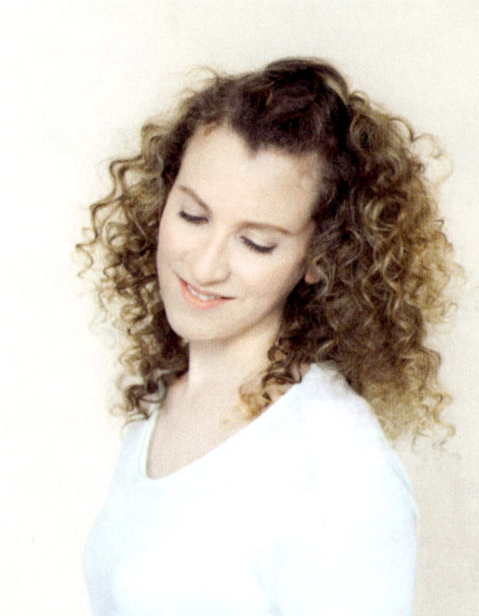
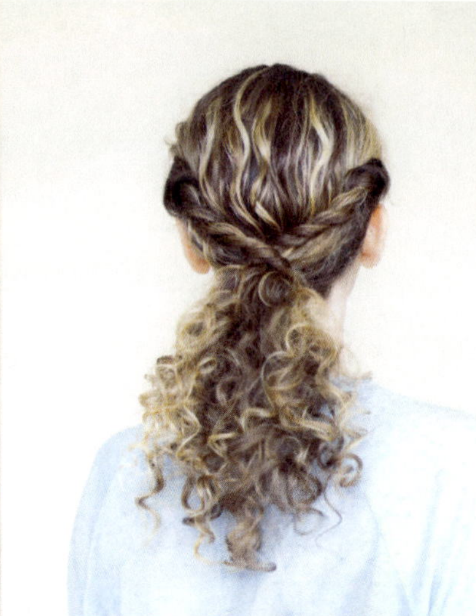
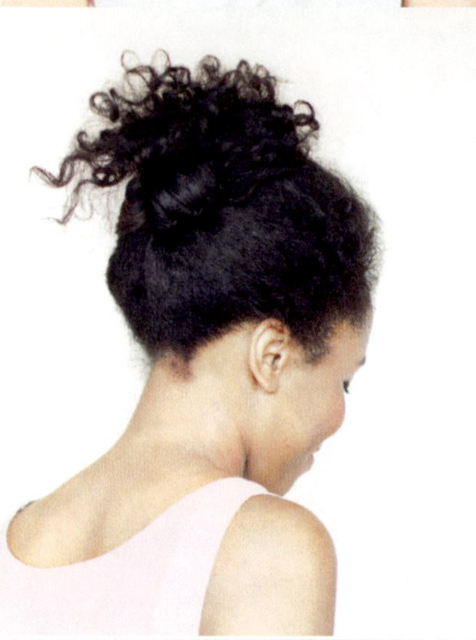
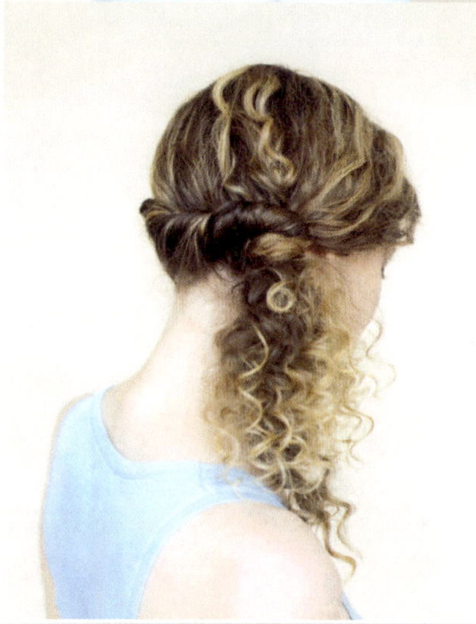
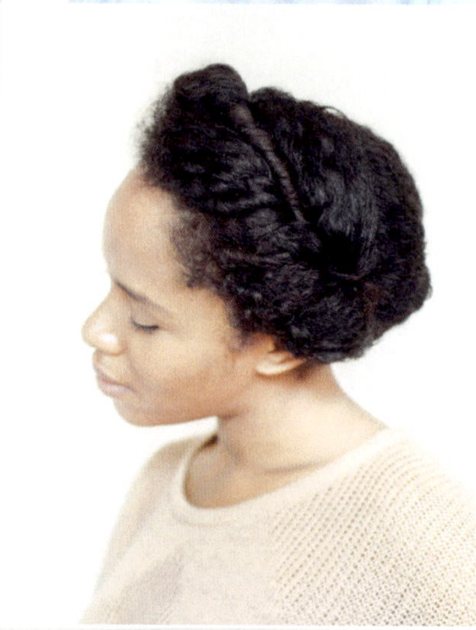
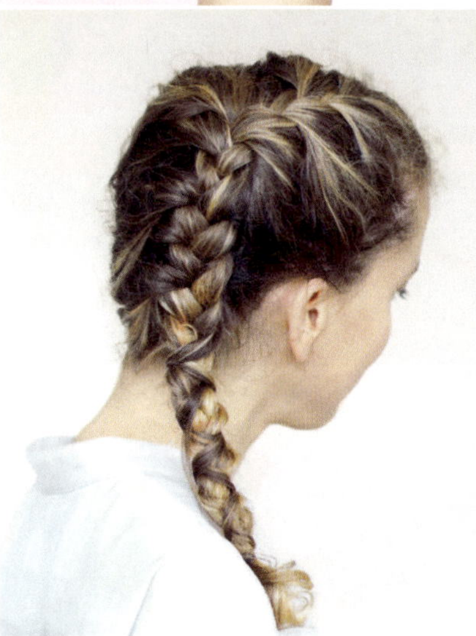
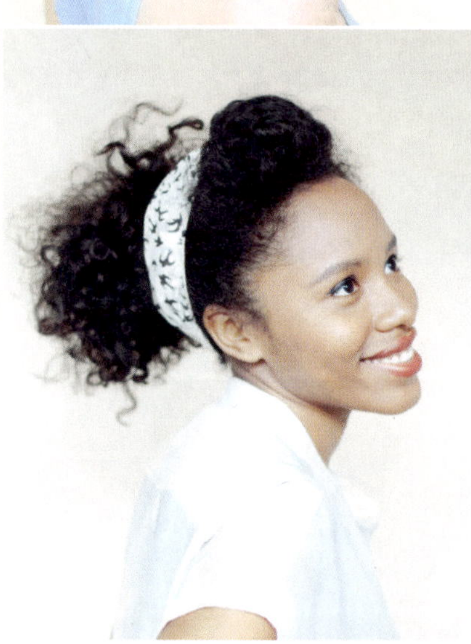
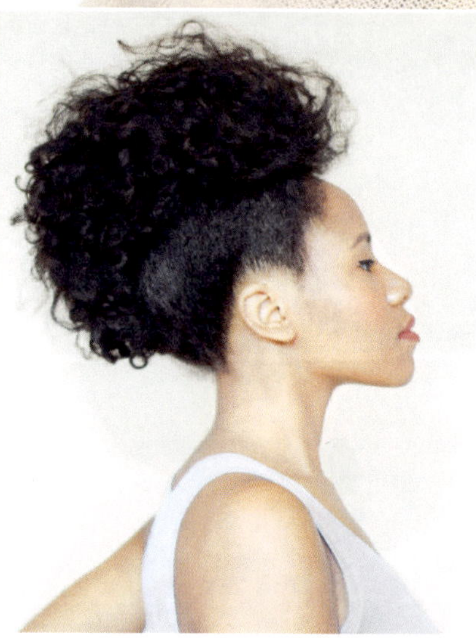

Celles qui sont concernées le savent bien : les cheveux bouclés peuvent être un vrai casse-tête face auquel on finit souvent par renoncer, au profit de cheveux laissés libres et qui tombent dans les yeux, le cou, gratouillent ou donnent chaud... Pourtant, il n'y a pas que les cheveux lisses qui peuvent avoir de jolies coiffures, et même, vos boucles permettent des choses que les autres chevelures vous envient ! Toutes nos idées pour être coiffée joliment et mater cheveux crépus, bouclettes, frisettes et autre effet mouton !

VERS L'ARRIÈRE

LA DEMI-COURONNE

Pour éviter d'avoir ses boucles dans les yeux, voici deux jolies nattes à tresser sur cheveux libres.

DEGRÉ DE DIFFICULTÉ ✂✂✂✂

IL VOUS FAUT
Deux petits élastiques, des épingles neige.

L'ASTUCE
DU COIFFEUR SAINT ALGUE
Sur cheveux plus courts ou dégradés, faites deux tresses partant des tempes et attachez-les ensemble pour dégager le visage.

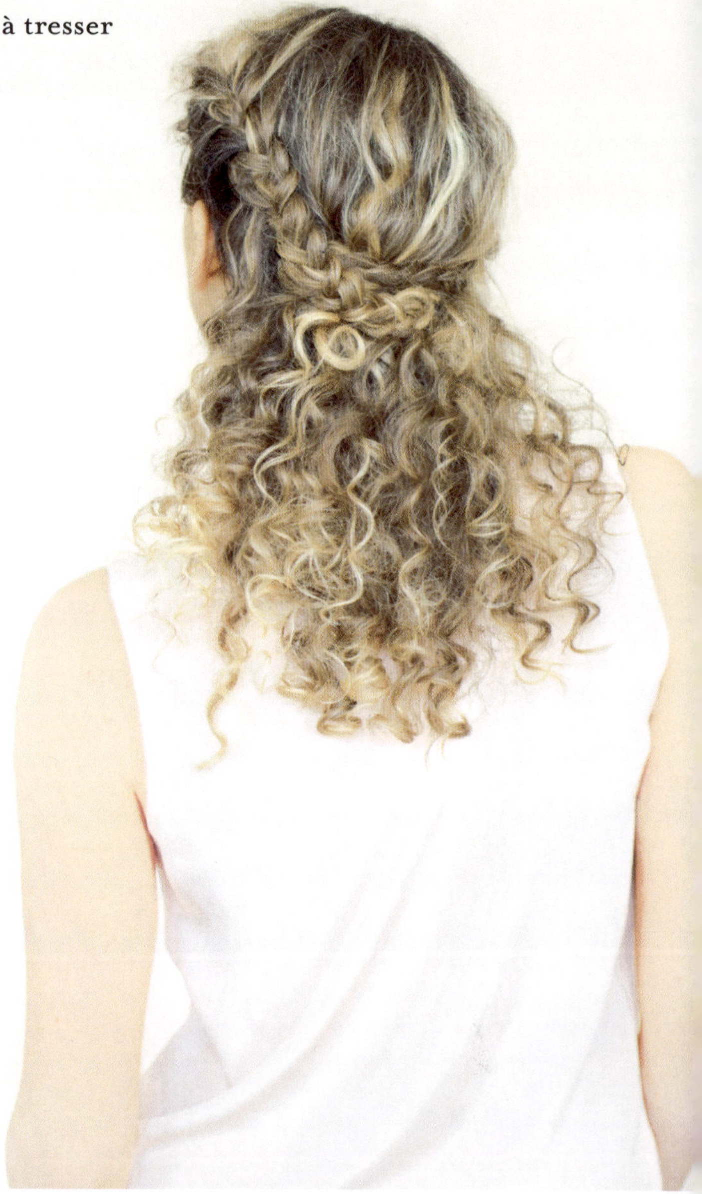

1 Séparez les cheveux par une raie au milieu et tressez une mèche de chaque côté de la tête, en finissant avec les petits élastiques.

2 Remontez les tresses derrière la tête, croisées à l'horizontale, pour définir la hauteur de la couronne.

3 Fixez-les l'une à l'autre avec des épingles.

4 Cachez les queues sous chaque début de tresse avec une épingle.

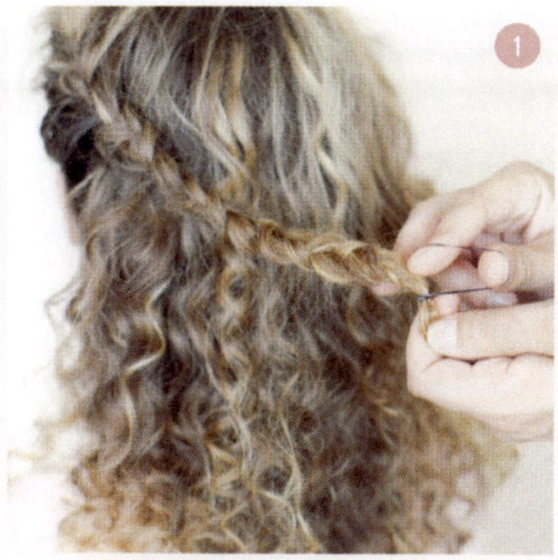

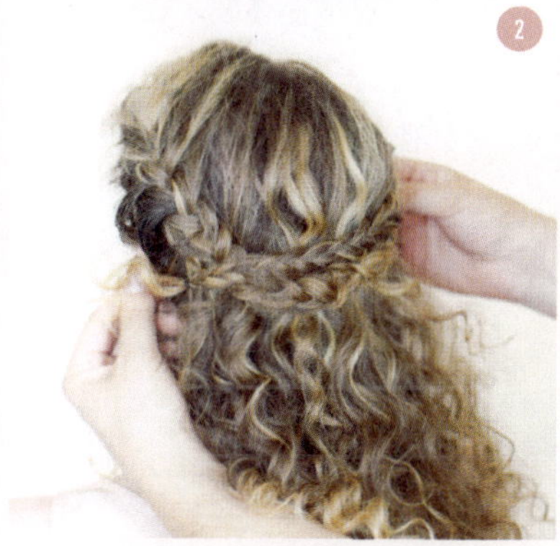

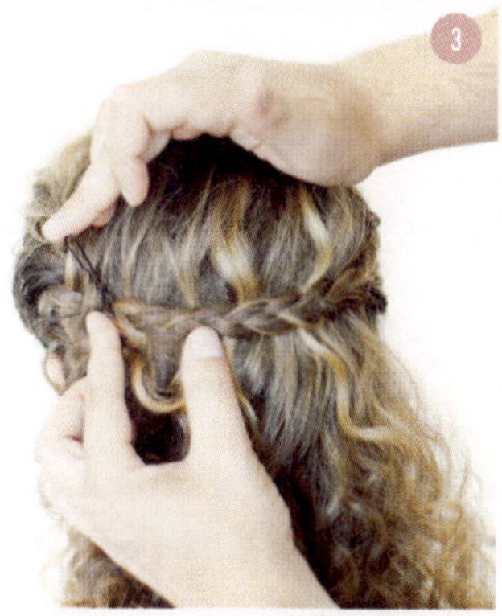

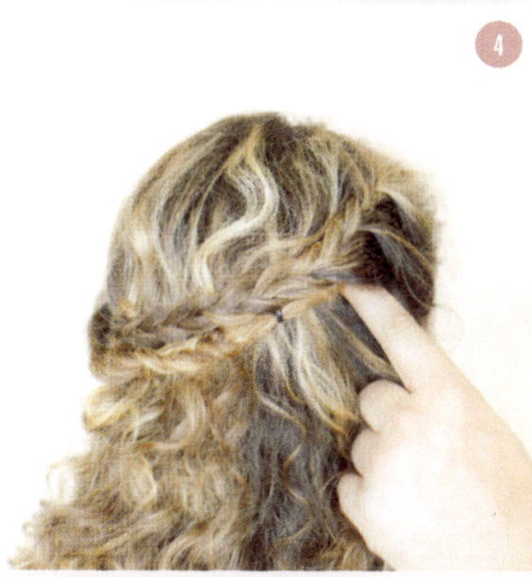

VERS L'ARRIÈRE

LES TORSADES FLOUES

Une ribambelle de torsades à étirer ou rassembler pour dégager le visage.

DEGRÉ DE DIFFICULTÉ

IL VOUS FAUT
Des petits élastiques, des pinces plates, des grosses pinces, des épingles neige.

L'ASTUCE
DU COIFFEUR SAINT ALGUE
Vous pouvez en faire une coiffure plus chic avec des torsades tout autour de la tête, réunies en un chignon haut.

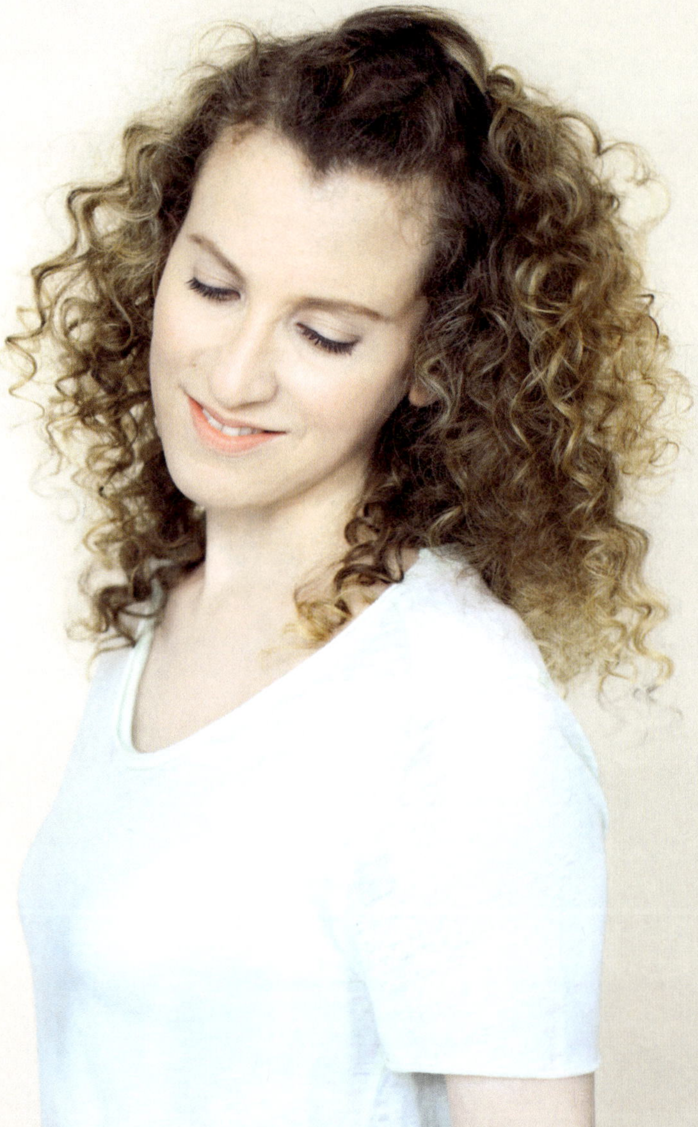

1 Prenez une large mèche de cheveux au-dessus du front et divisez-la en mèches plus petites.

2 Faites une torsade avec la première et étirez-la vers l'arrière. Les autres mèches sont tenues par les grosses pinces.

3 Fixez avec une pince plate et recommencez avec les autres mèches.

4 Entrecroisez-les et fixez avec des épingles neige.

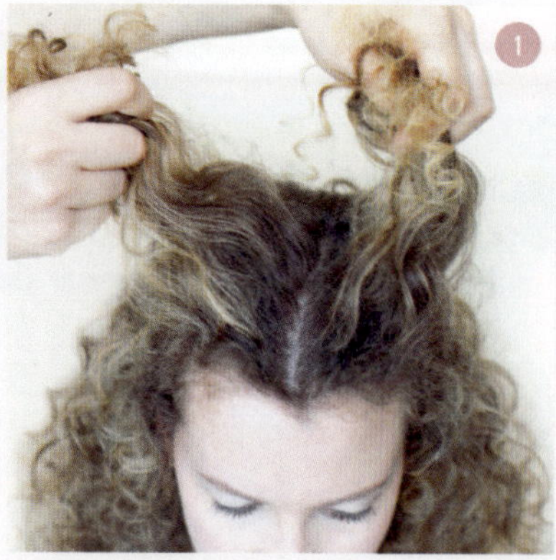

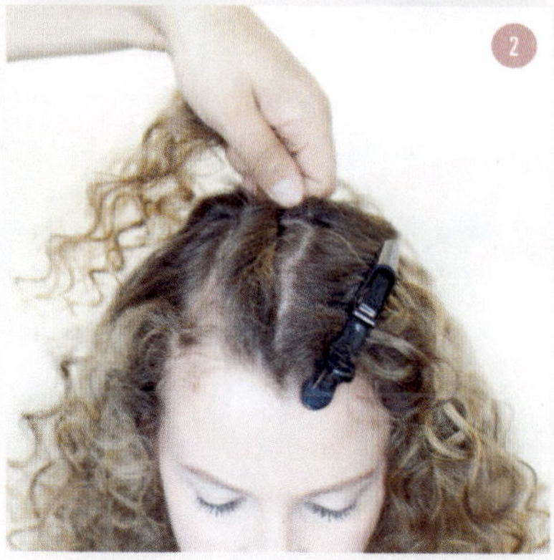

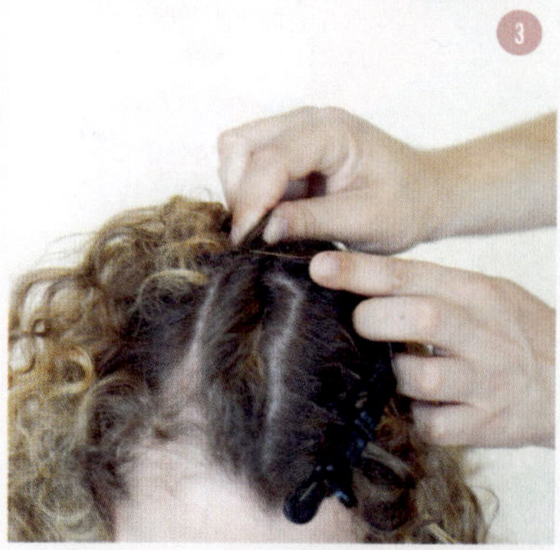

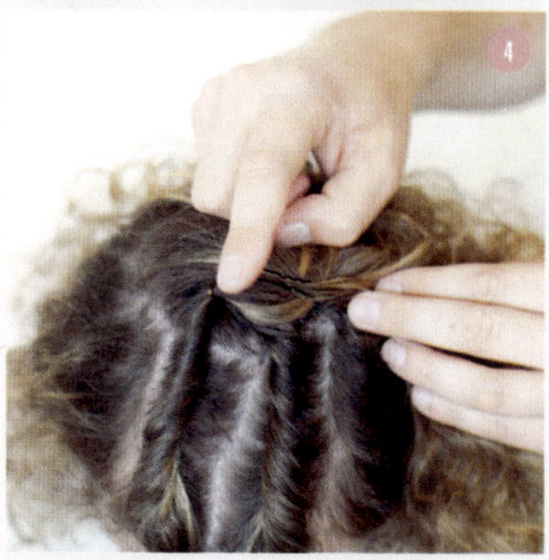

VERS L'ARRIÈRE

LES TORSADES CROISÉES

Une coiffure facile et rapide pour tous les jours !

DEGRÉ DE DIFFICULTÉ

IL VOUS FAUT

Des pinces plates, des épingles neige.

L'ASTUCE

DU COIFFEUR SAINT ALGUE

Pour mieux tenir les cheveux libres, faites une queue-de-cheval basse et croisez les torsades autour de l'élastique.

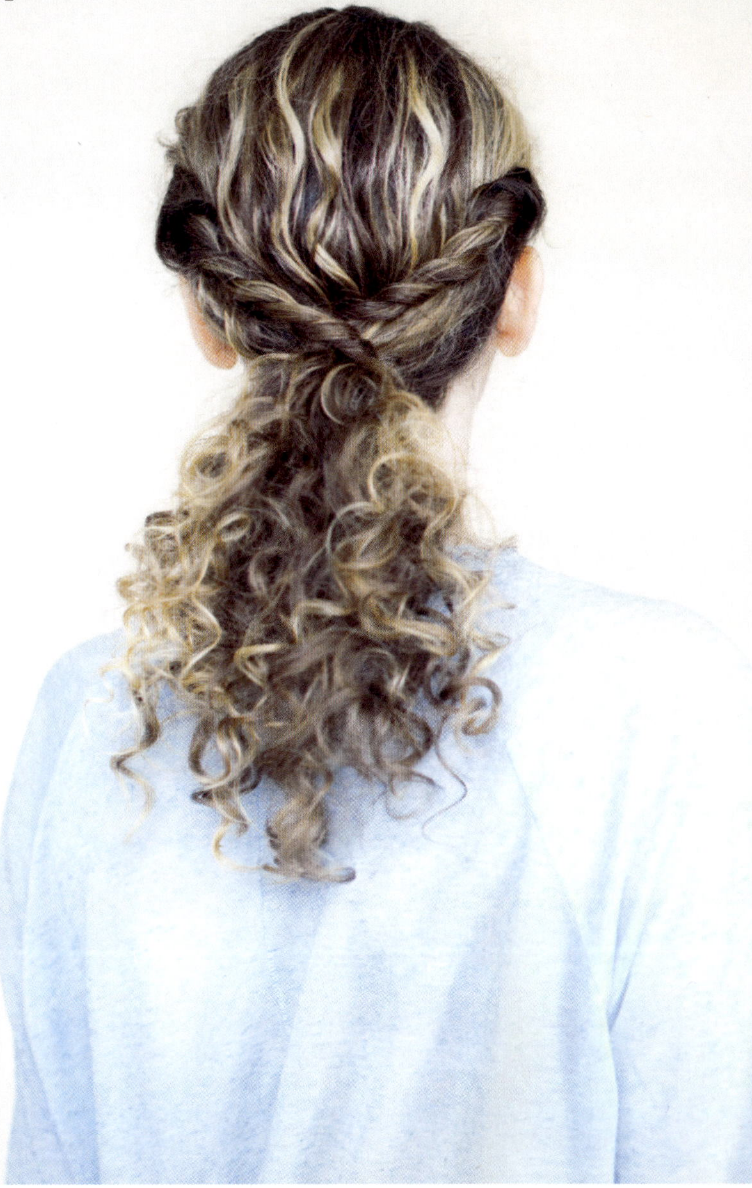

1 Dégagez deux petites mèches sur un côté de la tête.

2 Torsadez-les vers l'arrière depuis le front.

3 Faites de même avec deux mèches de l'autre côté de la tête et croisez les deux torsades par-dessus le reste des cheveux.

4 Faites-les se rejoindre sous les cheveux libres, dans la nuque, et fixez-les avec des pinces plates ou des épingles selon l'épaisseur des boucles.

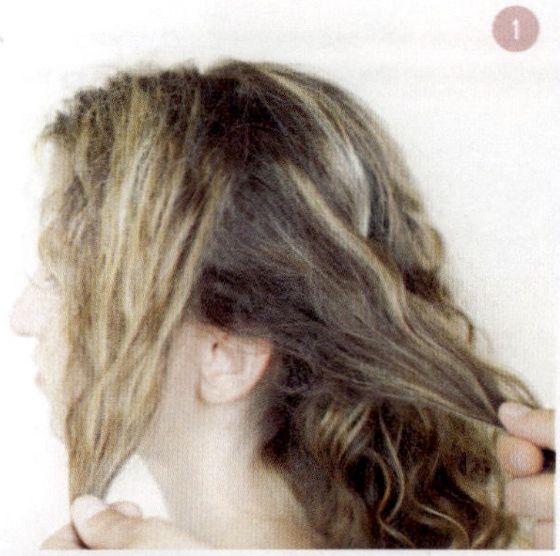

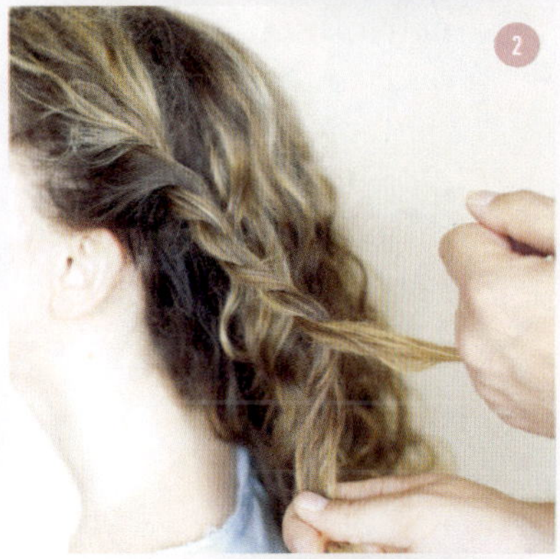

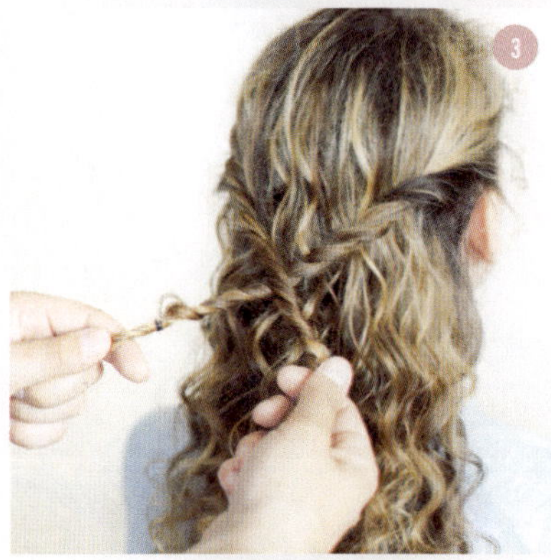

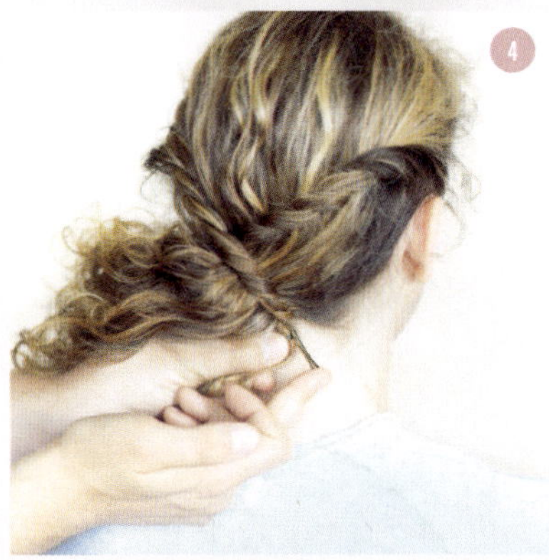

NUQUE DÉGAGÉE

LA BANANE MASQUÉE

Un chignon express pour des frisettes maîtrisées, à porter tous les jours ou à réaliser dans la journée !

DEGRÉ DE DIFFICULTÉ

IL VOUS FAUT
Des épingles neige.

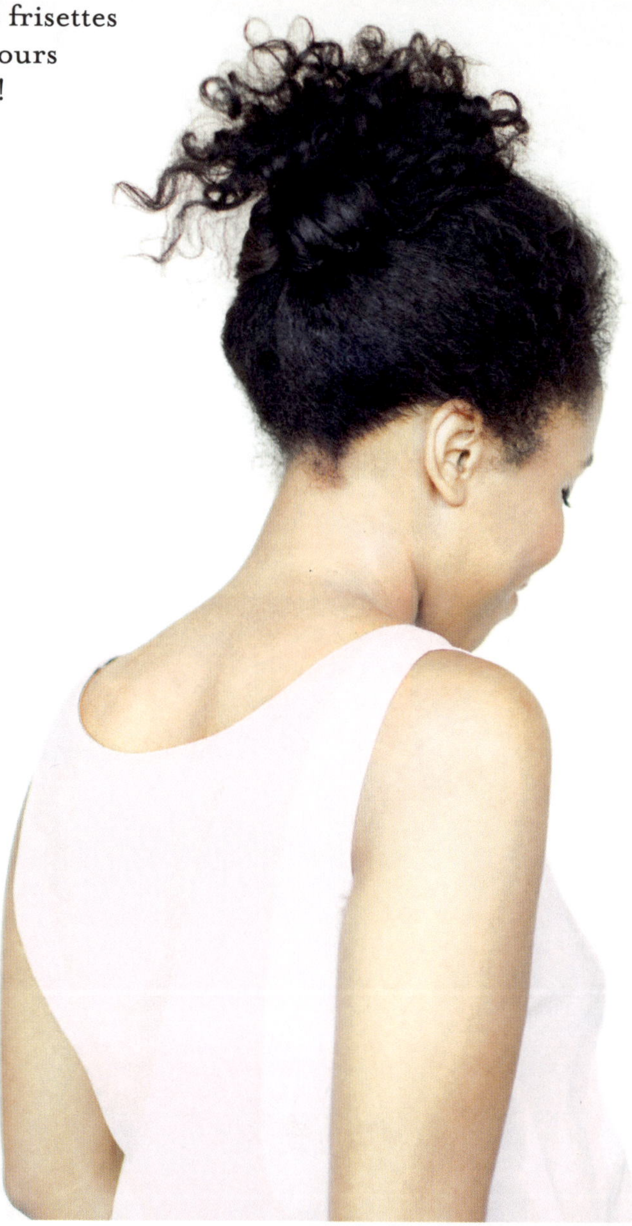

L'ASTUCE
DU COIFFEUR SAINT ALGUE
Si vos cheveux sont trop courts à l'avant, attachez la mèche de devant séparément.

1 Tirez tous les cheveux vers l'arrière comme pour faire une queue-de-cheval.

2 Entortillez les cheveux sur toute la longueur.

3 Enroulez la torsade géante sur elle-même à la main, sans trop serrer, et fixez avec des épingles.

4 Laissez retomber les pointes bouclées vers l'arrière et déstructurez aux doigts en sortant quelques mèches.

1

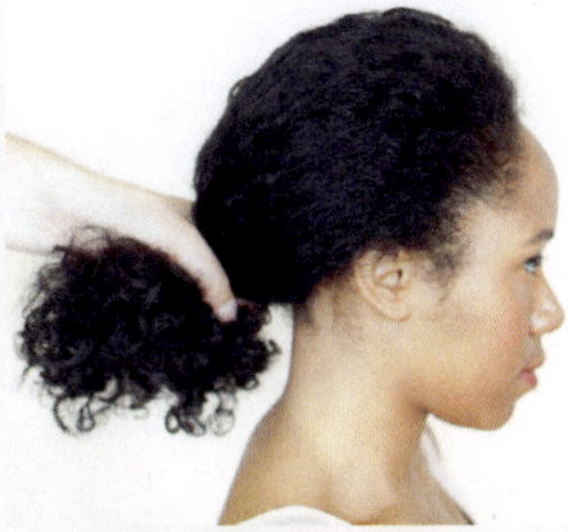

2

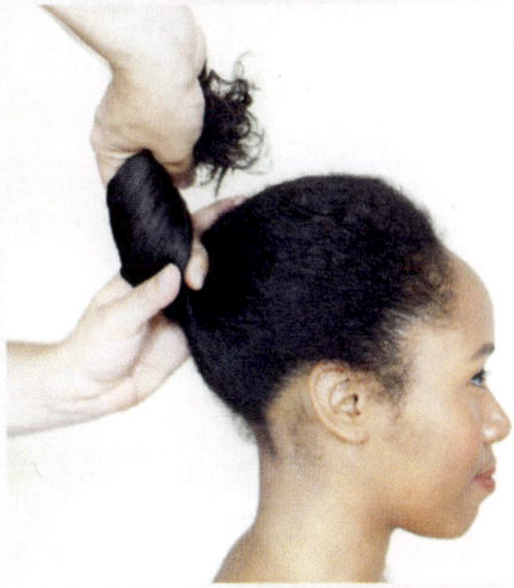

3

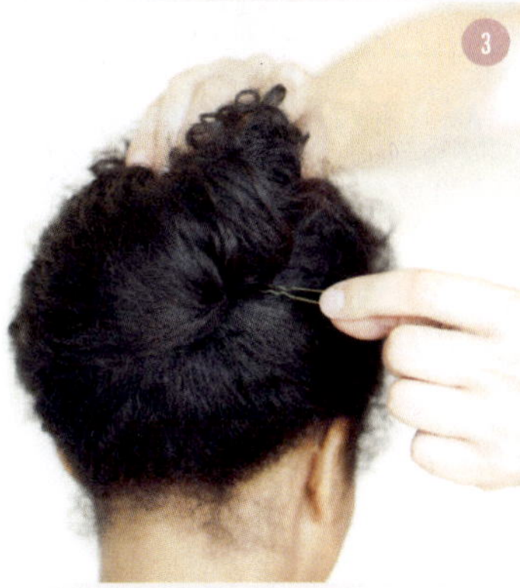

4

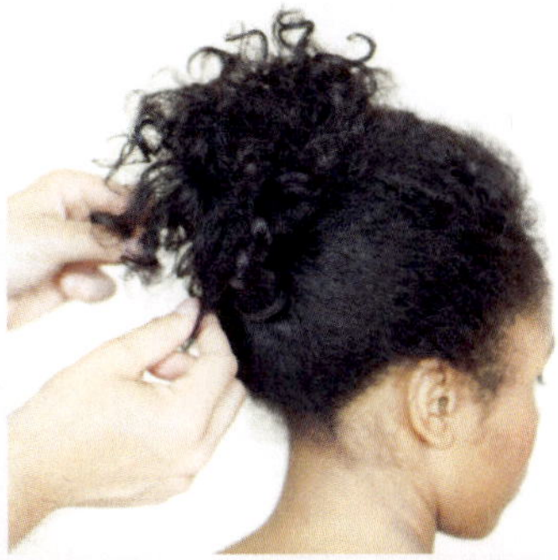

NUQUE DÉGAGÉE

LA QUEUE-DE-CHEVAL SHOULDER

Une coiffure facile à réaliser pour maîtriser sa crinière et mettre joliment la nuque en lumière.

DEGRÉ DE DIFFICULTÉ

IL VOUS FAUT
Un peigne, des épingles neige.

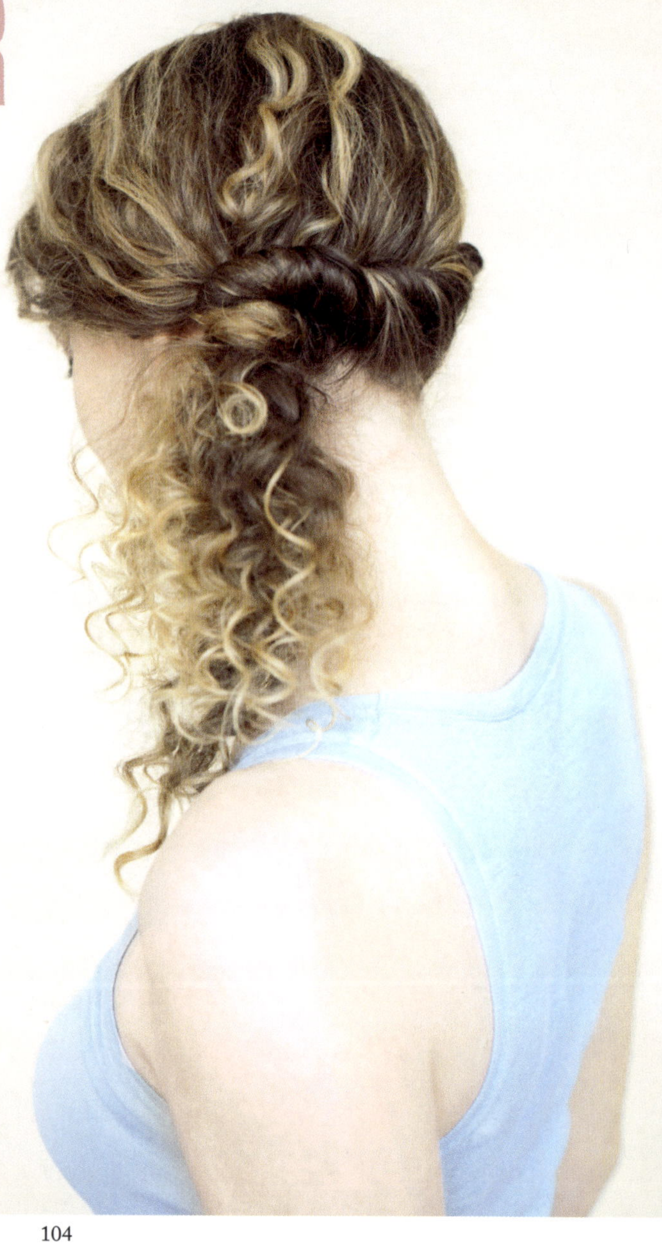

L'ASTUCE
DU COIFFEUR SAINT ALGUE
Pour un joli résultat sur l'épaule, démêlez bien les cheveux ou utilisez un produit spécial boucles pour les définir.

1 Tracez une raie sur le côté.

2 Roulottez les cheveux par en dessous, en partant de la tempe, en créant une torsade vers le côté opposé à la raie.

3 Fixez au fur et à mesure dans la nuque avec des épingles neige.

4 Enroulez la fin de la torsade autour des cheveux restés libres.

5 Fixez avec des épingles.

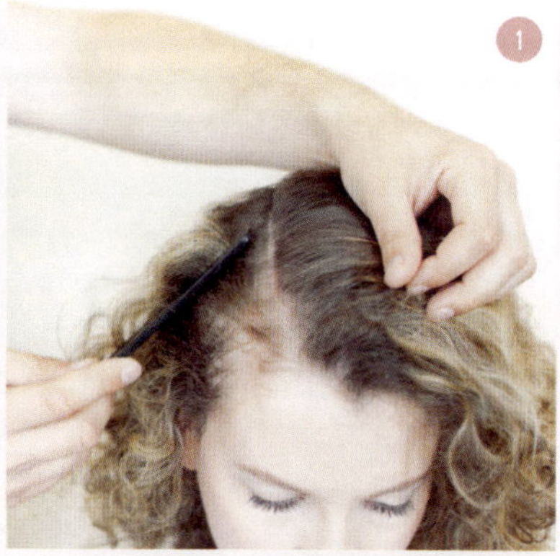

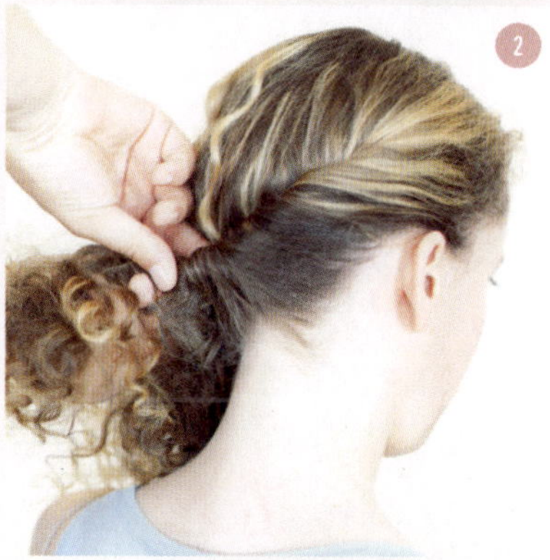

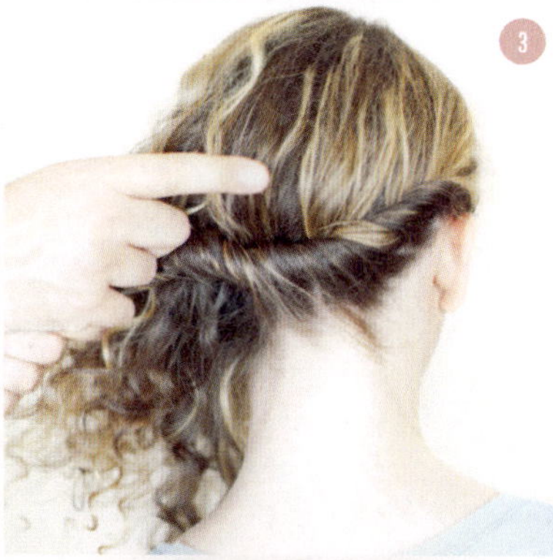

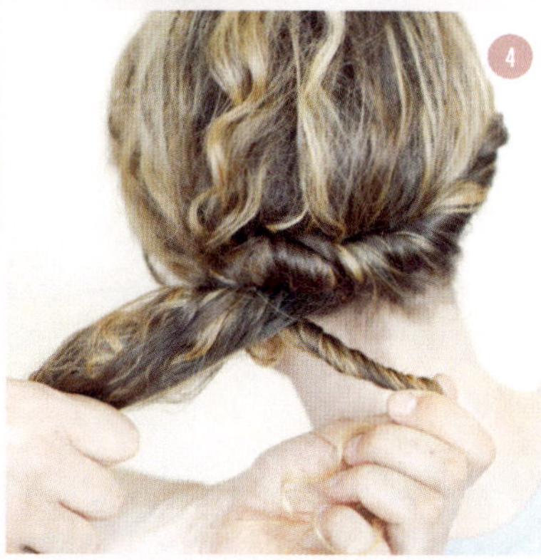

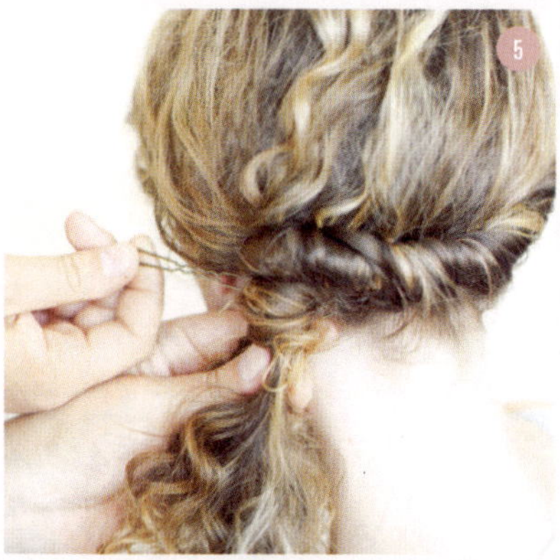

NUQUE DÉGAGÉE

LA COURONNE TORSADÉE

Une jolie coiffure pour dégager front et nuque avec grâce, sans frisottis.

DEGRÉ DE DIFFICULTÉ

IL VOUS FAUT
Des pinces plates, deux grosses pinces, des épingles neige, un produit lissant type huile.

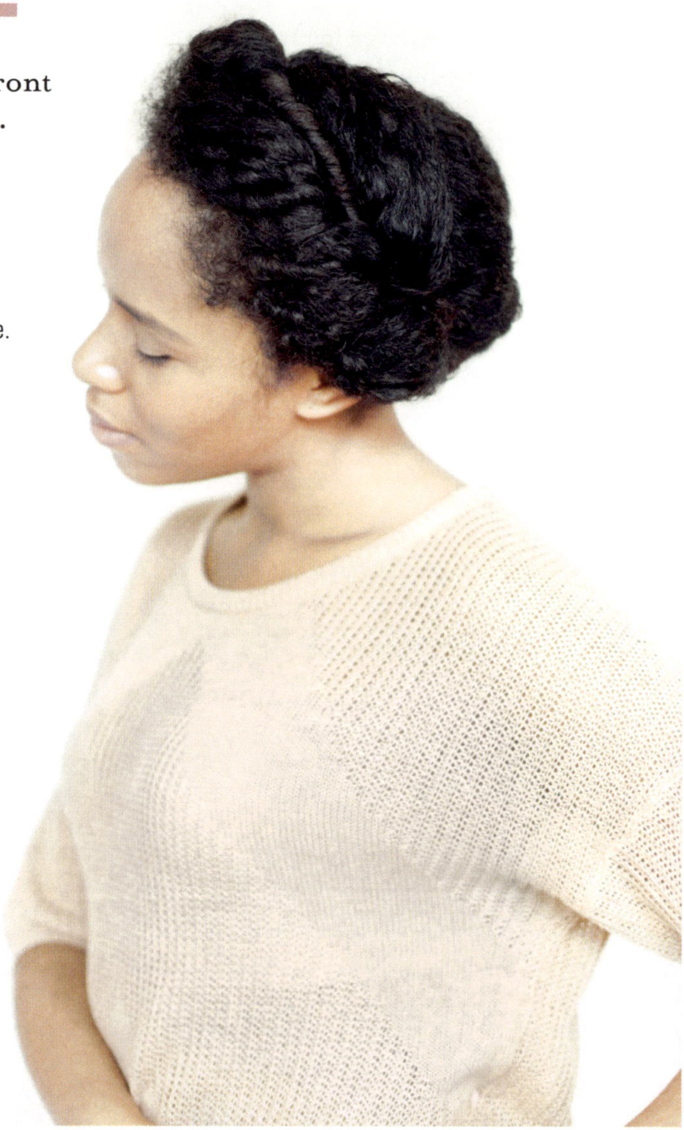

L'ASTUCE
DU COIFFEUR SAINT ALGUE
Serrez fort la fin des torsades pour qu'elles se détachent bien visuellement sur la masse et éviter qu'elles ne se défassent.

1 Divisez les cheveux en trois sections, l'une prenant un côté, l'autre le devant des cheveux et le second côté, et la troisième la nuque.

2 Lissez avec le produit de lissage pour assouplir les boucles.

3 Torsadez la mèche partant du front, vers l'arrière en passant par-dessus l'oreille, et fixez dans le cou avec des pinces plates.

4 Faites de même avec l'autre mèche partant du côté, passez-la au-dessus de la tête, derrière et parallèlement à la première, en fixant avec des épingles pour bien la coller au crâne.

5 Torsadez la mèche de la nuque dans le prolongement du mouvement des torsades et fixez-la sur le côté avec des épingles neige.

1

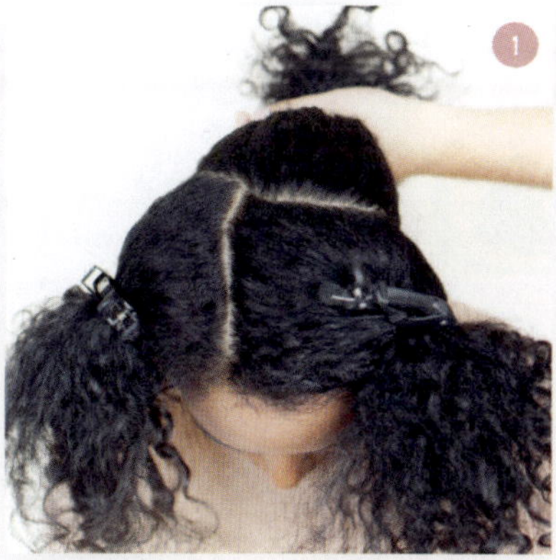

2

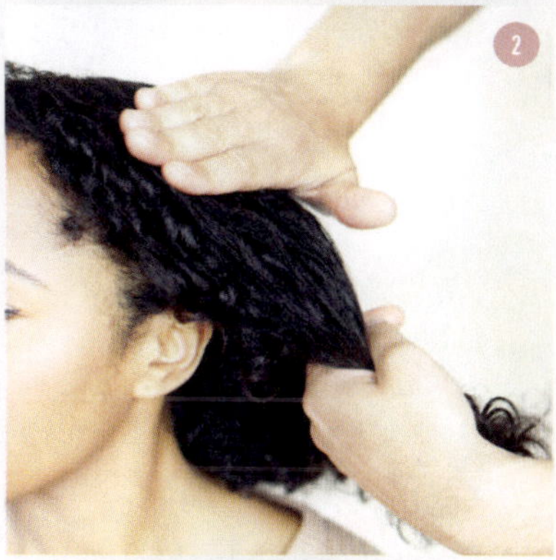

3

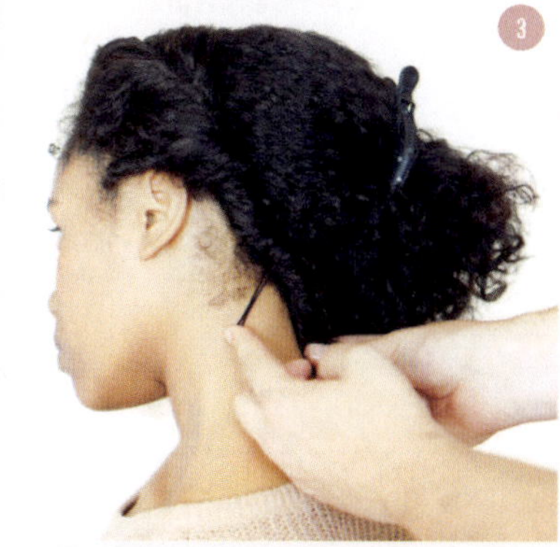

5

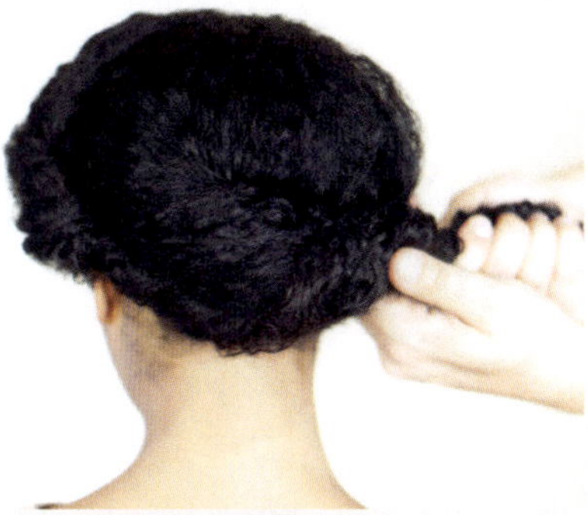

4

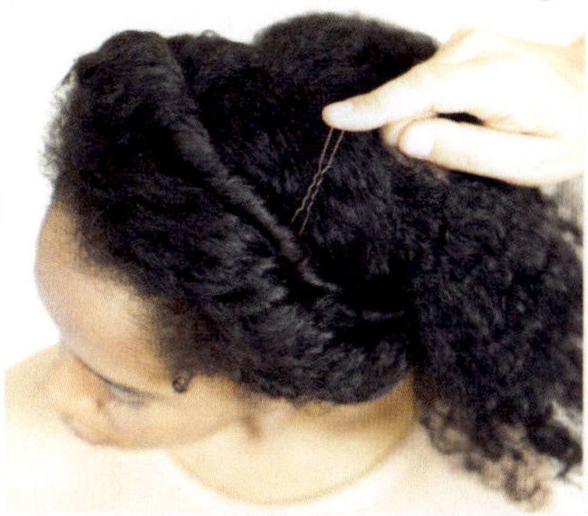

LA TRESSE WRAP

Une tresse tribale originale qui joue avec les boucles en recouvrant une natte simple de mèches en spirale.

DEGRÉ DE DIFFICULTÉ ✂✂✂✂

IL VOUS FAUT
Deux petits élastiques.

L'ASTUCE
DU COIFFEUR SAINT ALGUE
Adoptez le style wrap sur toute la longueur pour un effet sauvage en enroulant des mèches prises sur les côtés de la natte.

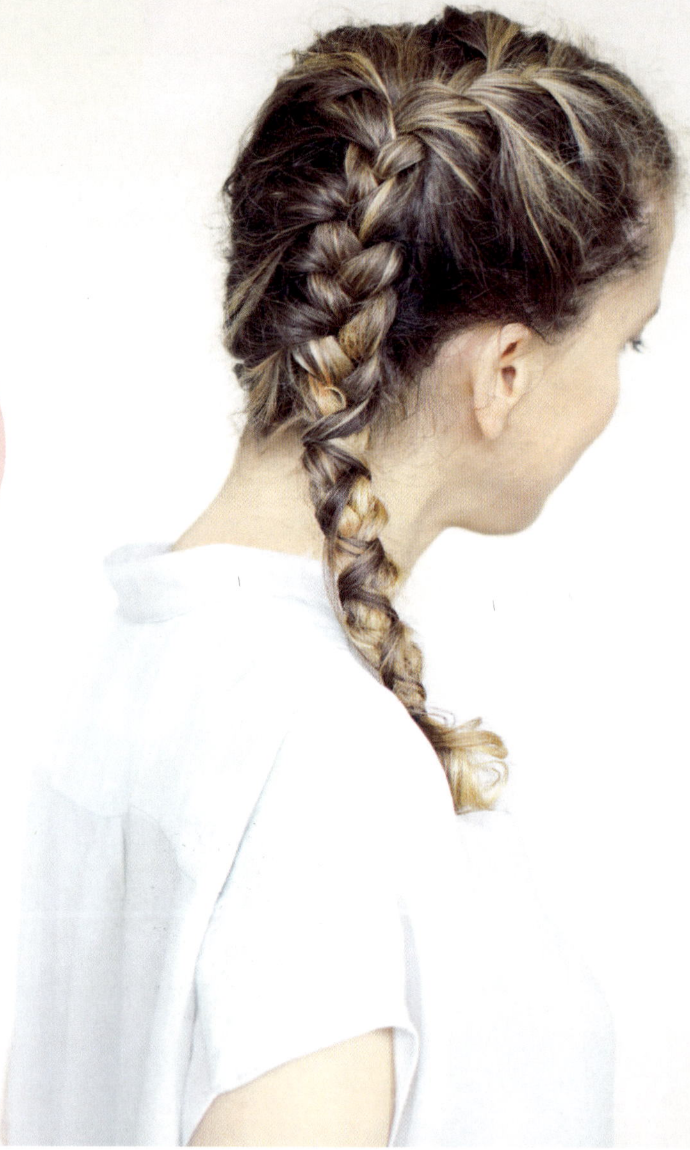

1 Démêlez les cheveux et commencez une natte avec les mèches de devant et des côtés.

2 Continuez-la et finissez-la avec un élastique, en laissant libres les cheveux de la nuque.

3 Enroulez la mèche libre autour de la tresse de manière anarchique.

4 Finissez en attachant les pointes de la tresse et de la mèche ensemble avec un élastique.

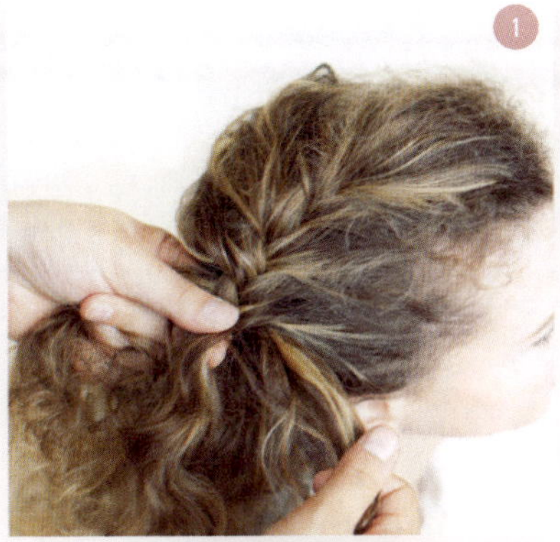

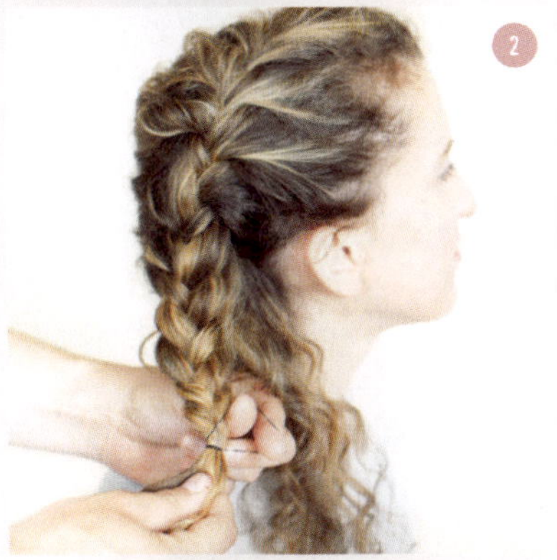

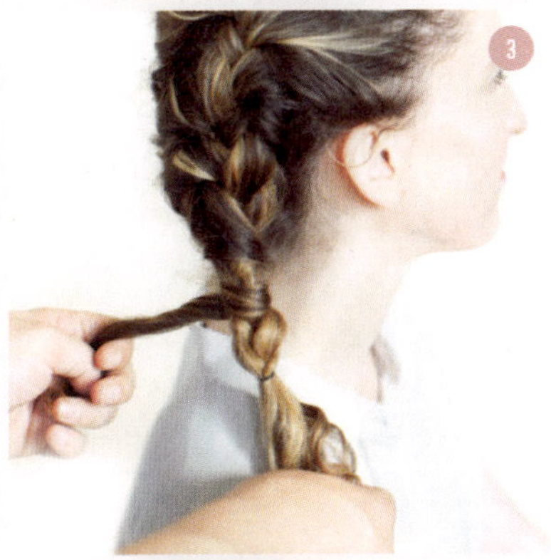

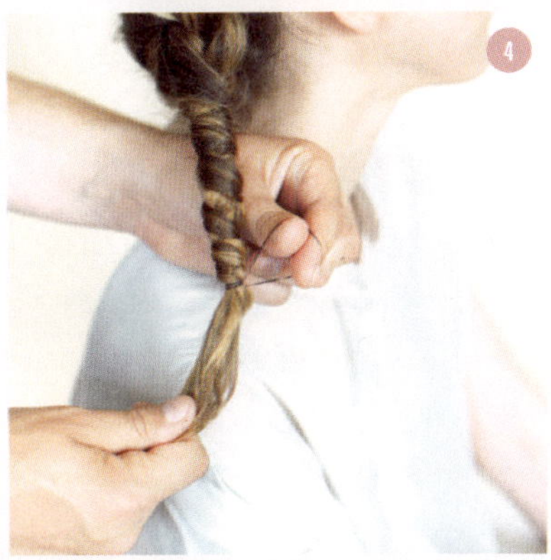

EN ATTACHES

LA COQUE RÉTRO

Une coiffure joyeuse pour tous les jours, à réaliser avec un bandeau.

DEGRÉ DE DIFFICULTÉ

IL VOUS FAUT
Un bandeau élastiqué, une grosse pince, des pinces plates, un élastique.

L'ASTUCE
DU COIFFEUR SAINT ALGUE
Si vos cheveux sont bouclés et non crépus, crêpez la mèche coquée pour obtenir plus de volume.

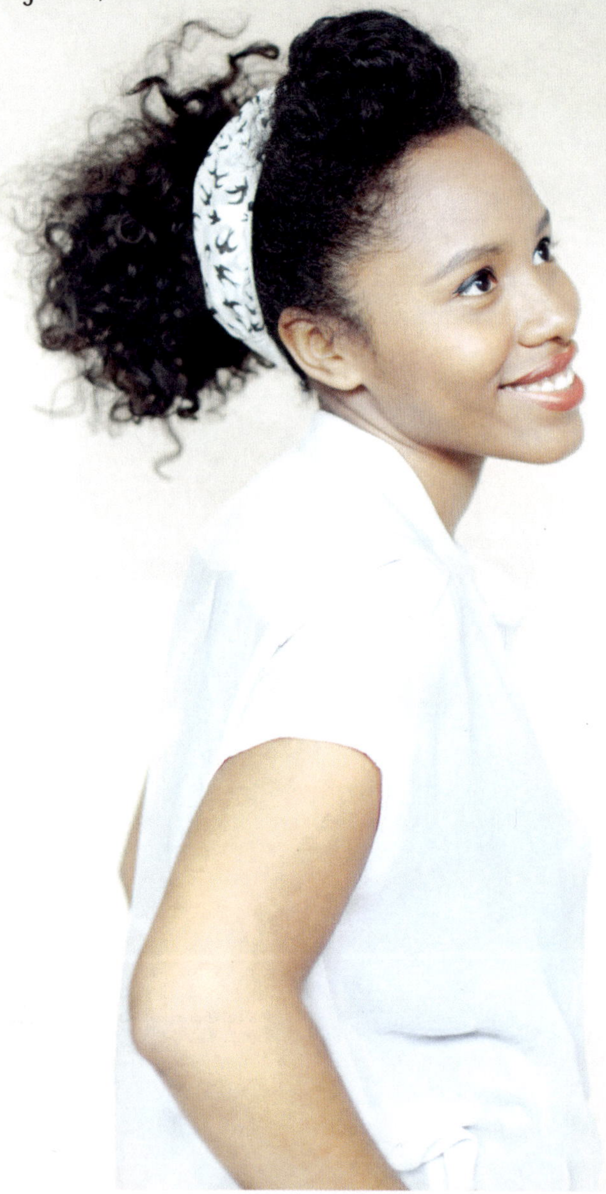

1. Séparez sur la tête une section de cheveux en forme de triangle de la largeur du front et isolez-la avec une pince.

2. Remontez le reste des cheveux en une queue-de-cheval haute.

3. Torsadez la mèche de devant sur elle-même pour former la coque.

4. Fixez-la à son extrémité avec des pinces plates.

5. Posez le bandeau par-dessus l'attache.

1

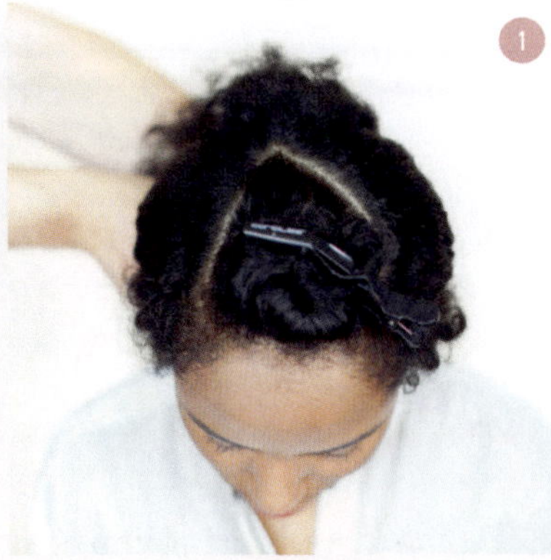

2

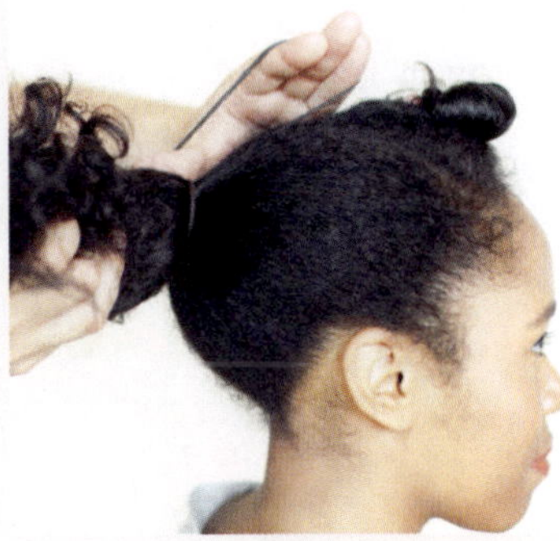

3

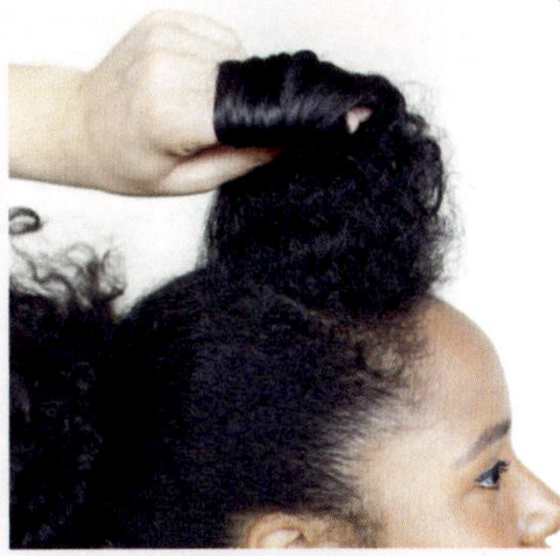

4

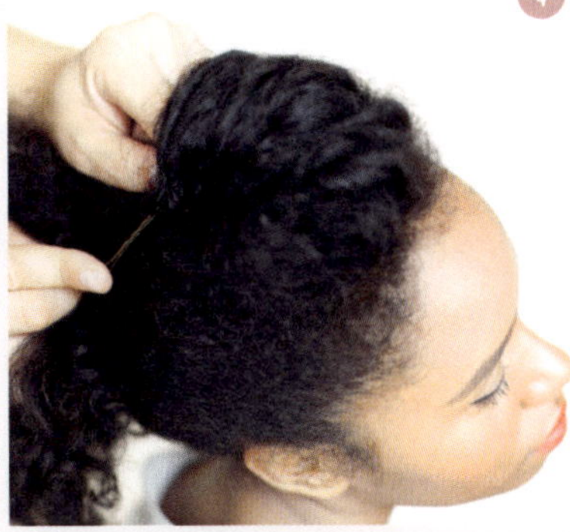

5

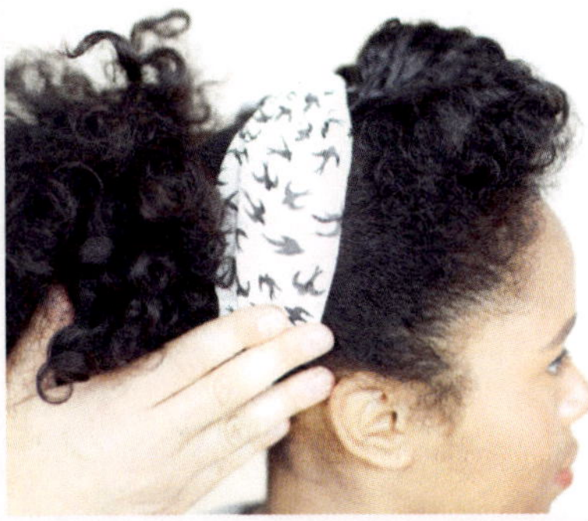

EN ATTACHES

LA BANANE PUNK

Une coiffure rock express pour un style qui décoiffe !

DEGRÉ DE DIFFICULTÉ

IL VOUS FAUT

Une brosse, de nombreuses pinces plates, de la cire lissante.

L'ASTUCE

DU COIFFEUR SAINT ALGUE

Il faut vraiment tapisser les côtés avec les pinces plates posées en quinconce pour éviter que la banane ne glisse !

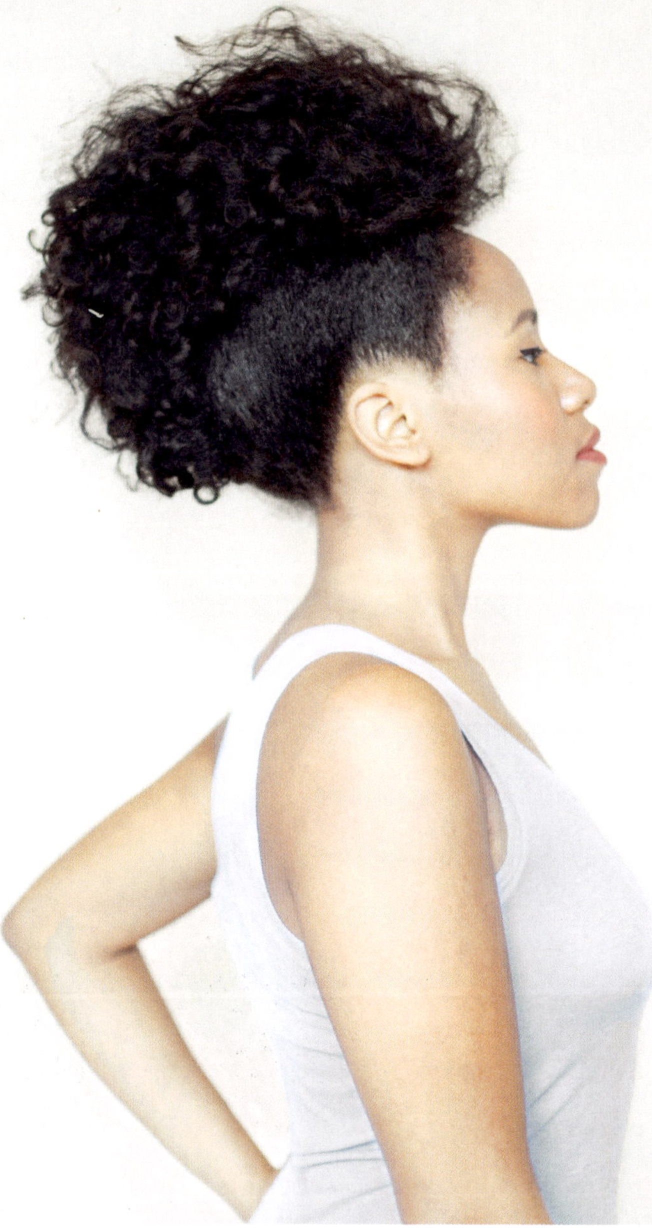

1 Lissez les cheveux sur les côtés verticalement vers le haut, avec la brosse et de la cire.

2 Fixez les cheveux tendus avec plusieurs pinces plates, à moitié glissées de l'avant vers l'arrière, les autres d'arrière en avant, tout le long de la future banane, jusque dans la nuque.

3 Faites de même de l'autre côté des cheveux : remontez-les à l'aide d'une brosse, avec de la cire.

4 Répartissez les cheveux aux doigts pour que la banane soit homogène.

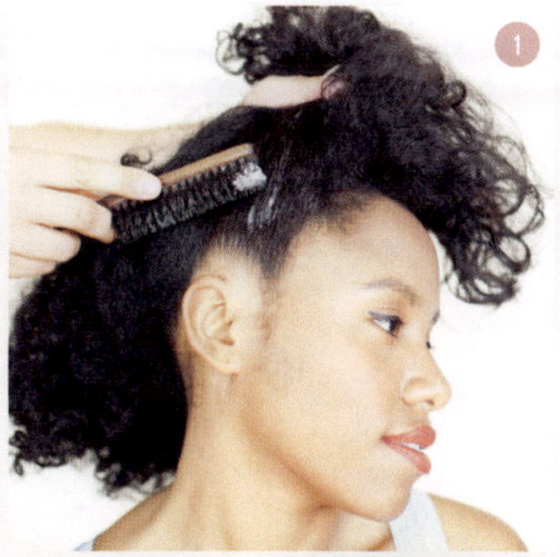

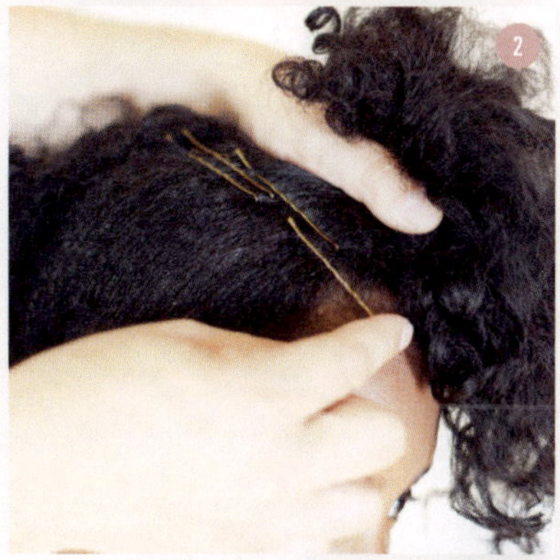

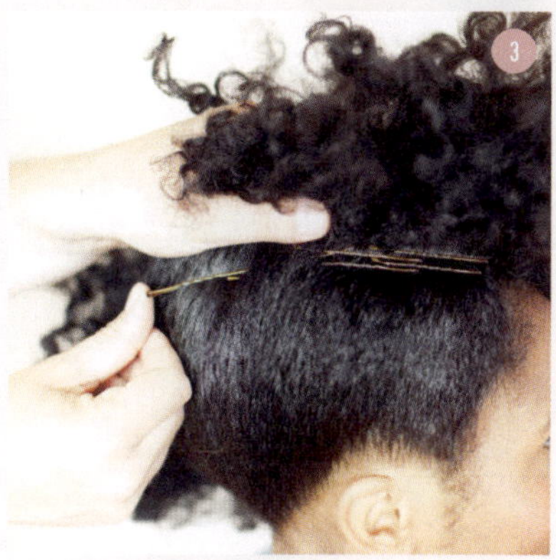

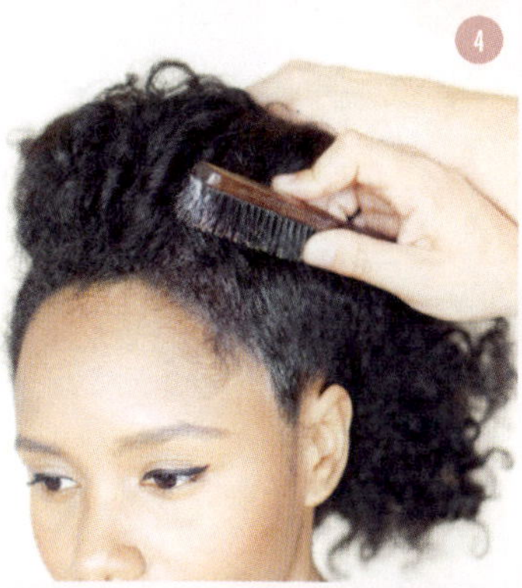

chapitre VI

LES CHEVEUX COURTS

en 6 coiffures

Le court plaqué • La nouvelle vague
La jolie mèche • Les mèches funky
Le bombé pin-up • Les vagues années 20

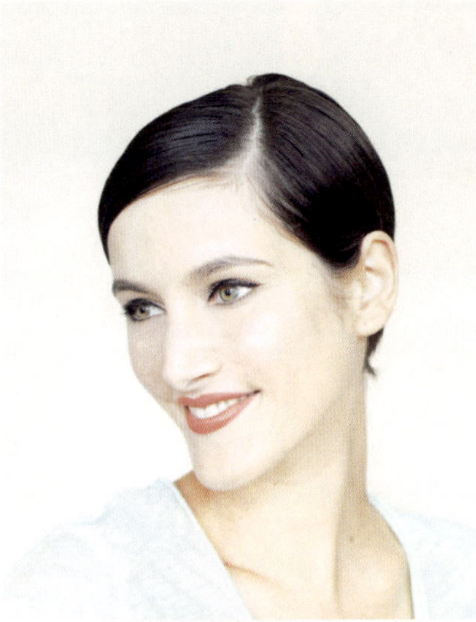
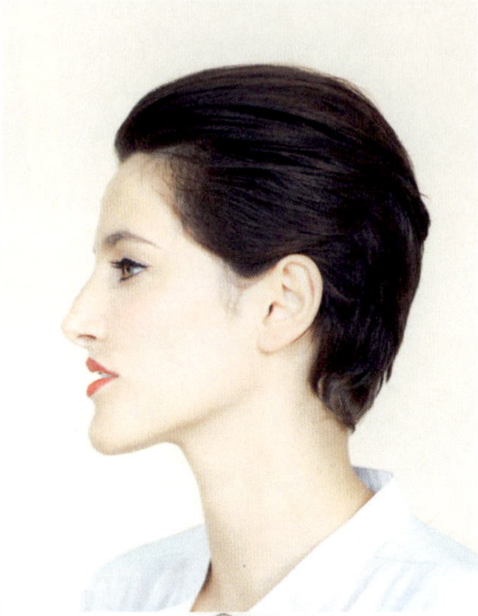
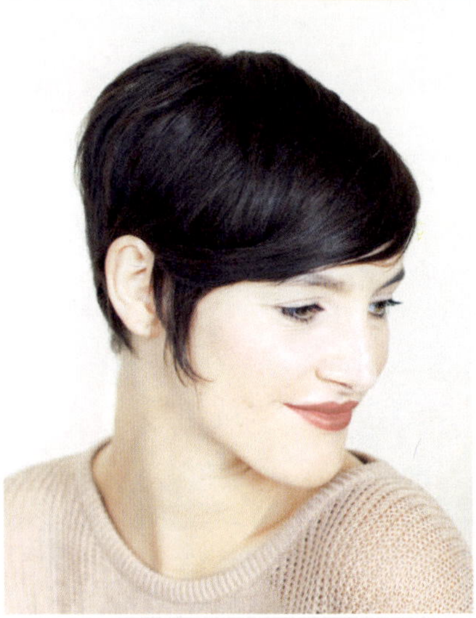
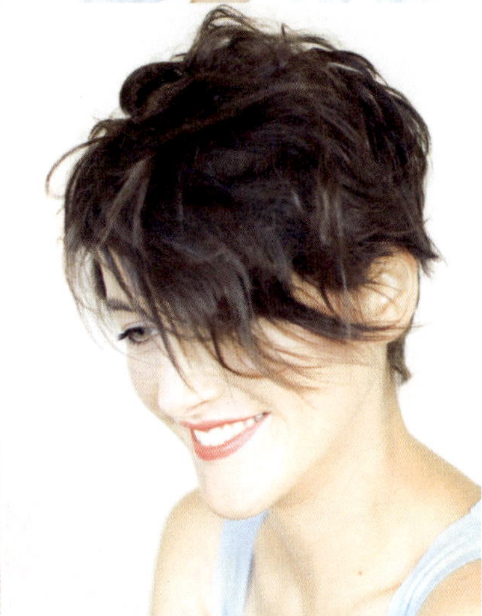
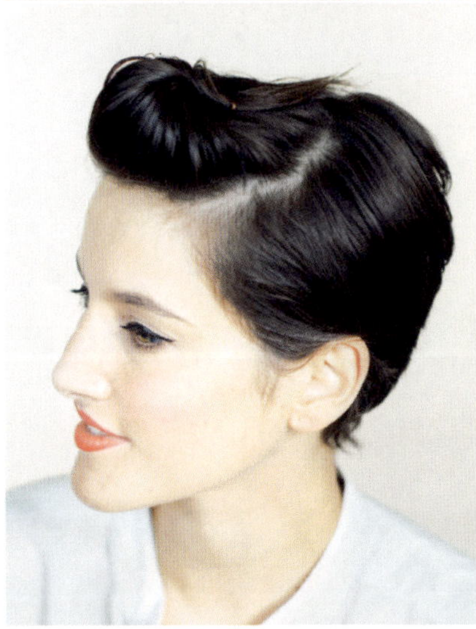
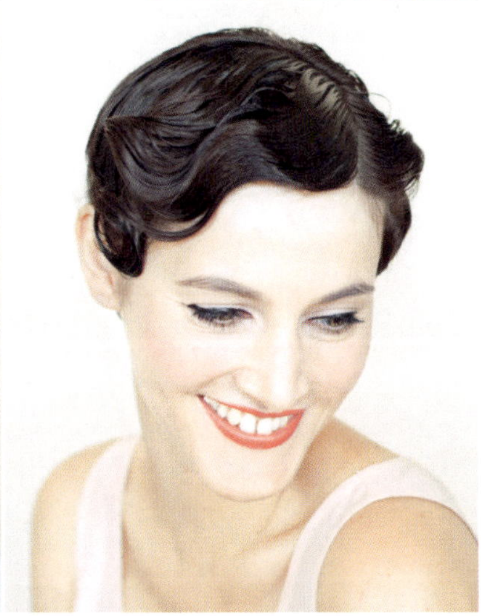

Comment ça,

« on ne peut rien faire avec des cheveux courts » ? Si en effet les coiffures restent limitées par la longueur, les coiffages, eux, sont nombreux, et il est facile de changer de style, même avec une crinière courte, ne serait-ce que quand on possède une mèche un peu plus longue devant. Lissez, bouclez, froissez, coiffez devant, derrière ou sur le côté, en fonction de nos propositions spéciales cheveux courts !

LE COURT PLAQUÉ

Le look « petite tête » inspiré d'icônes telles que Twiggy ou Audrey Hepburn.

DEGRÉ DE DIFFICULTÉ

IL VOUS FAUT
Un peigne, une pince plate, du gel fixant.

L'ASTUCE
DU COIFFEUR SAINT ALGUE
Pour donner un look tonique aux cheveux mous ou bouclés, lissez-les au fer au préalable : relooking garanti !

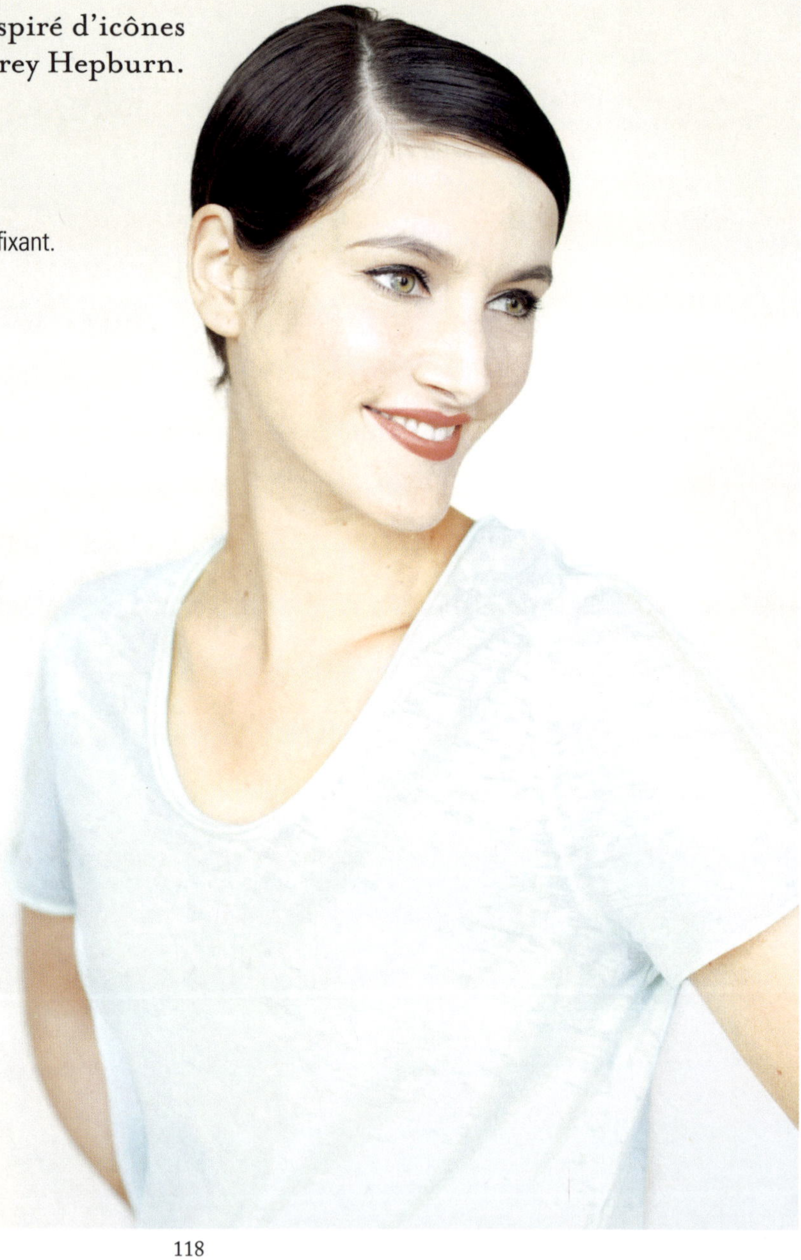

1 Tracez une raie sur le côté.

2 Lissez les cheveux avec le peigne.

3 Plaquez-les sur le côté en appliquant du gel fixant avec le plat de la main.

4 Fixez la mèche derrière l'oreille avec une pince plate.

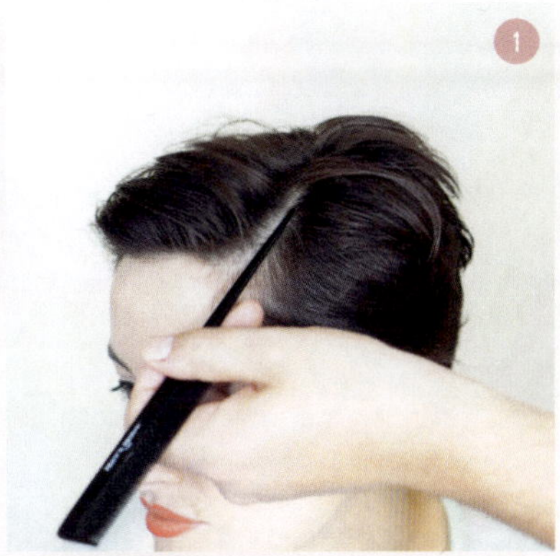

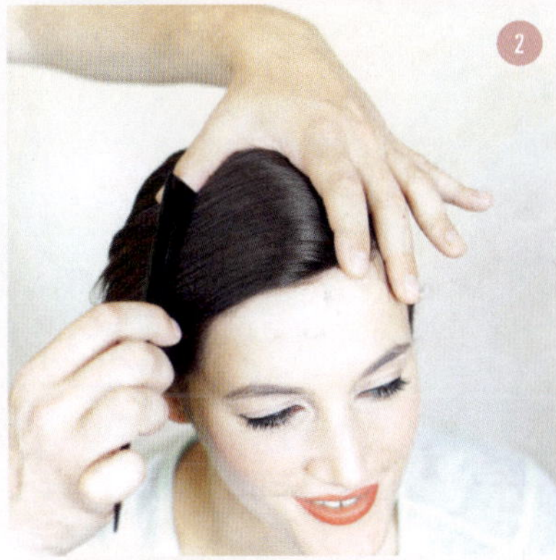

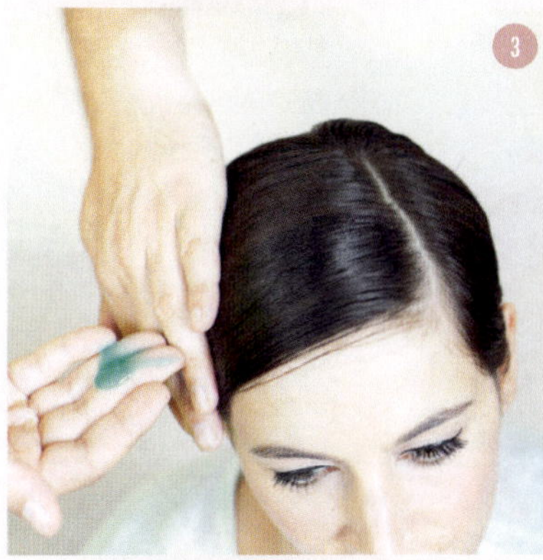

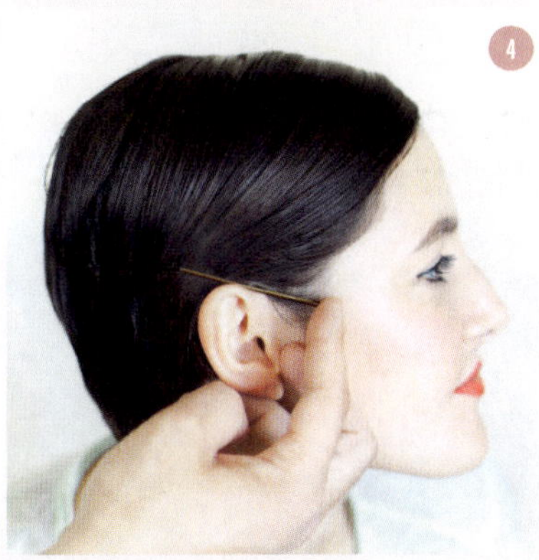

COURT ET CHIC

LA NOUVELLE VAGUE

La coiffure minimaliste des *happy few* qui met en valeur le visage.

DEGRÉ DE DIFFICULTÉ

IL VOUS FAUT
Un peigne et une brosse, un produit fixant type gel, de la cire fixante.

L'ASTUCE
DU COIFFEUR SAINT ALGUE
Si vos cheveux sont plus longs que la nuque, n'hésitez pas à poser une petite barrette derrière la tête pour maintenir les longueurs ensemble.

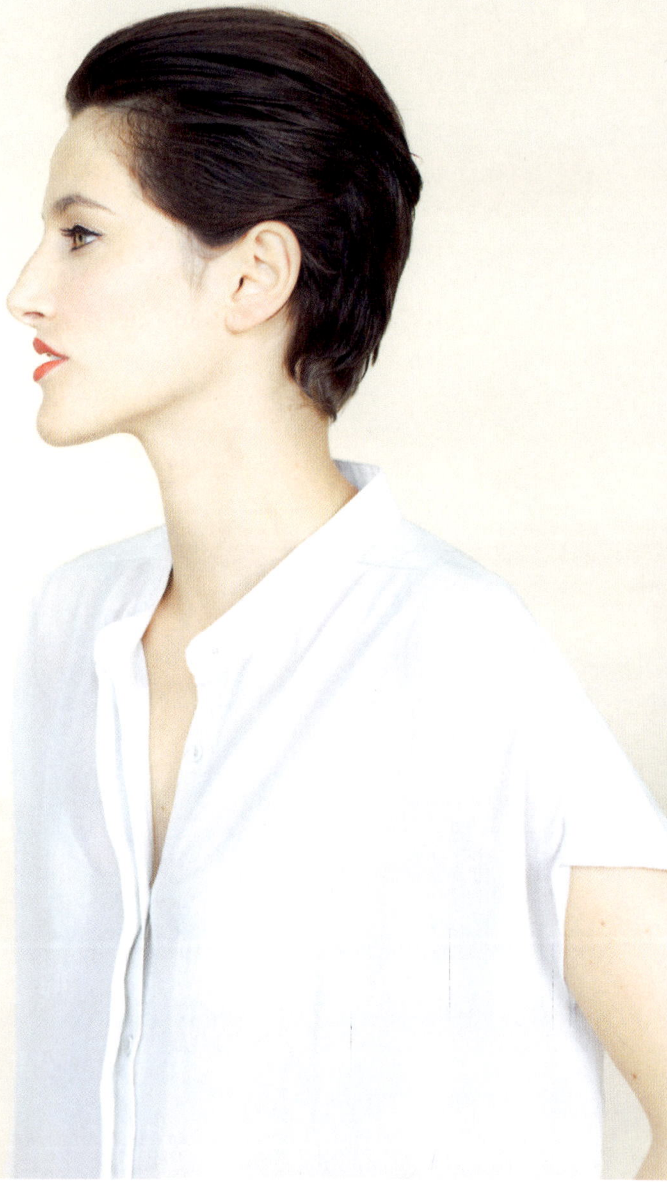

1 Coiffez les cheveux vers l'arrière et lissez à la brosse.

2 Appliquez le gel avec le plat des mains pour lisser parfaitement sur le dessus de la tête.

3 Collez les longueurs ensemble derrière la tête en les lissant avec la cire.

4 Lissez au peigne tous les cheveux vers l'arrière pour fixer le mouvement.

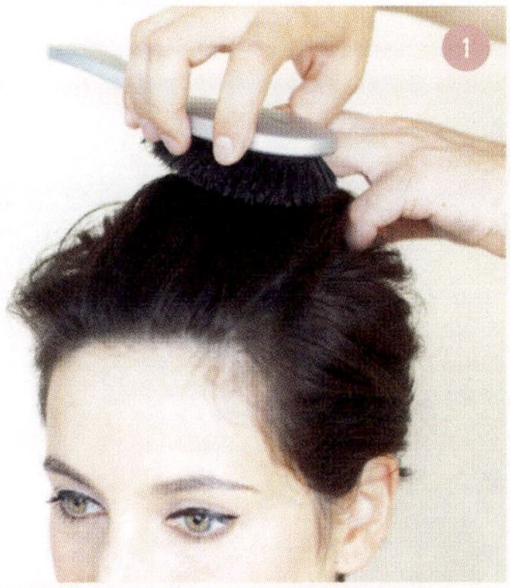

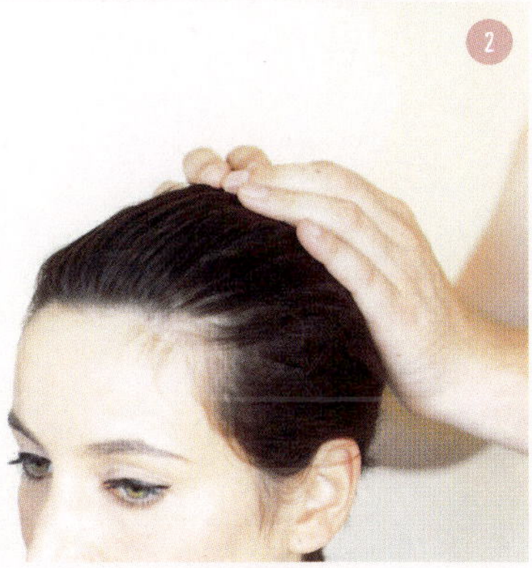

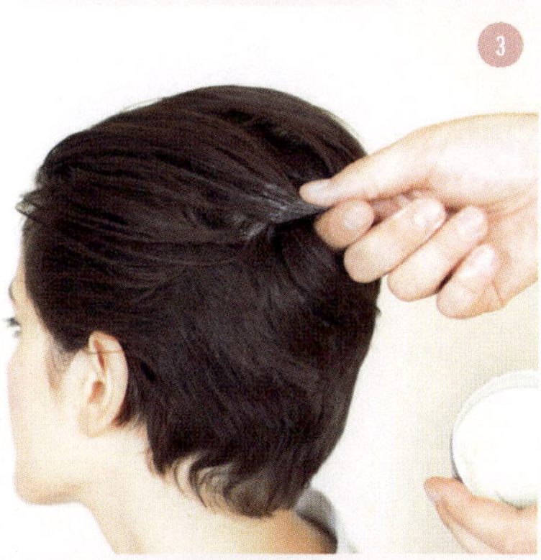

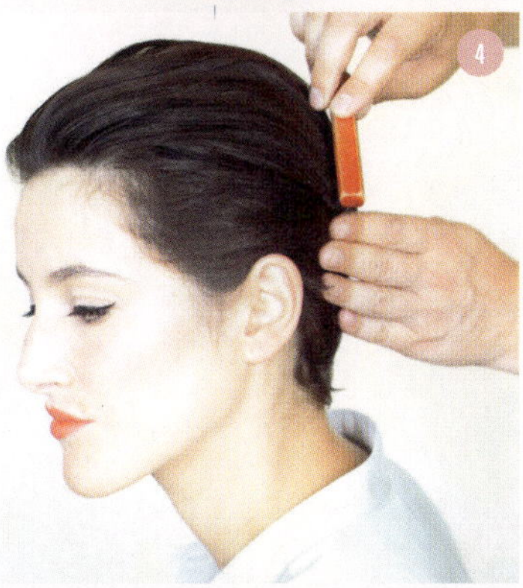

COURT ET CHIC

LA JOLIE MÈCHE

Le coiffage d'une seule mèche qui peut changer tout votre style !

DEGRÉ DE DIFFICULTÉ

IL VOUS FAUT
Un peigne, une pince plate, de la cire coiffante.

L'ASTUCE
DU COIFFEUR SAINT ALGUE
Jouez à changer de tête en changeant la mèche de côté, même sur cheveux mi-longs !

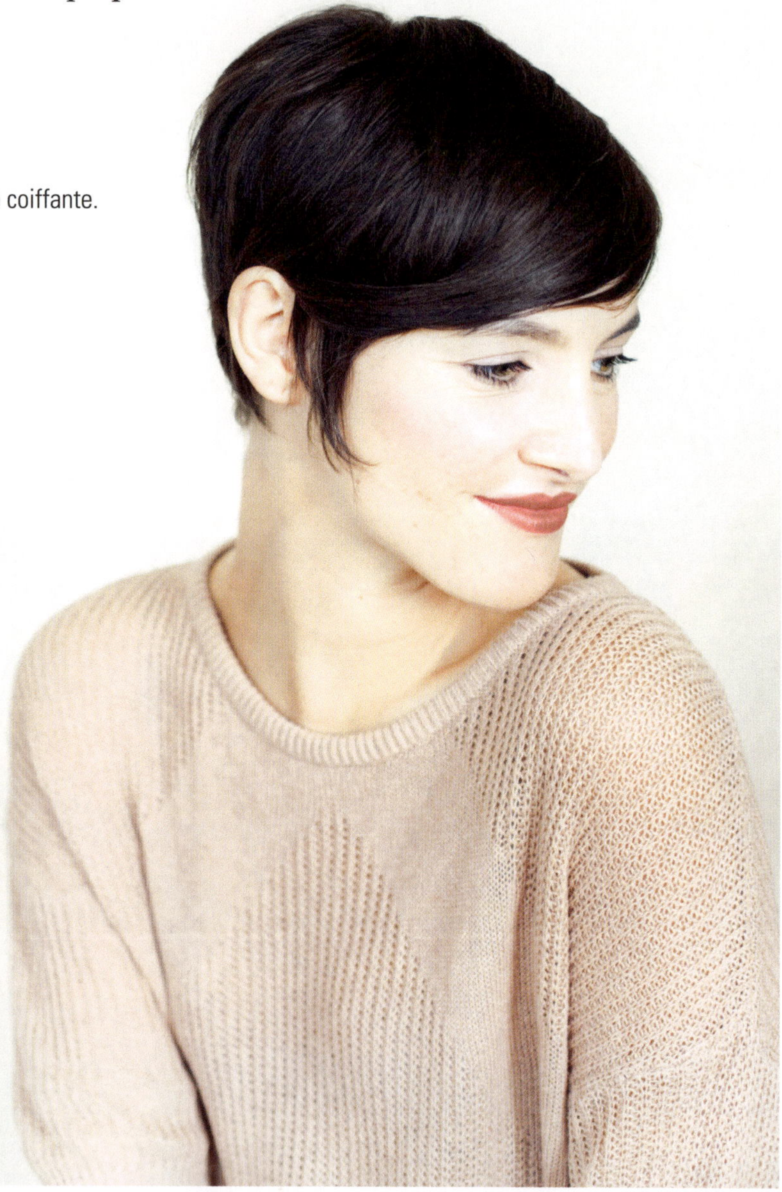

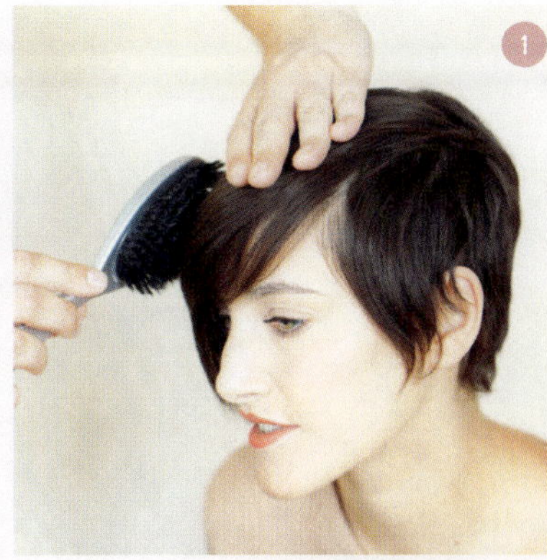

1. Coiffez tous les cheveux dans le même sens vers l'avant en laissant une raie là où elle se place naturellement.

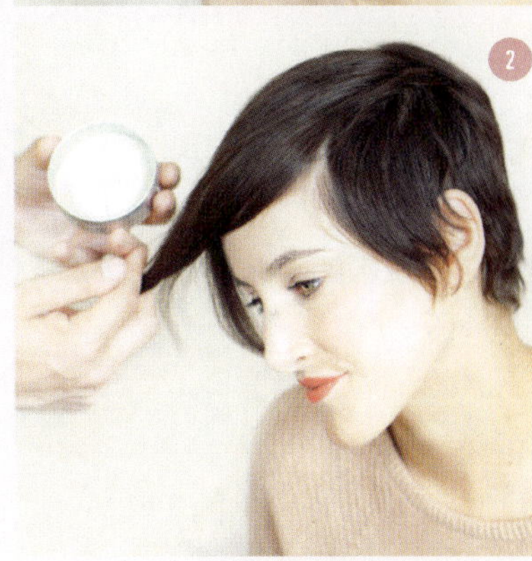

2. Chauffez de la cire dans le creux des mains.

3. Lissez la mèche sur le front en étalant la cire sur toutes les longueurs.

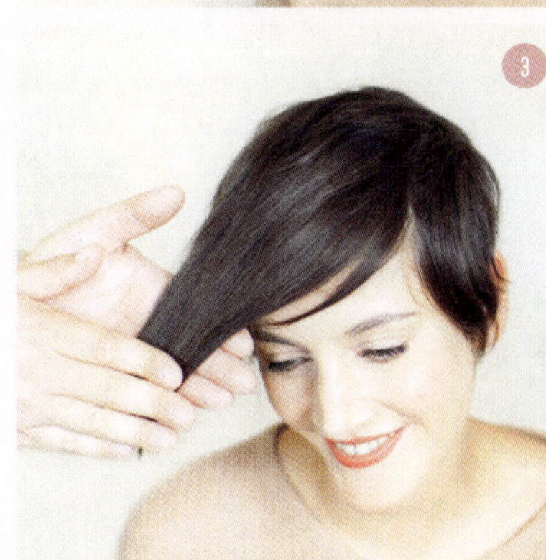

4. Laissez la partie près de l'oreille tomber sur la joue et rabattez le devant de la mèche vers l'oreille.

5. Fixez avec une pince plate.

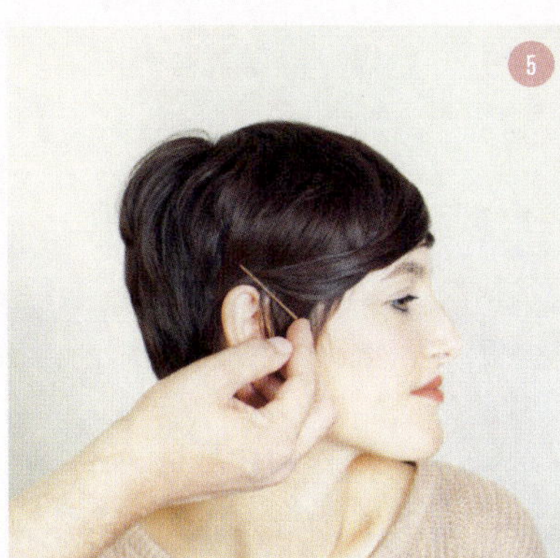

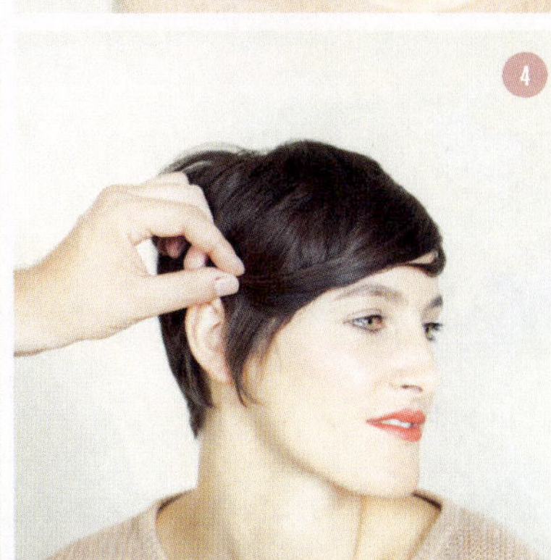

COURT ET FUN

LES MÈCHES FUNKY

Pour égayer une coupe en repousse ou réveiller une coupe très courte dans un contraste racines décollées et pointes raides.

DEGRÉ DE DIFFICULTÉ

IL VOUS FAUT
Un styler® ou fer à lisser, du gel, de la poudre texturisante.

L'ASTUCE
DU COIFFEUR SAINT ALGUE
Sur cheveux très courts, pas besoin de styler® : le gel suffit pour lisser les pointes.

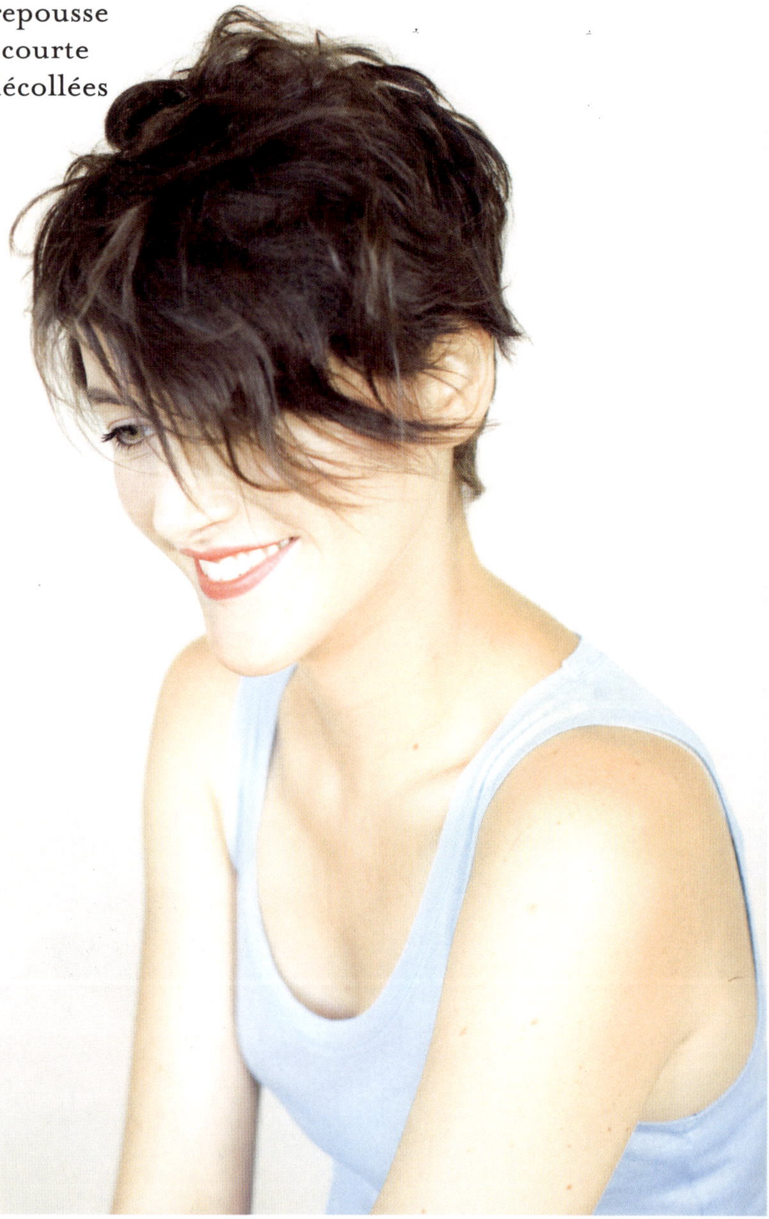

1. Ébouriffez les cheveux vers l'avant.

2. Déposez de la poudre texturisante aux racines et répartissez aux doigts.

3. Lissez les pointes de quelques mèches au styler® pour qu'elles soient bien raides.

4. Fixez le mouvement aux doigts avec le gel.

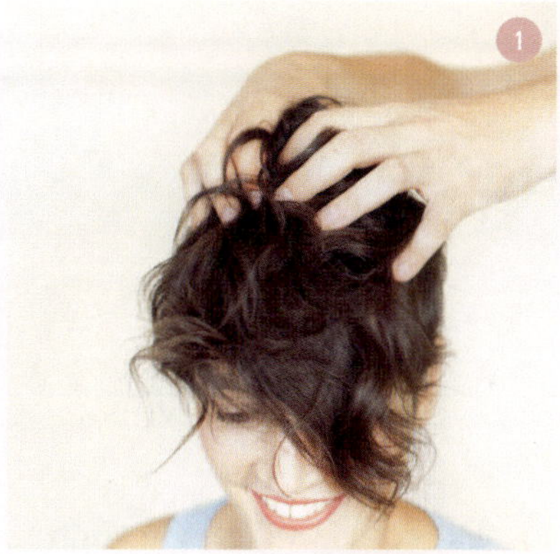

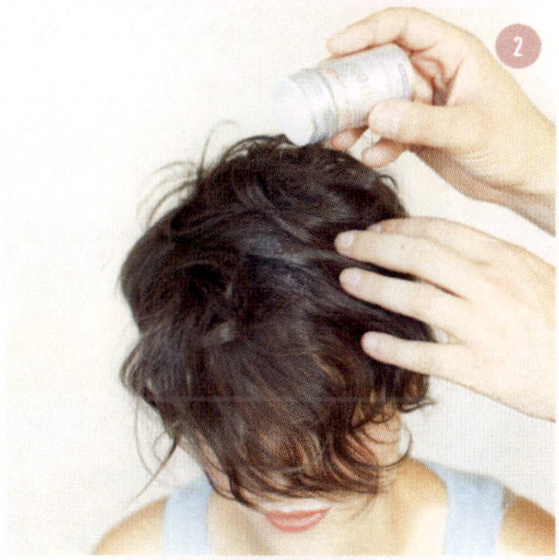

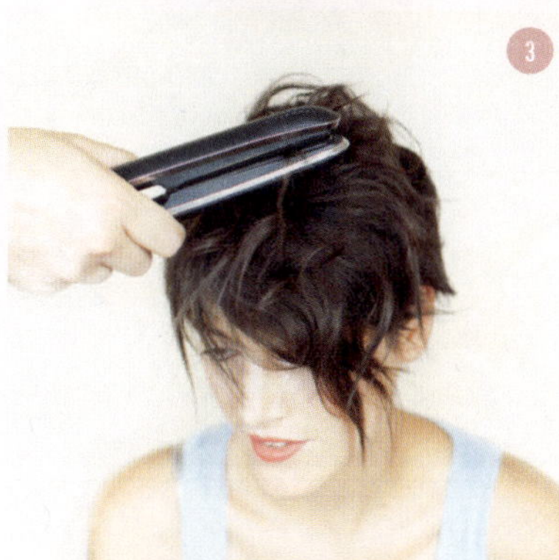

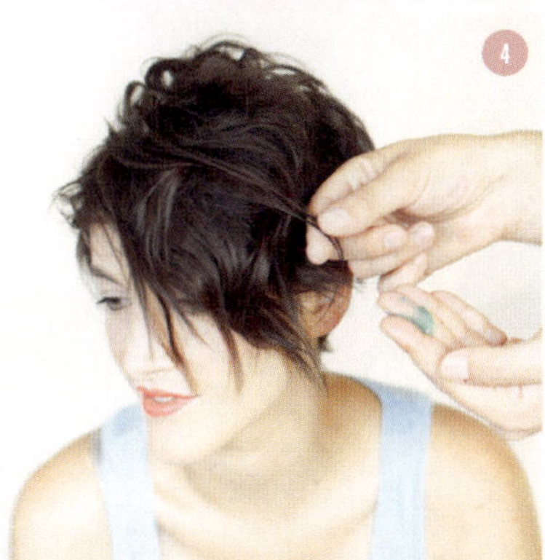

COURT ET FUN

LE BOMBÉ PIN-UP

Une attache de mèche pour un style tonique et légèrement rétro.

DEGRÉ DE DIFFICULTÉ

IL VOUS FAUT
Une brosse, une pince plate, du gel fixant.

L'ASTUCE
DU COIFFEUR SAINT ALGUE
À accessoiriser avec un serre-tête, un headband ou un foulard pour souligner le style vintage.

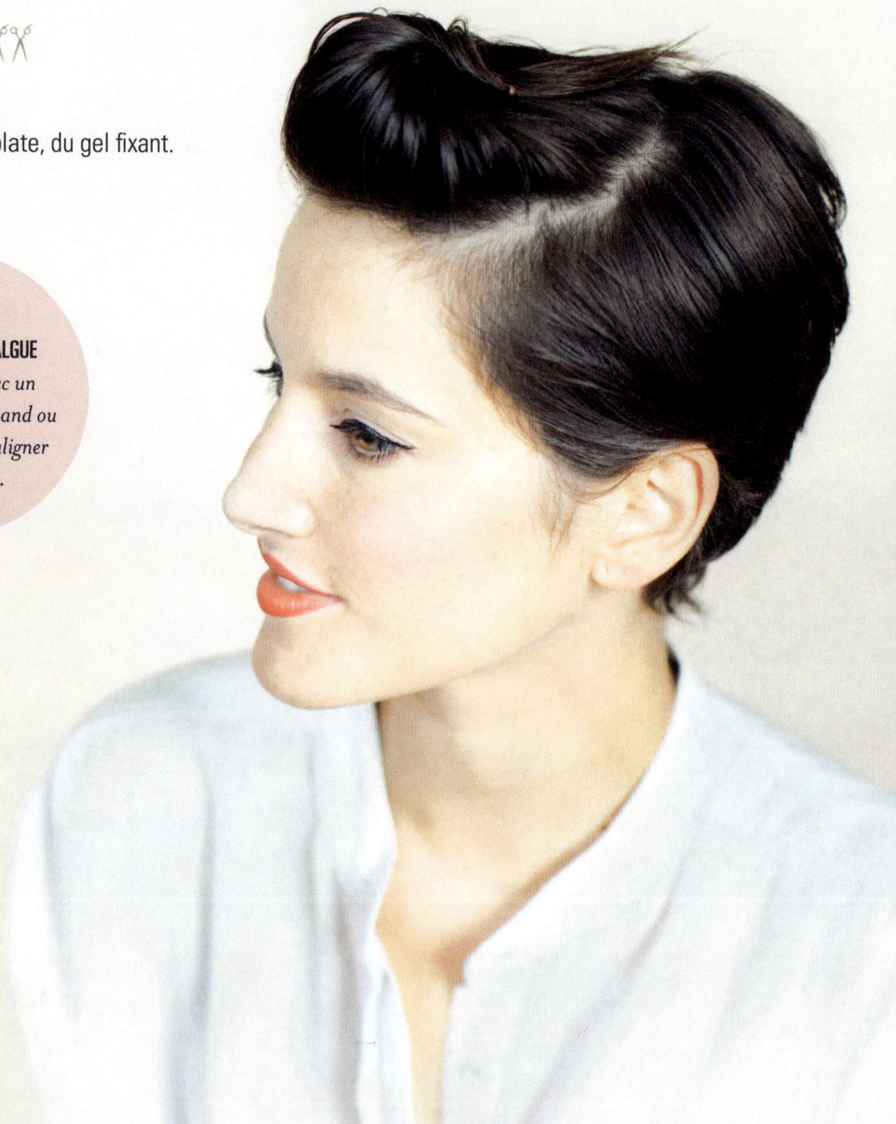

1 Séparez la mèche de devant et lissez-la à la brosse.

2 Appliquez du gel lissant sur la mèche avec la paume de la main.

3 Retournez la mèche en la twistant pour former une coque.

4 Fixez la coque en plaçant une pince plate sur les pointes.

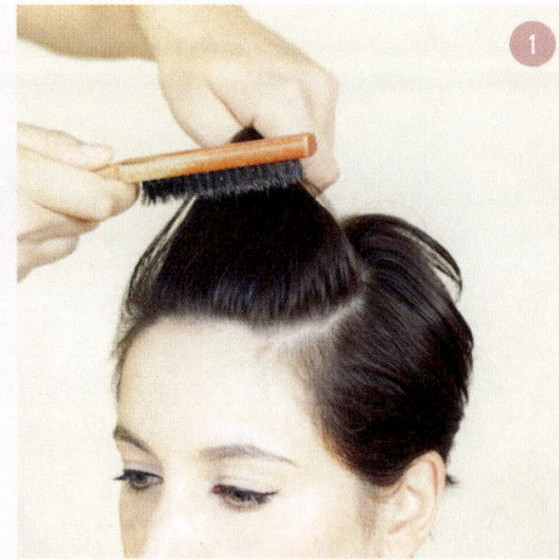

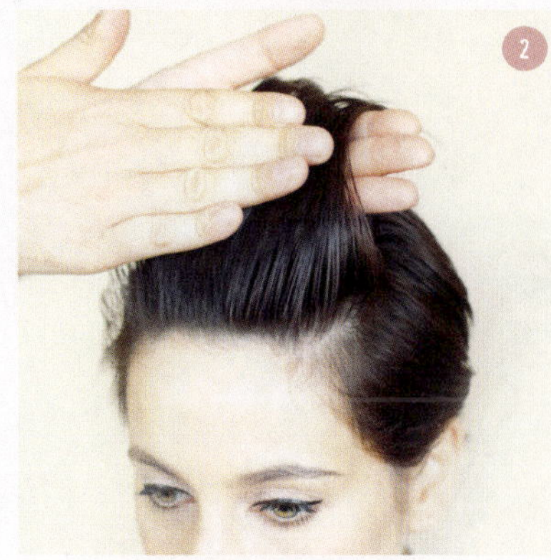

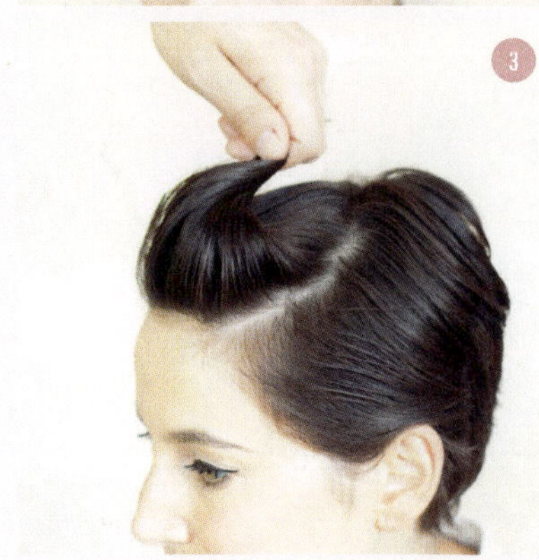

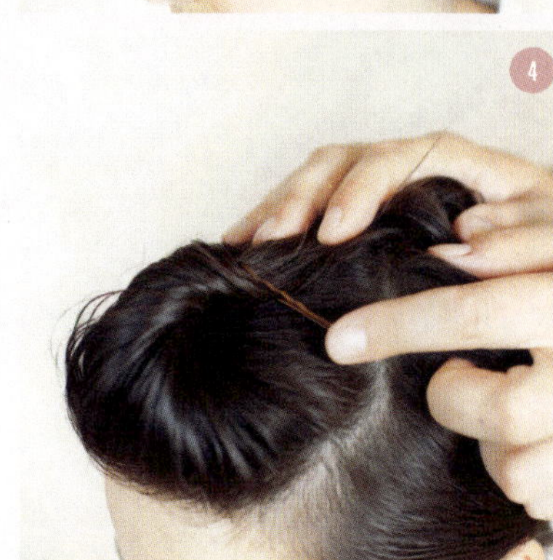

COURT ET FUN

LES VAGUES ANNÉES 20

L'inimitable style des Années folles pour un côté adorablement rétro.

DEGRÉ DE DIFFICULTÉ

IL VOUS FAUT
Un sèche-cheveux, un peigne, de grandes pinces plates, du gel fixant.

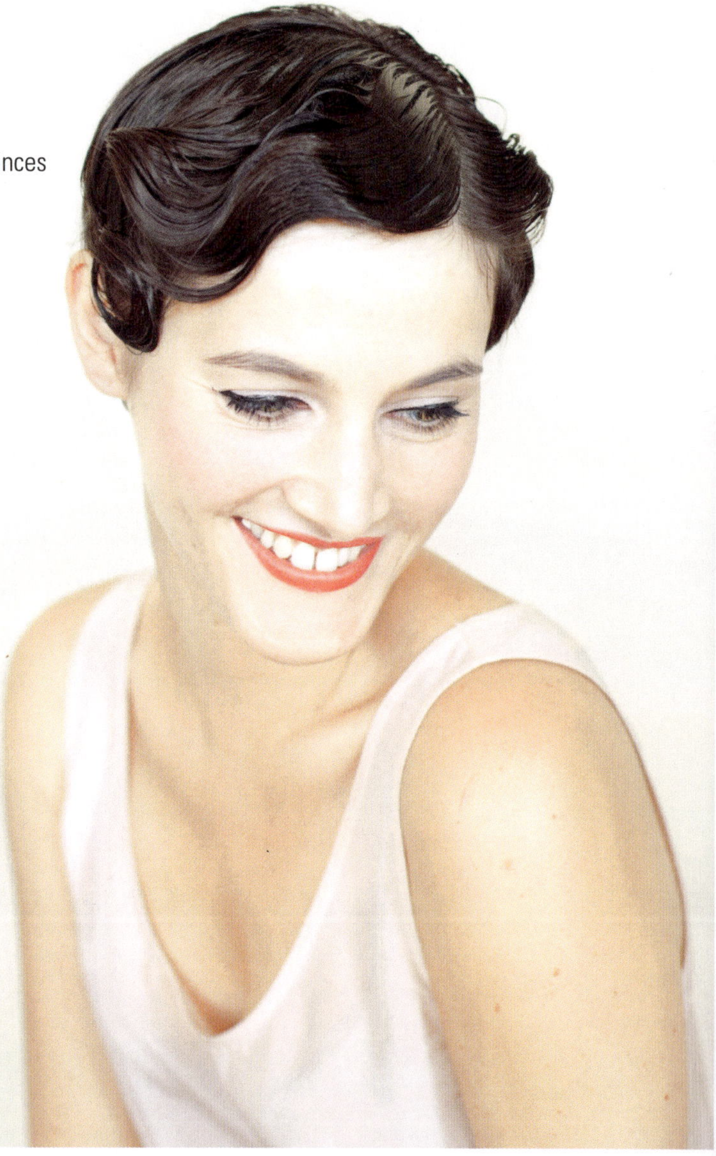

L'ASTUCE
DU COIFFEUR SAINT ALGUE
Pour un style plus moderne, conservez des pinces colorées ou des barrettes plates sur les crans… En plus d'être jolis, ils tiendront bien !

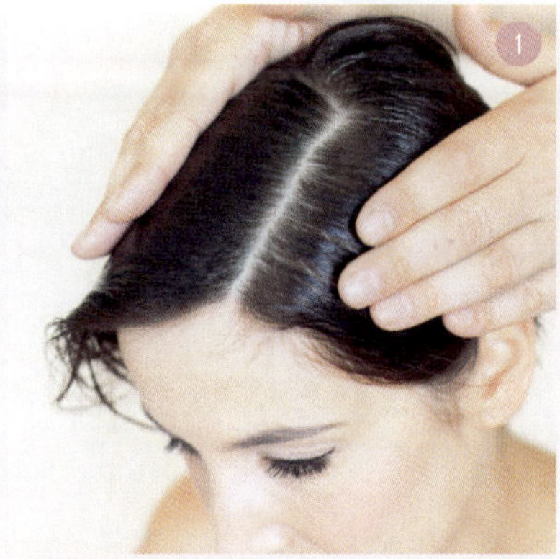

1 Tracez une raie sur le côté
et appliquez le gel sur tous les cheveux.

2 Créez une vague avec le peigne.

3 Pincez la vague entre deux doigts,
à plat, pour créer une ondulation.

4 Fixez le cran avec une pince plate
et recommencez le long de la mèche
plusieurs fois.

5 Fixez le mouvement au séchoir puis
enlevez doucement les pinces.

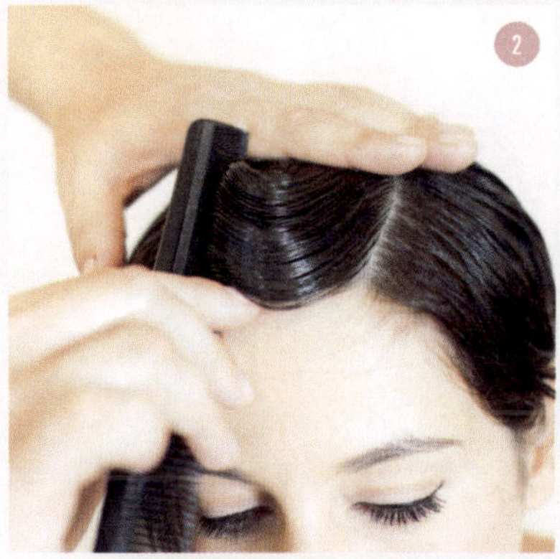

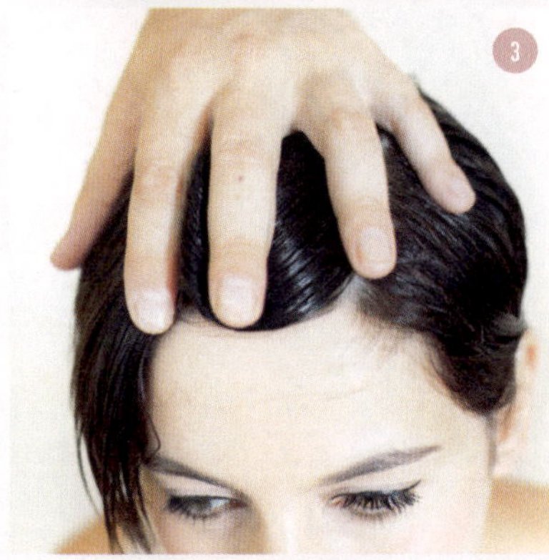

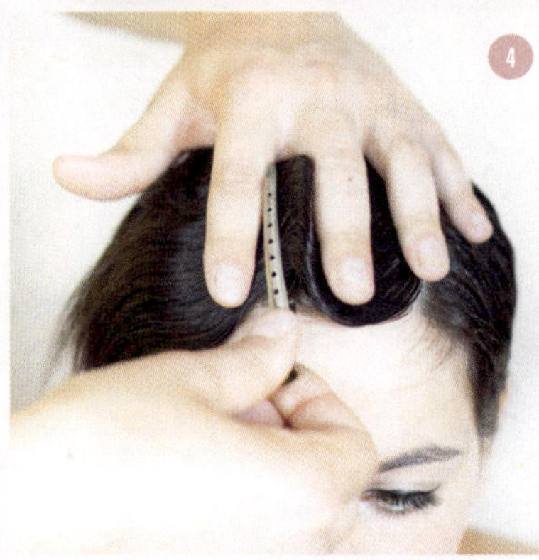

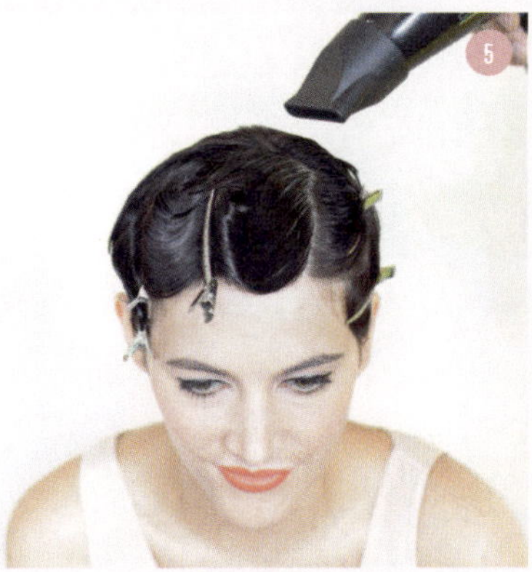

chapitre VII

LES CHEVEUX MI-LONGS

en 6 coiffures

L'effet wavy • Le carré bouclé
Le faux carré • La demi-queue customisée
L'asymétrique plaqué • Le plaqué stylé

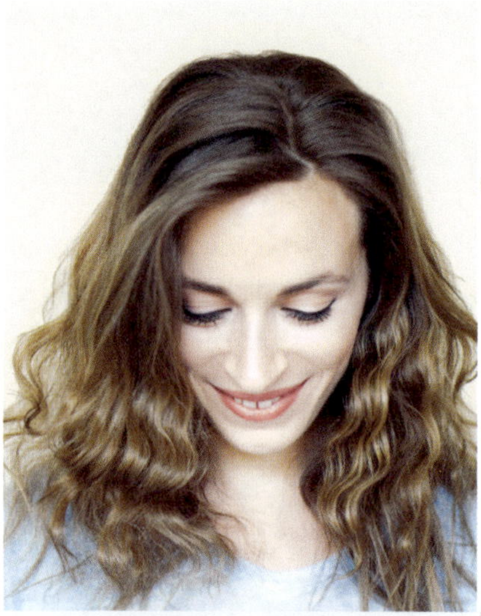
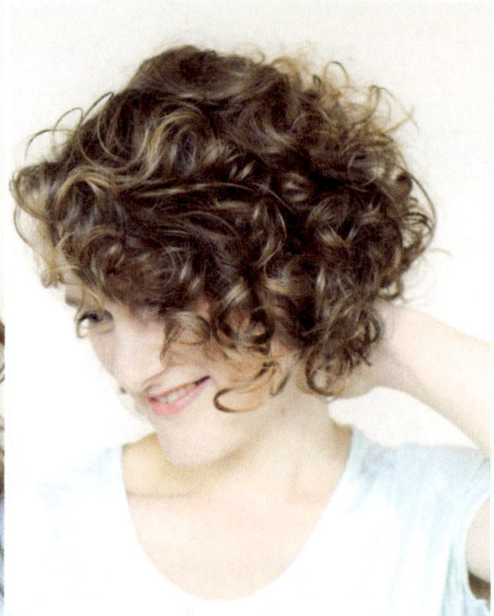
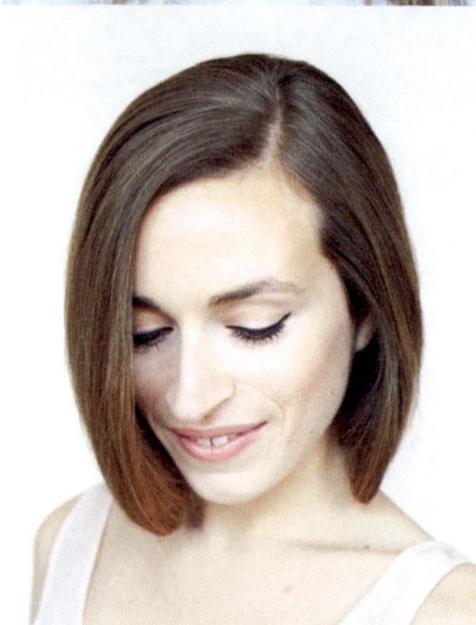
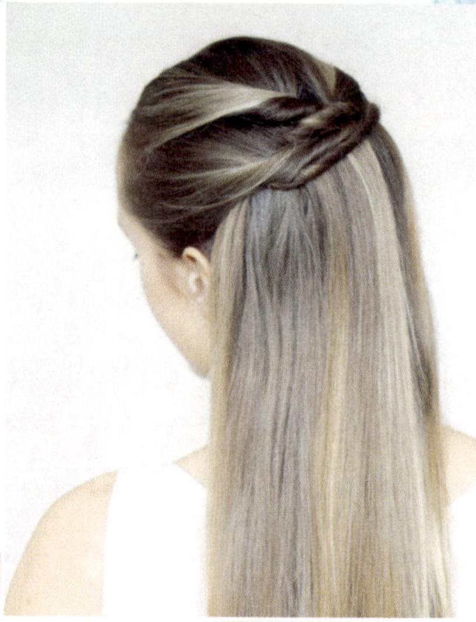
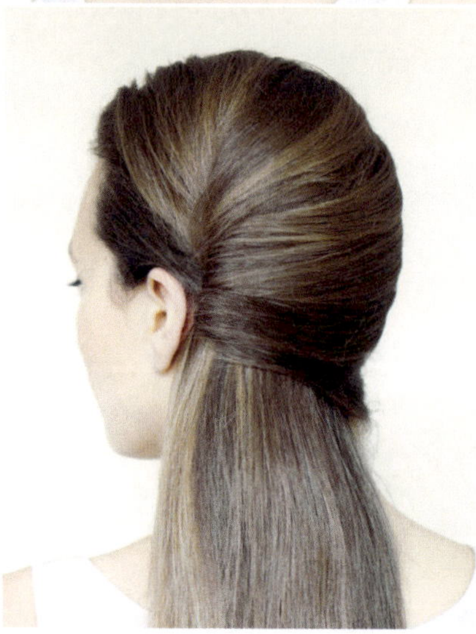
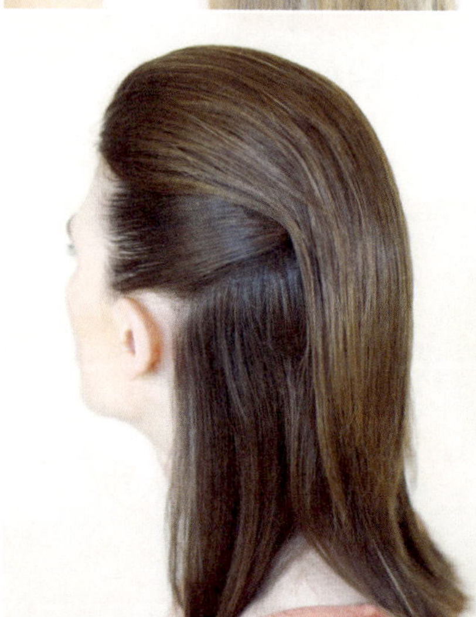

Les cheveux mi-longs,

aux épaules, offrent un large éventail de coiffures, mais finissent souvent attachés, par manque d'inspiration ! Dommage, cette longueur est idéale pour donner du volume facilement, lisser sans rébellion ou encore s'attacher les cheveux en quelques secondes et avoir une coiffure qui en jette ! Profitez-en pour vous amuser : abusez des produits coiffants qui offrent des mises en forme à l'opposé de votre nature. Succès garanti !

STYLE DÉCONTRACTÉ

L'EFFET WAVY

Une mise en forme mêlant vagues et pointes raides naturelles dans un look branché.

DEGRÉ DE DIFFICULTÉ

IL VOUS FAUT
Un sèche-cheveux, des élastiques, un spray texturisant à l'eau de mer, un spray fixant ou de la laque.

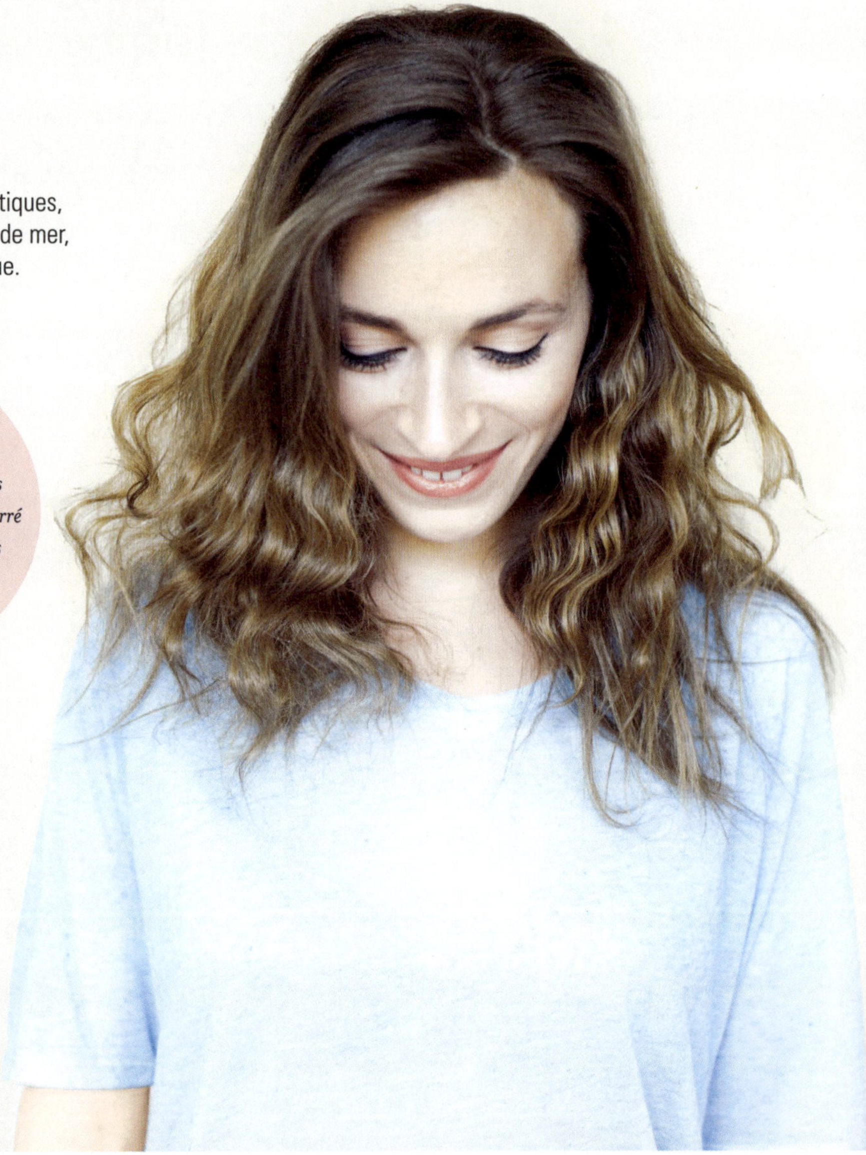

L'ASTUCE
DU COIFFEUR SAINT ALGUE
Selon le « degré » de vagues voulu, tressez plus ou moins serré et en commençant les tresses plus ou moins près des racines.

1 Sur cheveux humides, séparez des sections de cheveux et tressez chaque mèche en laissant 5 cm de pointes après l'élastique.

2 Vaporisez le produit texturisant sur les cheveux.

3 Séchez les nattes.

4 Défaites doucement les nattes et ébouriffez les cheveux aux doigts en répartissant les vagues sur les épaules, tout en laquant pour fixer le mouvement.

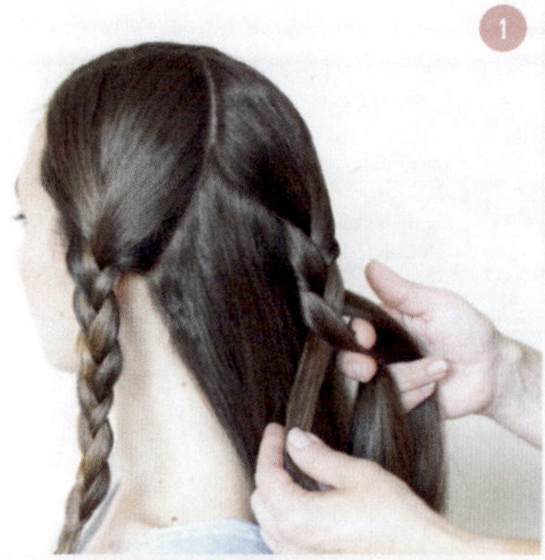

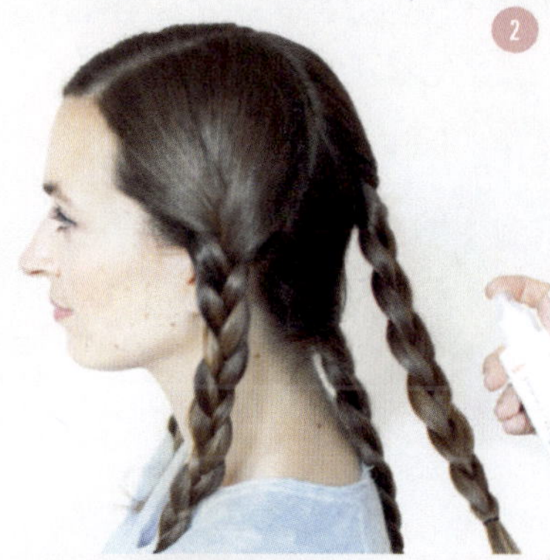

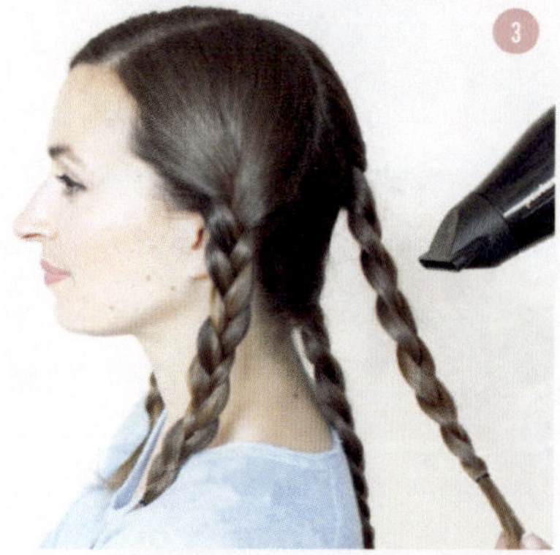

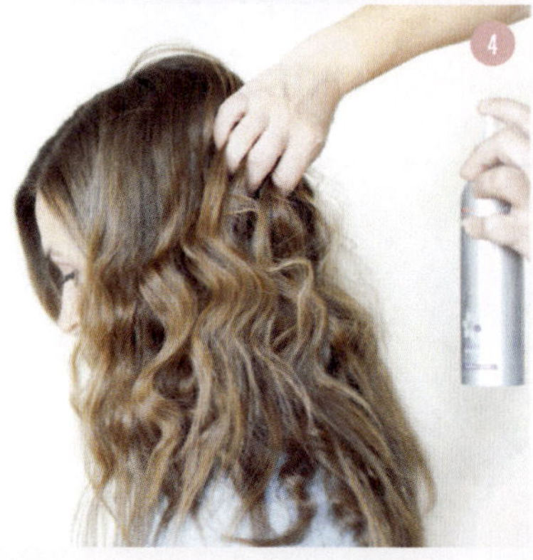

STYLE DÉCONTRACTÉ

LE CARRÉ BOUCLÉ

Une coiffure pour booster son carré sage avec légèreté et modernité.

DEGRÉ DE DIFFICULTÉ

IL VOUS FAUT
Un séchoir, du gel fixant, un spray texturisant, de la laque.

L'ASTUCE
DU COIFFEUR SAINT ALGUE
Vous pouvez aussi utiliser des papillotes pour obtenir des frisettes plus petites.

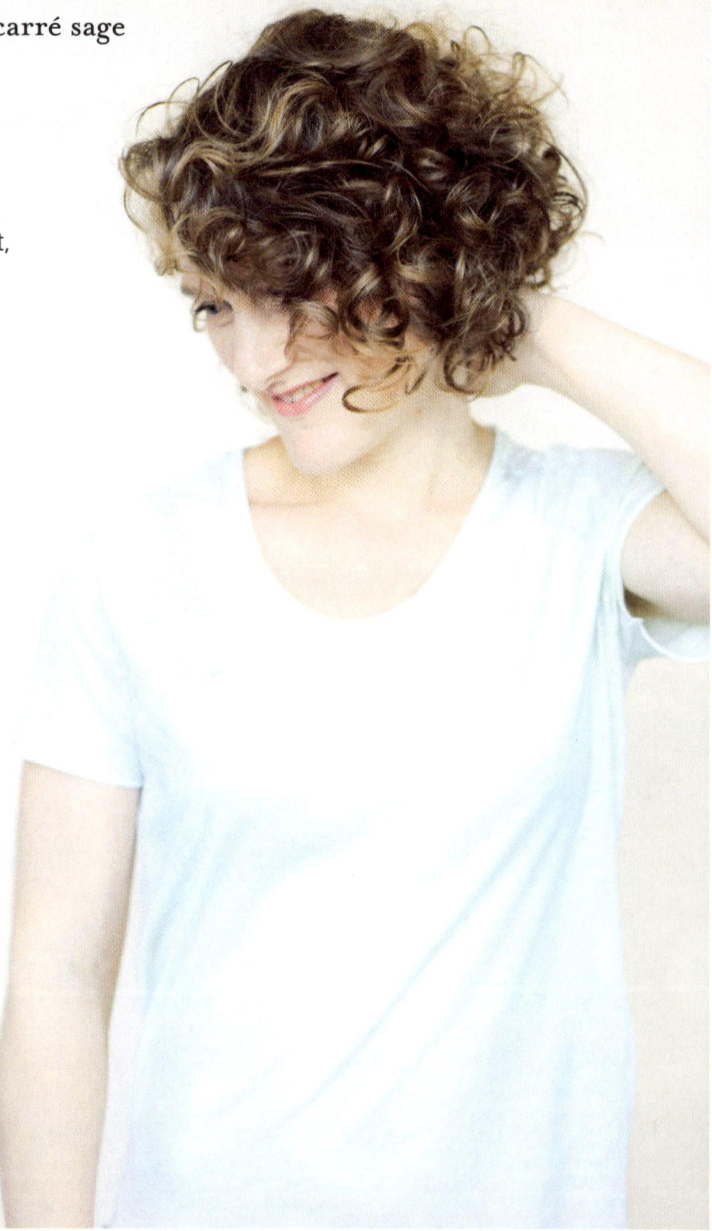

1 Préséchez les cheveux tête en bas en les froissant avec le spray pour décoller les racines.

2 Sur cheveux encore un peu humides, appliquez du gel sur une petite mèche.

3 Enroulez-la autour d'un doigt et séchez-la.

4 Faites de même avec toutes les mèches, puis ébouriffez à la main et fixez avec de la laque.

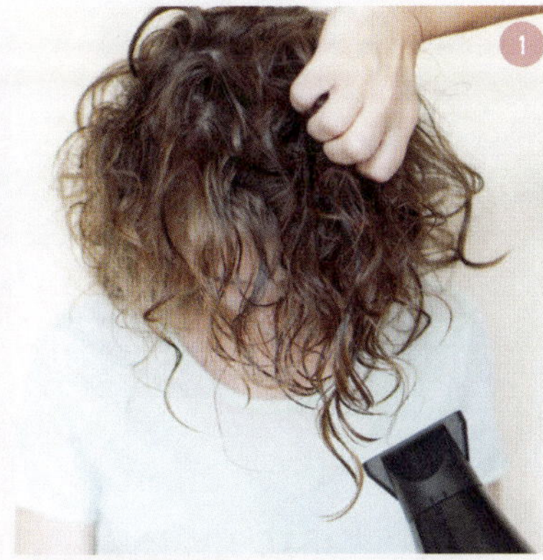

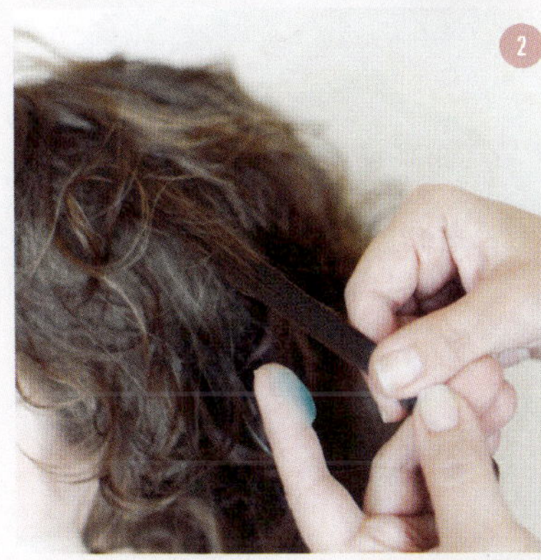

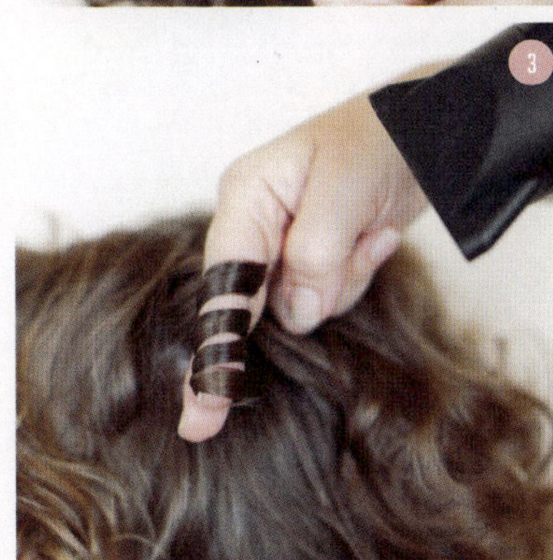

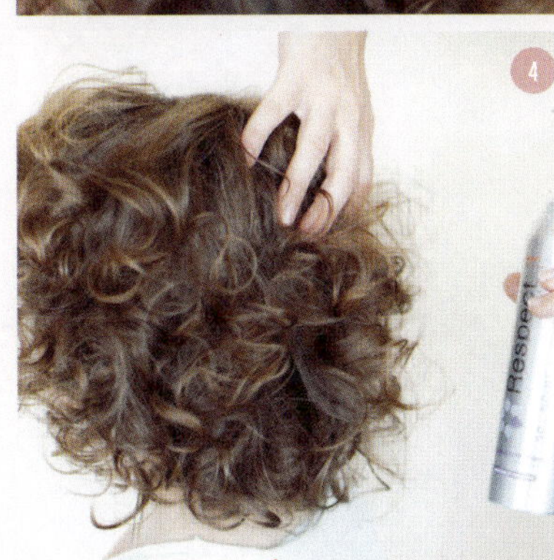

STYLE SÉRIEUX

LE FAUX CARRÉ

Un effet d'optique saisissant pour changer de style *illico* !

DEGRÉ DE DIFFICULTÉ

IL VOUS FAUT
Une brosse ou un peigne, un élastique, des épingles neige, de la laque.

L'ASTUCE
DU COIFFEUR SAINT ALGUE
Il faut que les cheveux de derrière soient bien tendus pour laisser de la souplesse à ceux de devant et que l'illusion prenne.

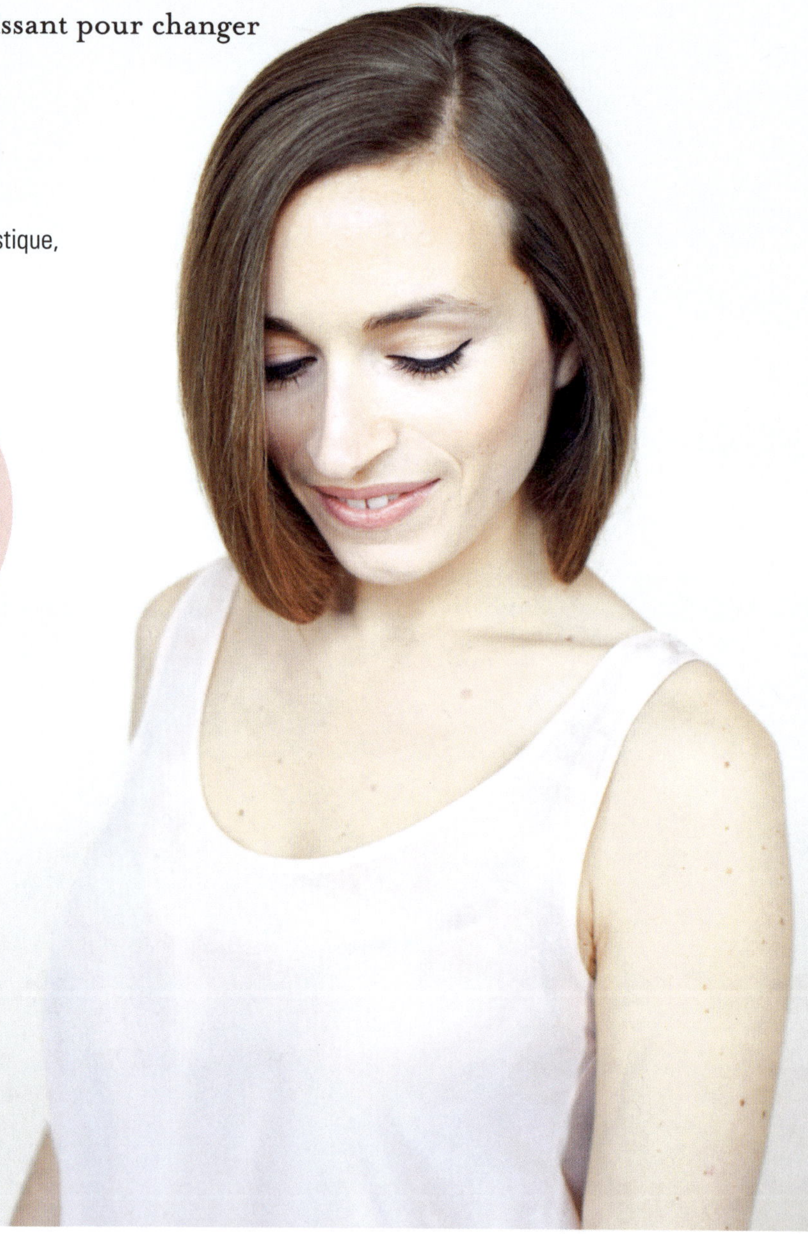

1 Tracez une raie de côté et lissez bien les cheveux.

2 Ramenez les cheveux vers l'arrière en une boucle de queue-de-cheval basse.

3 Rentrez les longueurs, l'élastique et la boucle sous les cheveux, sur la nuque.

4 Fixez avec des épingles dans la nuque.

5 Tirez doucement sur les mèches de côté pour obtenir la longueur voulue.

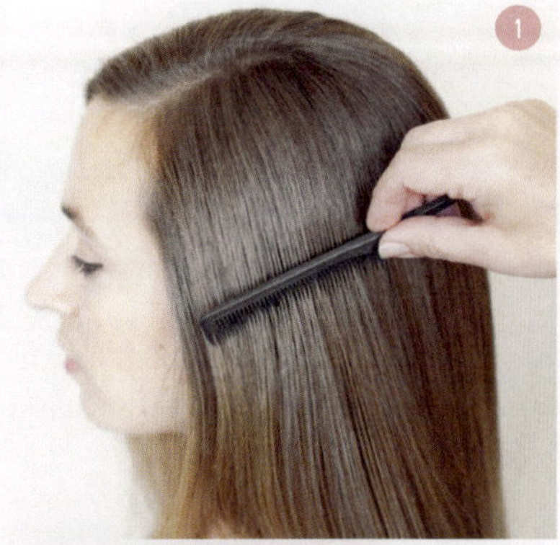

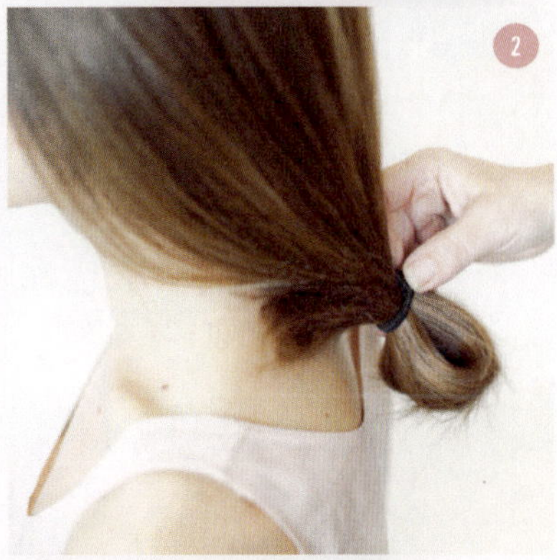

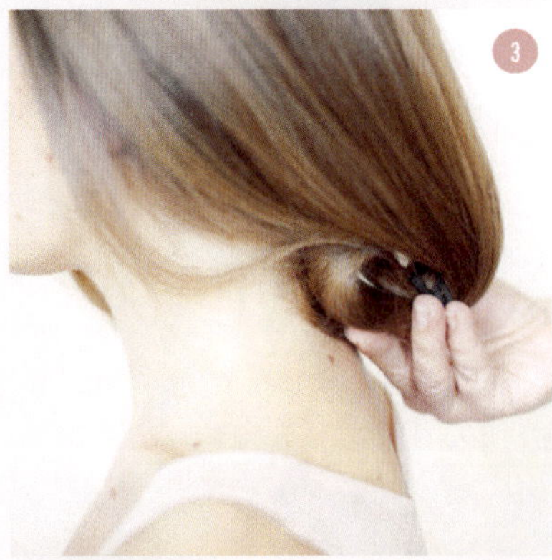

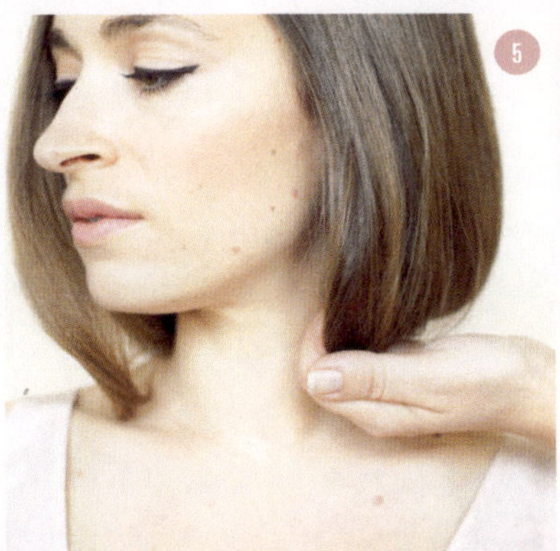

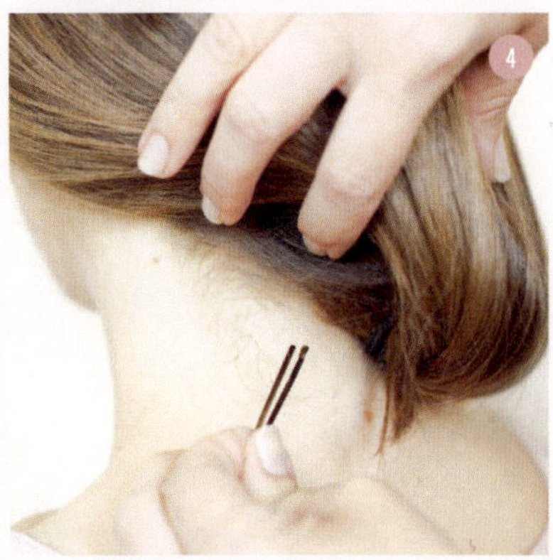

STYLE SÉRIEUX

LA DEMI-QUEUE CUSTOMISÉE

Pour customiser l'éternelle demi-queue-de-cheval et être coiffée en quelques minutes.

DEGRÉ DE DIFFICULTÉ

IL VOUS FAUT
Des pinces plates.

L'ASTUCE
DU COIFFEUR SAINT ALGUE
Vous pouvez ne croiser qu'une seule fois, ou au contraire recommencer jusque dans la nuque pour un effet tissé.

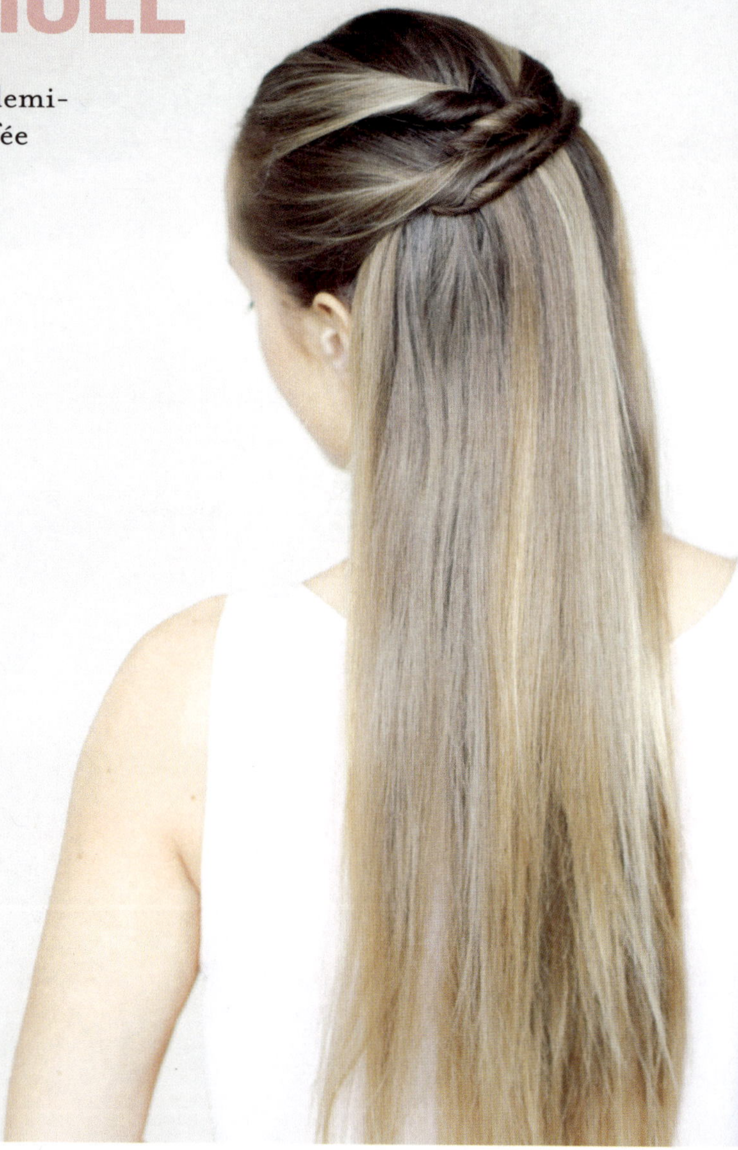

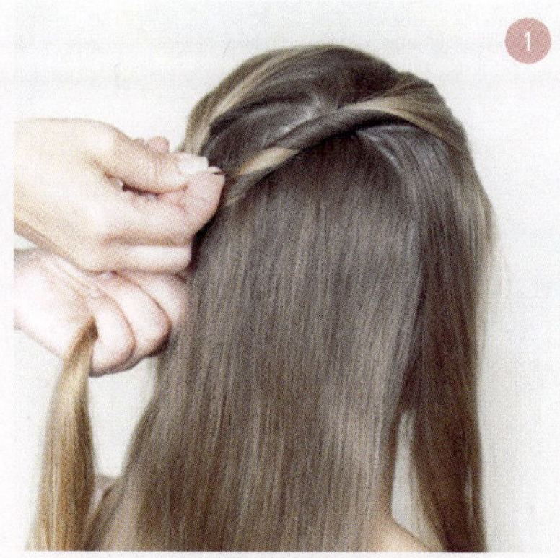

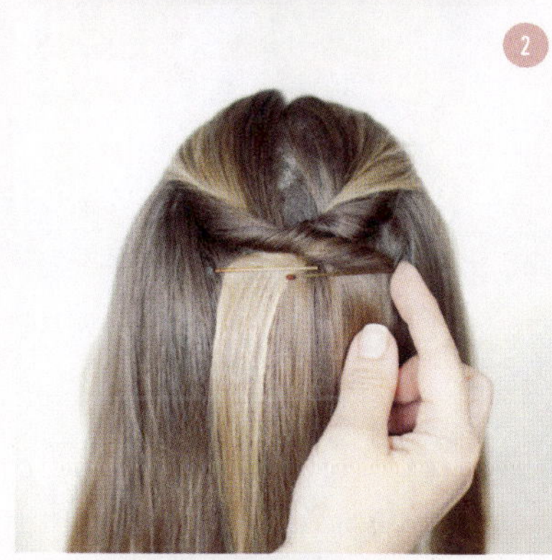

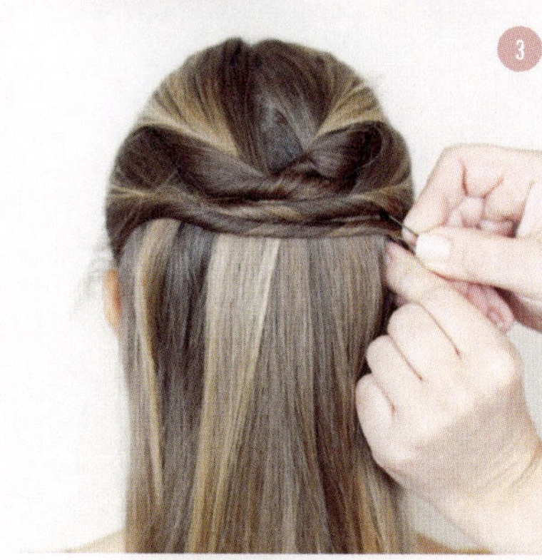

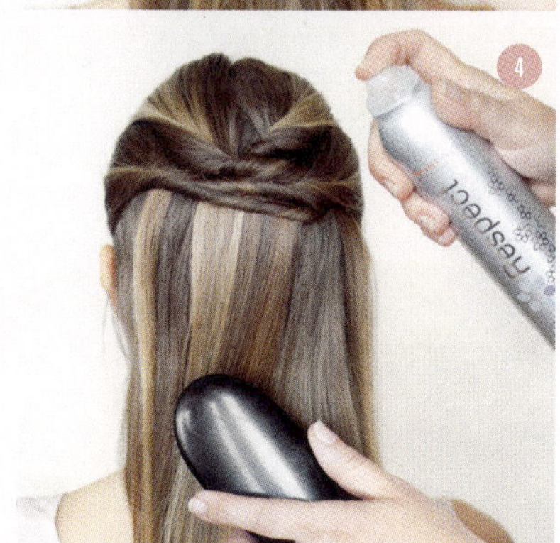

1 Torsadez une mèche prise devant sur le côté, et fixez-la avec une barrette plate en diagonale.

2 Faites de même de l'autre côté et croisez la nouvelle torsade avec la première.

3 Recommencez avec deux mèches un peu plus bas, en les fixant chacune parallèlement à celle du dessus.

4 Lissez les longueurs et fixez avec de la laque.

STYLE CHIC

L'ASYMÉTRIQUE PLAQUÉ

Plus sophistiqué qu'une queue-de-cheval et moins compliqué qu'un chignon banane !

DEGRÉ DE DIFFICULTÉ

IL VOUS FAUT
Une brosse, des épingles neige.

L'ASTUCE
DU COIFFEUR SAINT ALGUE
Pour obtenir l'effet chic de la coiffure, il faut que la mèche rabattue soit bien lisse horizontalement pour créer un contraste avec les longueurs, elles, verticales.

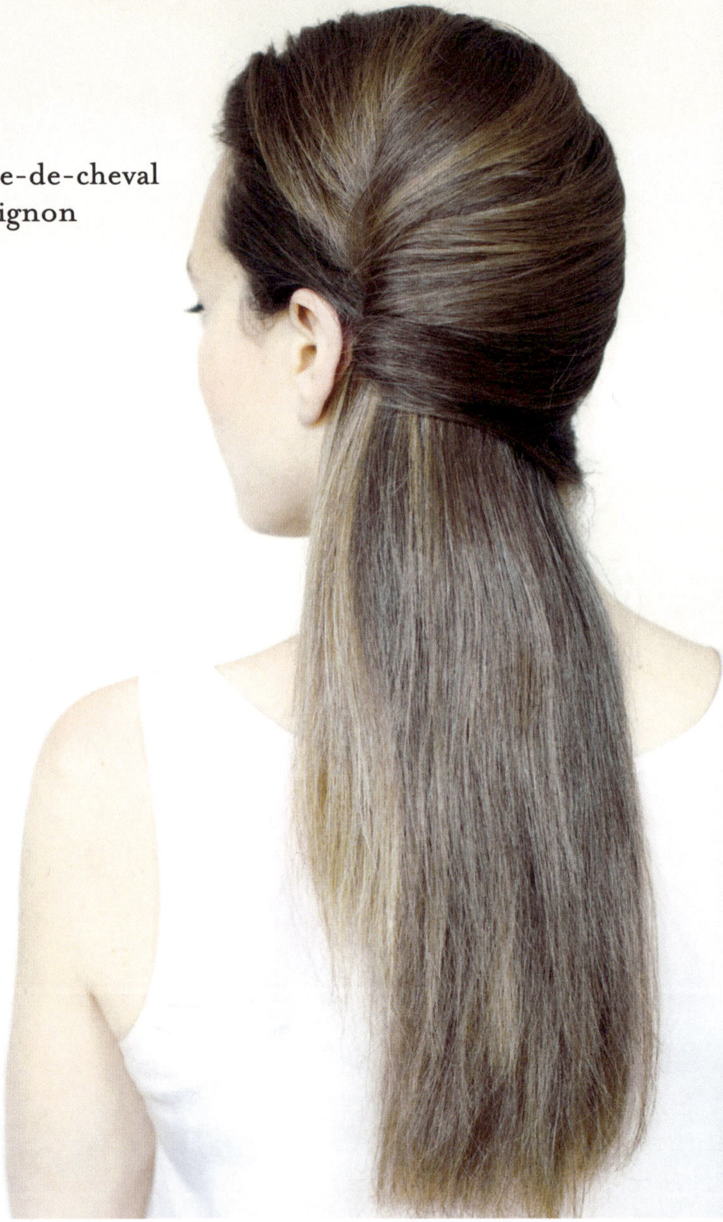

1 Coiffez tous les cheveux en arrière.

2 Ramenez les cheveux d'un côté, en recouvrant le reste de la chevelure.

3 Rabattez cette « couverture » de cheveux sur le reste, en les repliant vers l'intérieur, bien tendus à l'horizontale, jusqu'au niveau de l'oreille.

4 Attachez avec des épingles en laissant les longueurs libres.

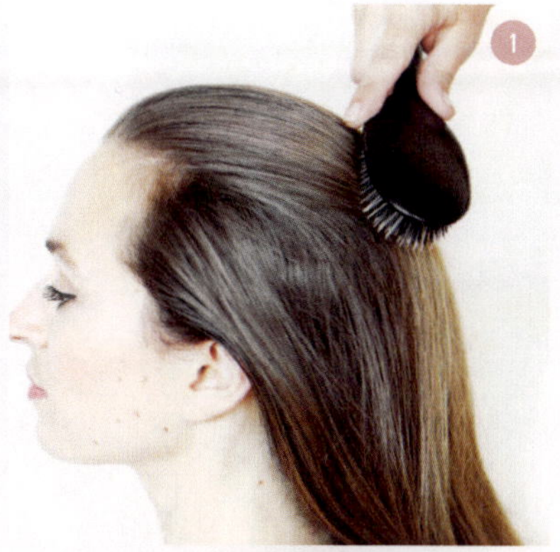

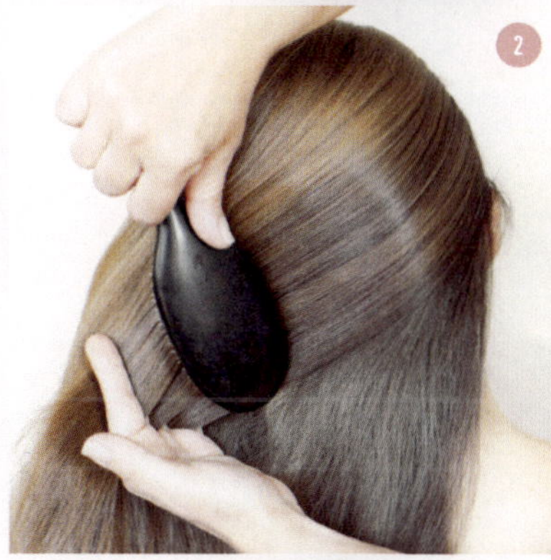

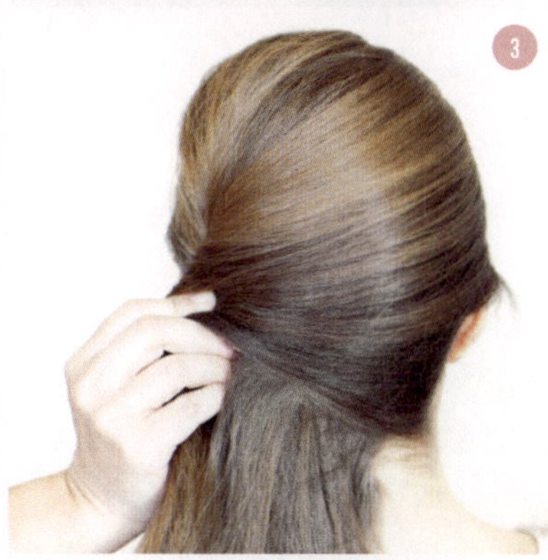

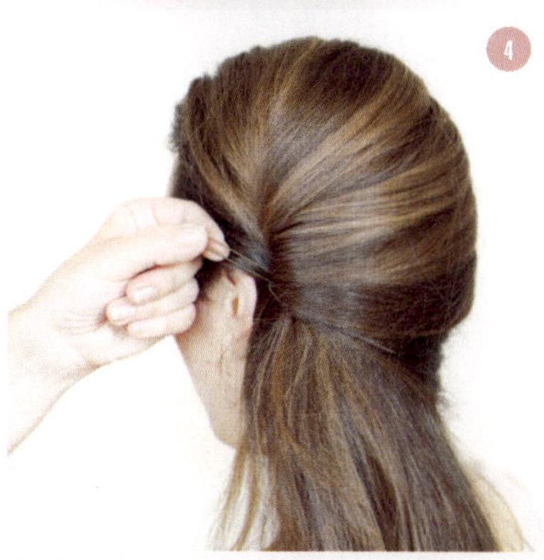

STYLE CHIC

LE PLAQUÉ STYLÉ

Une coiffure sophisti-chic structurée pour un style affirmé, inspiré des défilés.

DEGRÉ DE DIFFICULTÉ

IL VOUS FAUT
Un peigne, un petit élastique, du gel fixant.

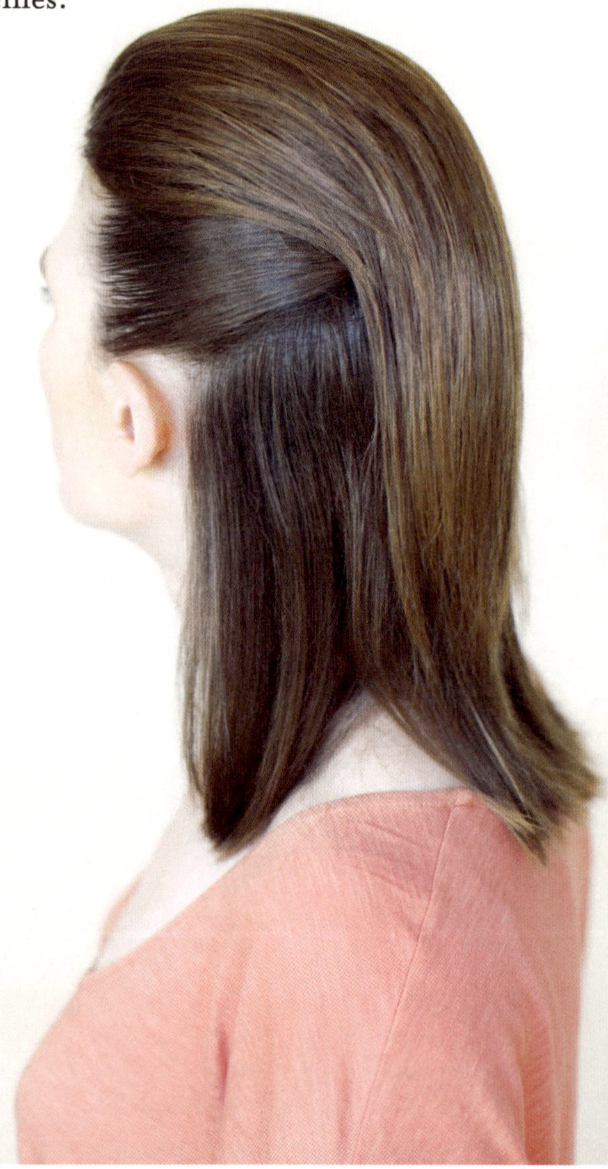

L'ASTUCE
DU COIFFEUR SAINT ALGUE

Ne redoutez pas l'effet visible du gel : il en faut beaucoup pour que la coiffure tienne. N'hésitez pas à fixer avec une petite pince plate à l'arrière si les longueurs retombent malgré tout.

1 Séparez une section de cheveux sur l'avant de la tête de la largeur du front.

2 Faites une demi-queue-de-cheval avec les mèches de côté.

3 Lissez au gel pour un effet structuré.

4 Rabattez la mèche de devant par-dessus l'élastique, en la crêpant légèrement (en plusieurs fois).

5 Lissez parfaitement la surface au peigne et fixez au gel.

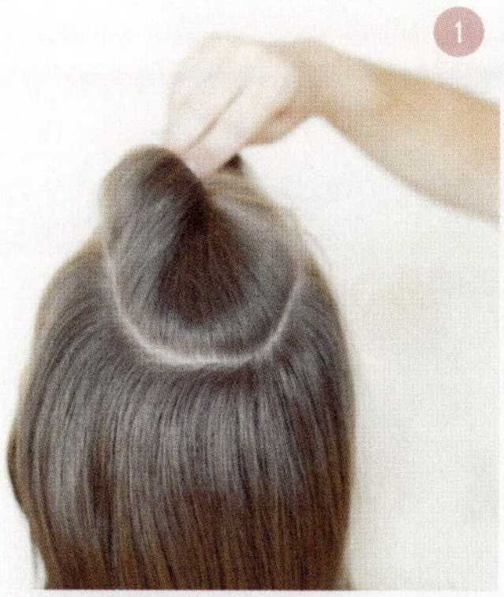

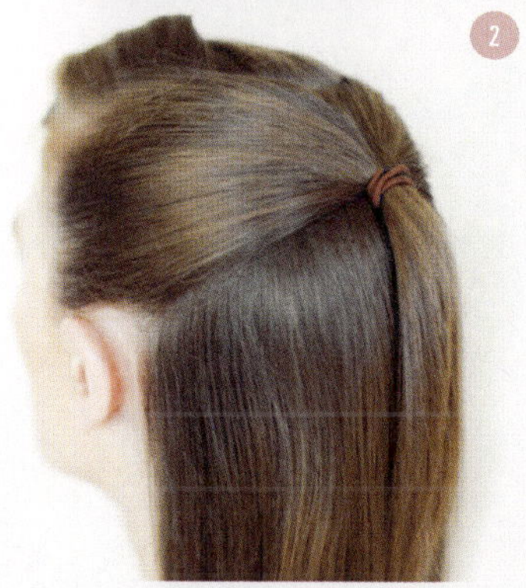

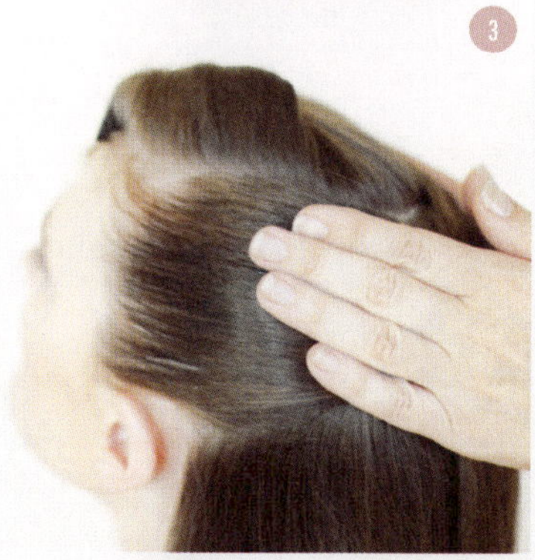

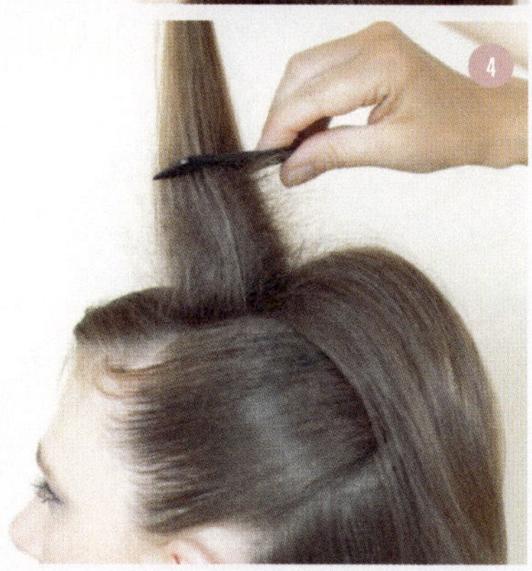

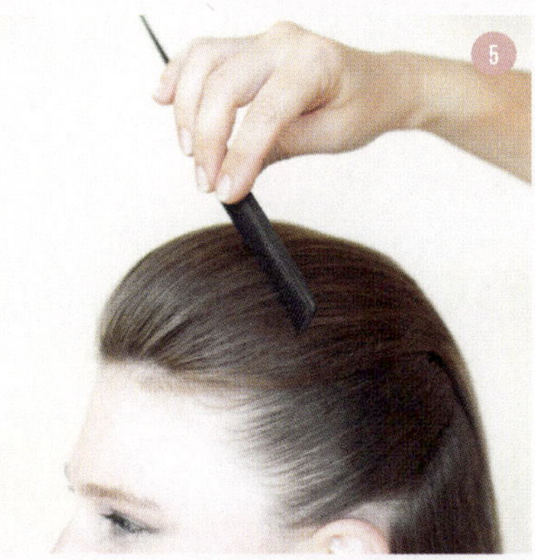

chapitre VIII

LES CHEVEUX PLATS

en 6 coiffures

Le chignon gonflé • Le bump
Les mèches tribales • La crinière froissée
Le sweet 60's • Le demi-chignon

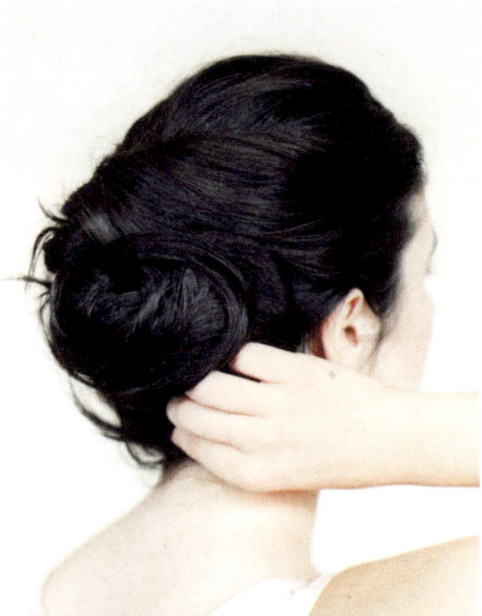
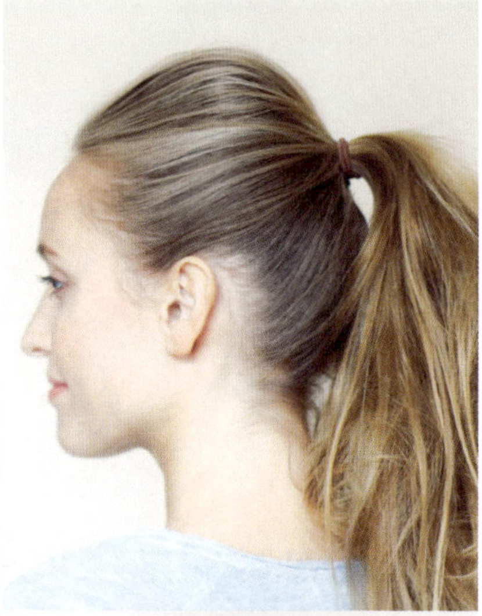
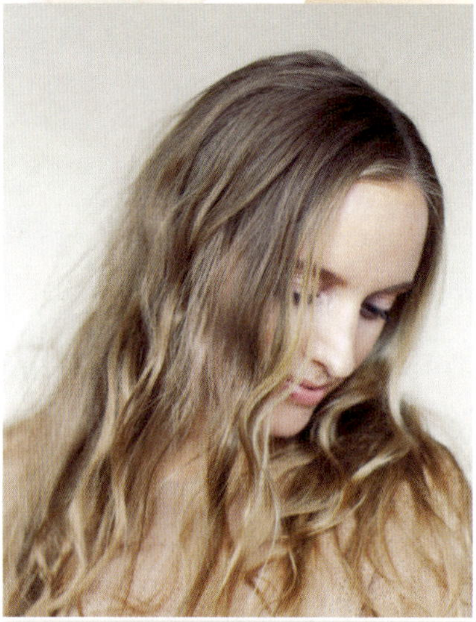
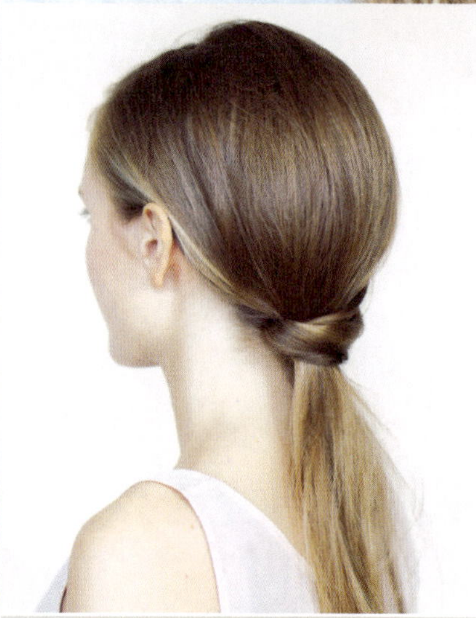
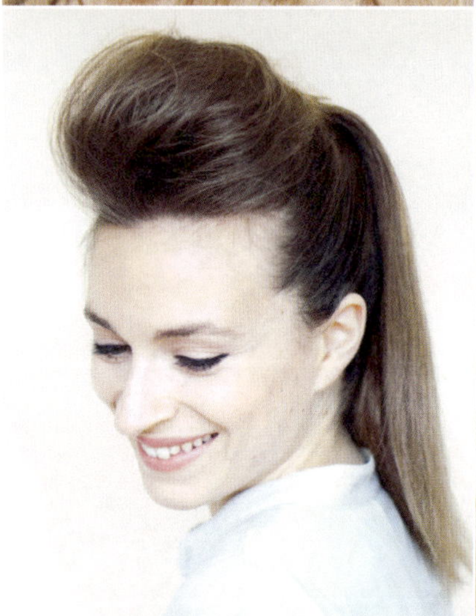
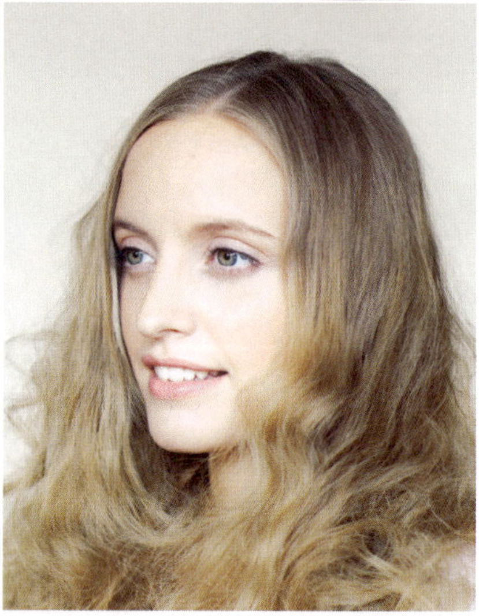

Mous, fins, sans volume

et désespérants ? Si c'est comme cela que vous voyez vos cheveux, pas de doute, ce chapitre est pour vous ! Retrouvez le sourire : le cheveu plat n'est pas une fatalité, il suffit de le booster à l'aide de crêpages et de produits texturisants pour obtenir des effets dignes des cheveux les plus faciles. Fini le drame du matin, testez ces astuces et ces coiffages, et votre vie capillaire pourrait bien changer...

EN VOLUME

LE CHIGNON GONFLÉ

Un chignon volumineux pour gonfler les cheveux plats !

DEGRÉ DE DIFFICULTÉ

IL VOUS FAUT
Des épingles neige, de la poudre texturisante.

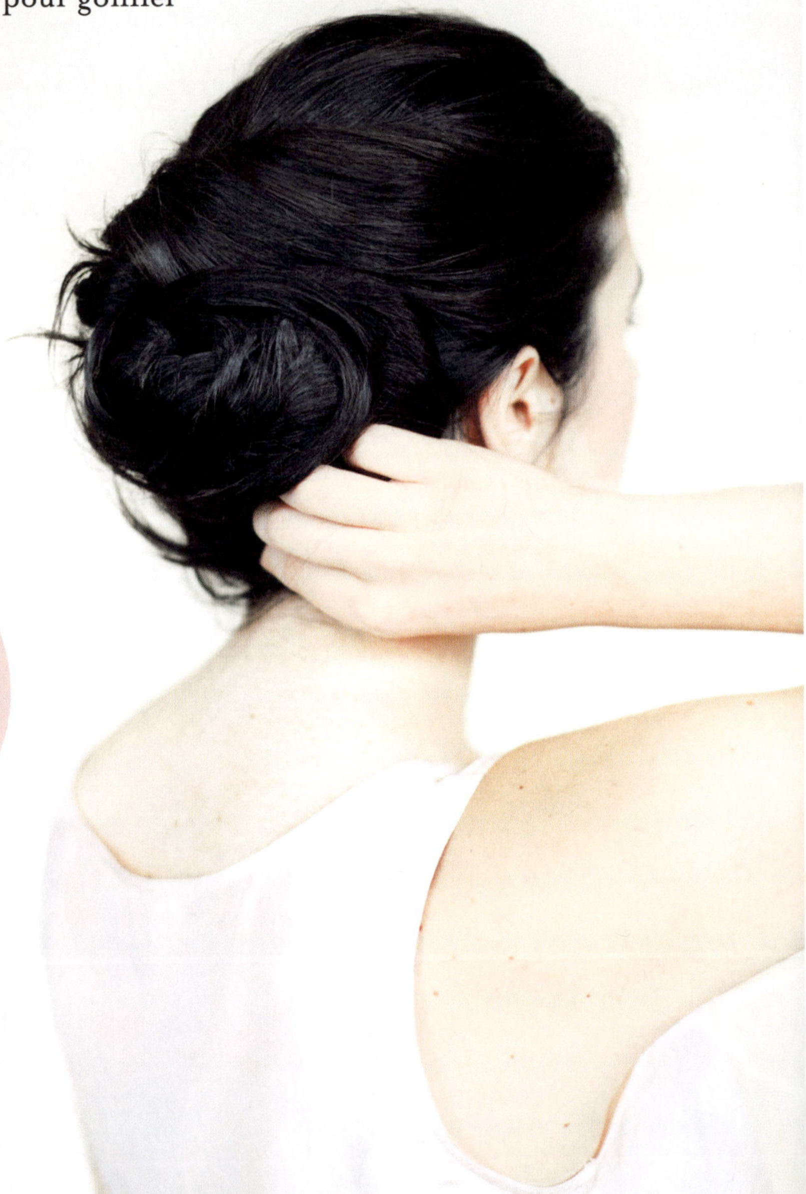

L'ASTUCE
DU COIFFEUR SAINT ALGUE

Pour faire gonfler une coiffure, n'hésitez pas, en plus des produits texturisants, à cacher des minitorsades sous la surface, à faire gonfler aux doigts…

1 Appliquez généreusement de la poudre texturisante sur les cheveux.

2 Froissez-les aux doigts depuis les racines, pour les gonfler vers l'arrière.

3 Tournicotez une première grande mèche partant d'un côté du front et fixez-la de l'autre côté de la tête ; recommencez avec les mèches du dessus une à une, et fixez-les par en dessous pour faire épaissir la masse supérieure.

4 Remontez les mèches de la nuque en réunissant toutes les fins de torsades en un chignon flou.

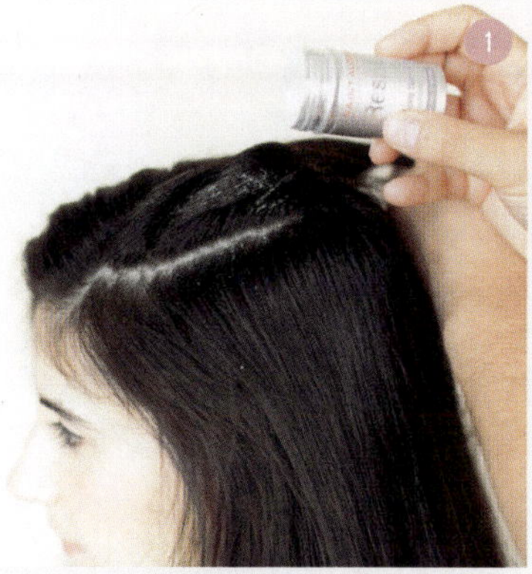

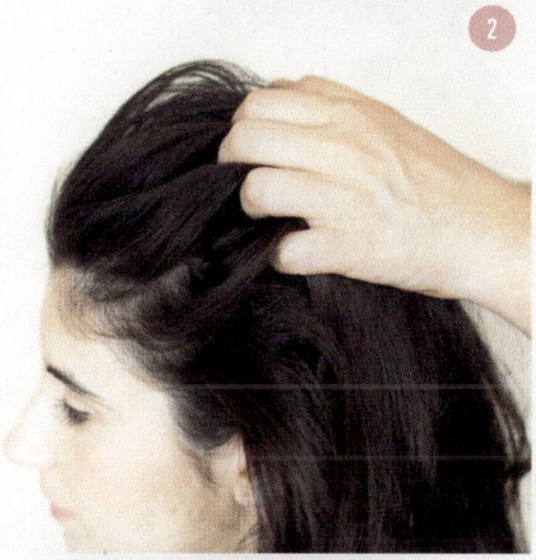

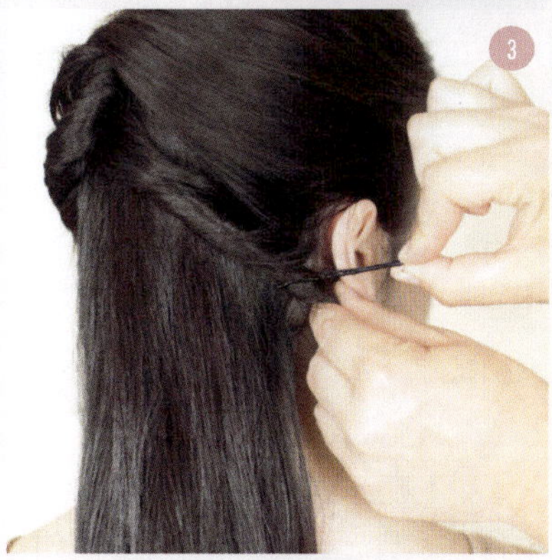

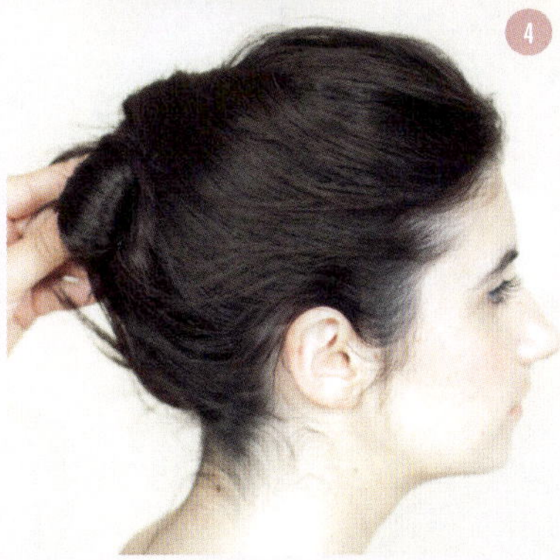

EN VOLUME

LE BUMP

L'accessoire secret indispensable des cheveux fins, pour coiffures rebondies.

DEGRÉ DE DIFFICULTÉ

IL VOUS FAUT

Un « bump » en mousse, une brosse, un élastique, une grande pince.

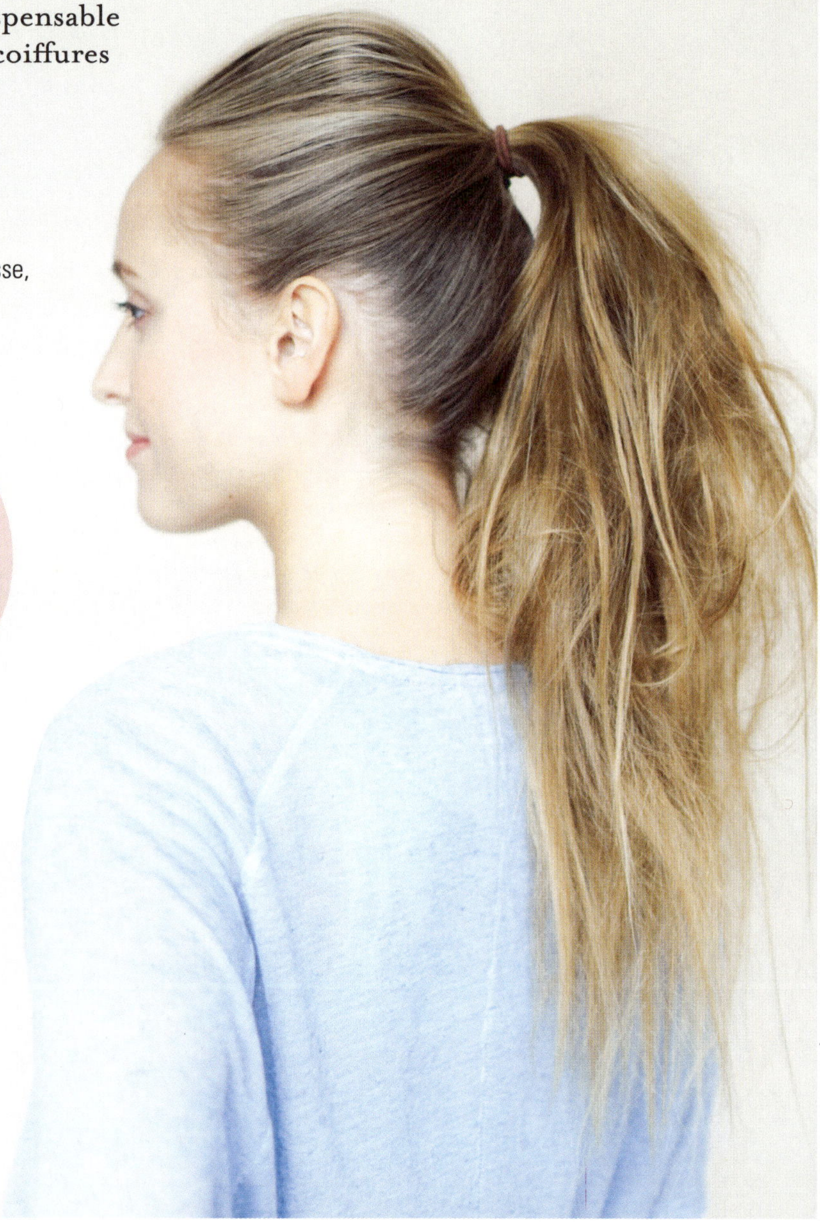

L'ASTUCE

DU COIFFEUR SAINT ALGUE

Entraînez-vous à placer le bump plus ou moins en avant pour mettre du volume là où vous le voulez, du front à l'arrière de la tête. Tout est possible !

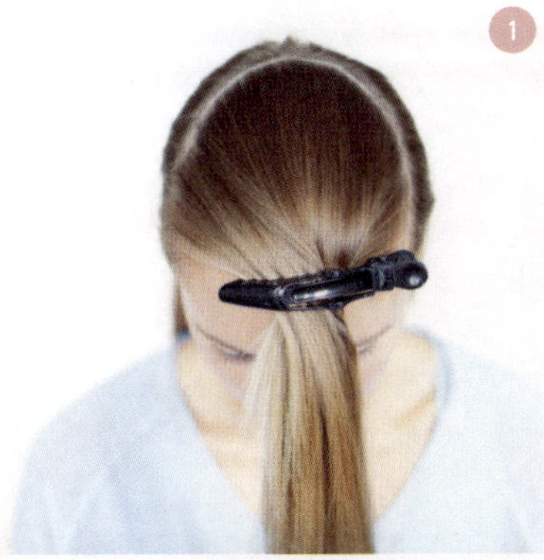

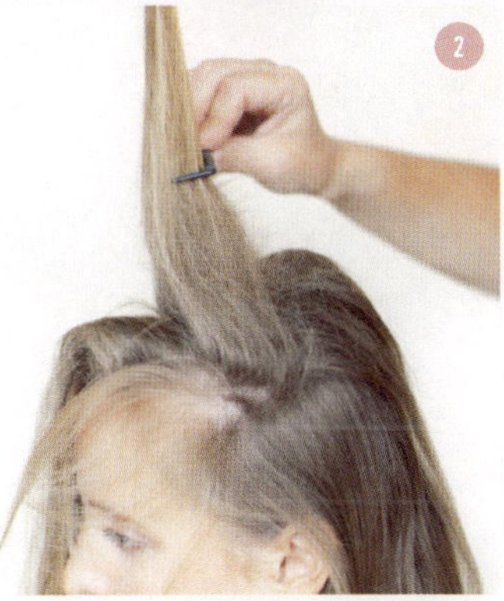

1 Séparez la moitié des cheveux du dessus en demi-lune, et isolez-les pour lisser ceux de derrière.

2 Crêpez petit à petit la mèche de devant.

3 Posez le bump entre les deux sections de cheveux, en le faisant agripper.

4 Recouvrez le bump avec la mèche de devant ramenée vers l'arrière et lissée à la brosse.

5 Attachez l'ensemble en queue-de-cheval haute.

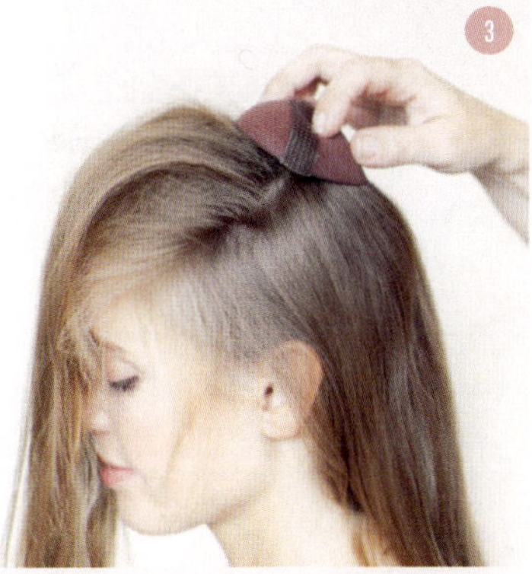

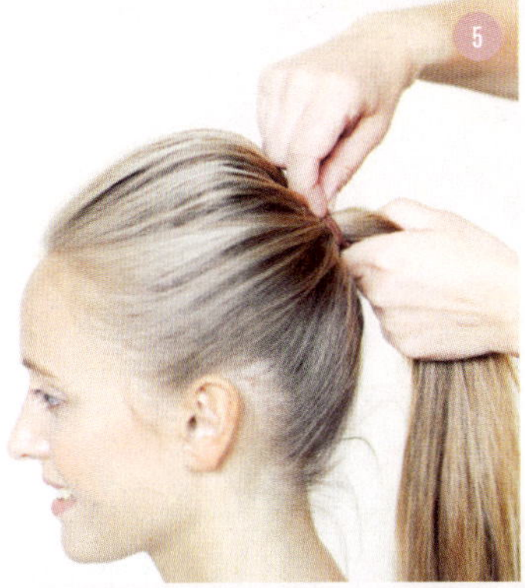

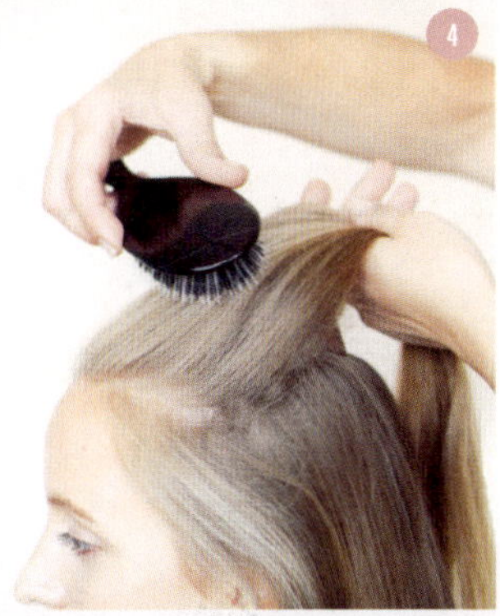

COIFFURES TEXTURISÉES

LES MÈCHES TRIBALES

Un look de « retour de la plage » inspiré des surfeuses aux longueurs comme emmêlées.

DEGRÉ DE DIFFICULTÉ

IL VOUS FAUT
Des épingles neige, un spray texturisant à base d'eau de mer ou un spray fixant, de la laque.

L'ASTUCE
DU COIFFEUR SAINT ALGUE
Vous pouvez varier la taille des torsades et ébouriffer ou non aux racines pour moduler le look.

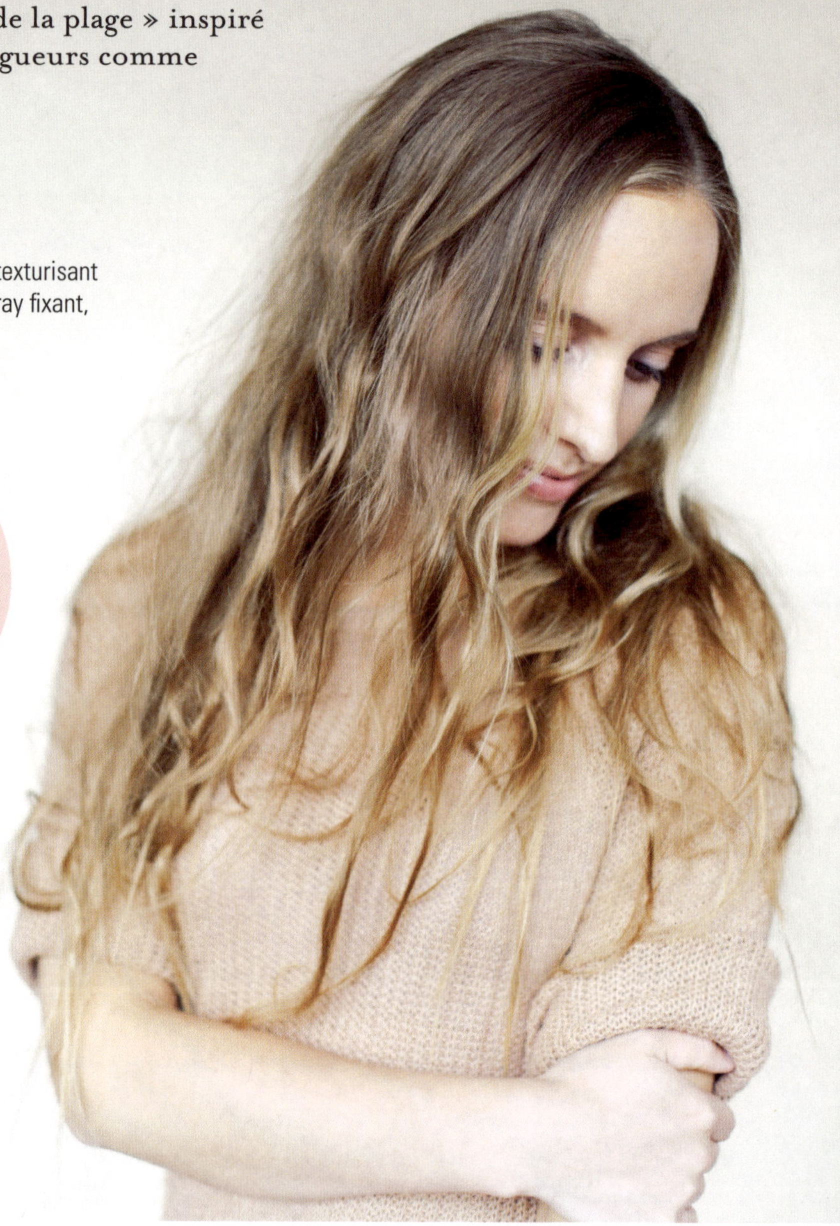

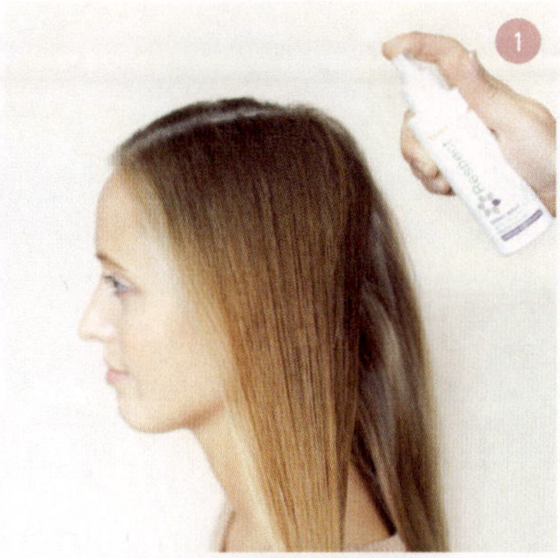

1 Sur cheveux humides, appliquez le produit texturisant sur les longueurs.

2 Prenez une petite mèche et faites-en une torsade.

3 Faites-en un macaron et fixez-le avec une épingle.

4 Recommencez sur toute la tête, puis séchez les cheveux.

5 Défaites les macarons doucement et tirez sur chaque torsade pour l'allonger ; ébouriffez aux doigts.

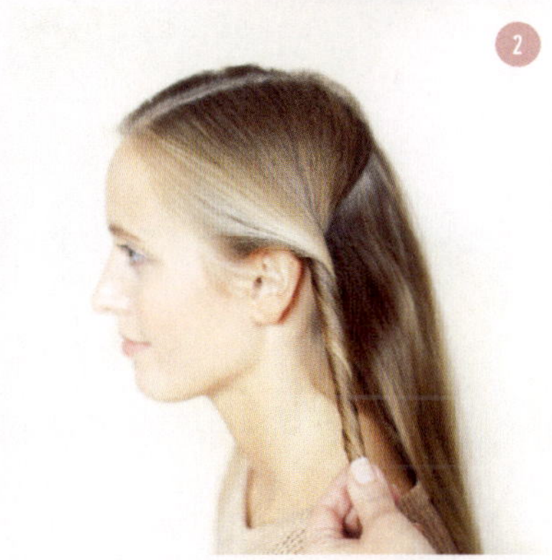

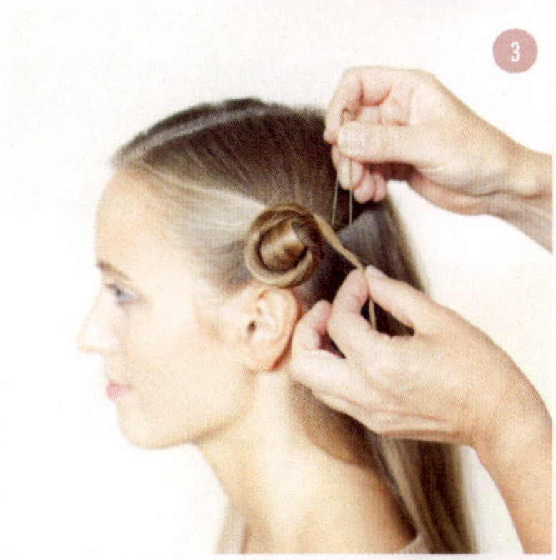

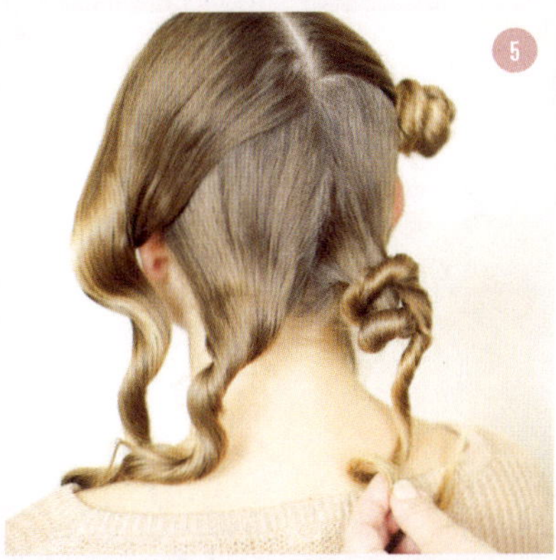

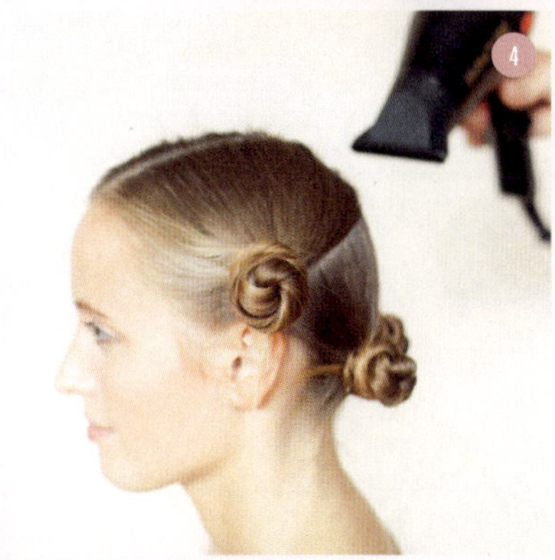

LA CRINIÈRE FROISSÉE

Un style urbain « juste sortie du lit » pour booster les cheveux plats.

DEGRÉ DE DIFFICULTÉ

IL VOUS FAUT

Une brosse, un sèche-cheveux, de la poudre texturisante.

L'ASTUCE

DU COIFFEUR SAINT ALGUE

Pour plus de volume, finalisez le crêpage aux racines avec un peigne et faites gonfler aux doigts avec la poudre.

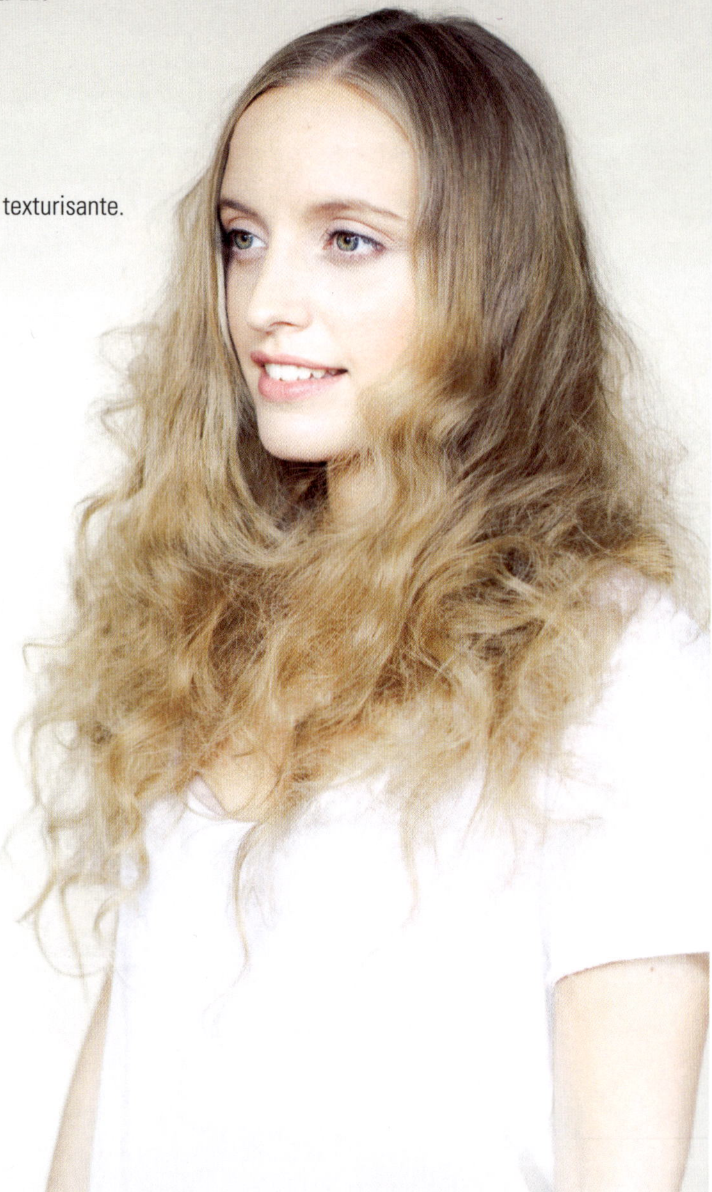

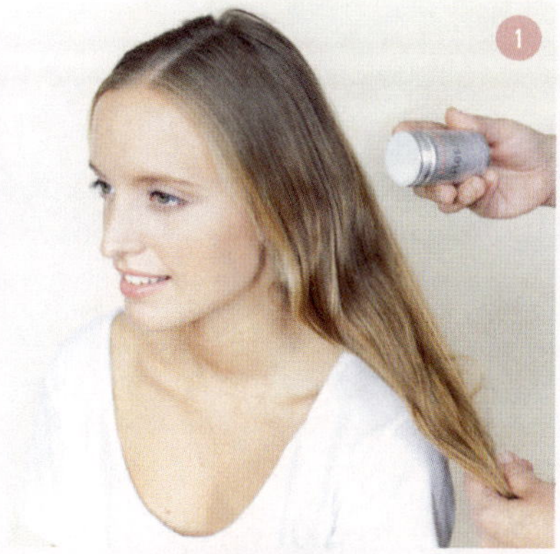

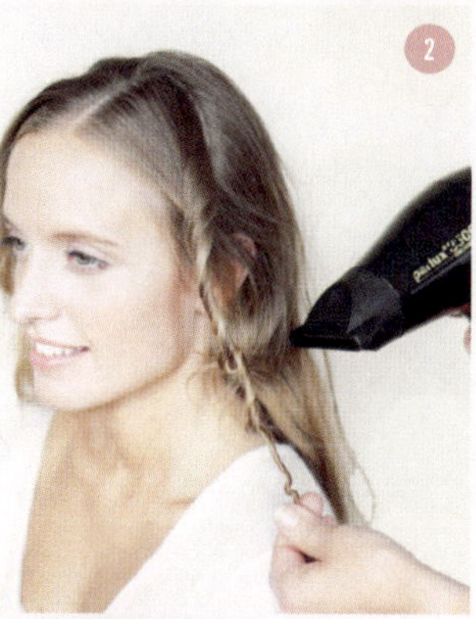

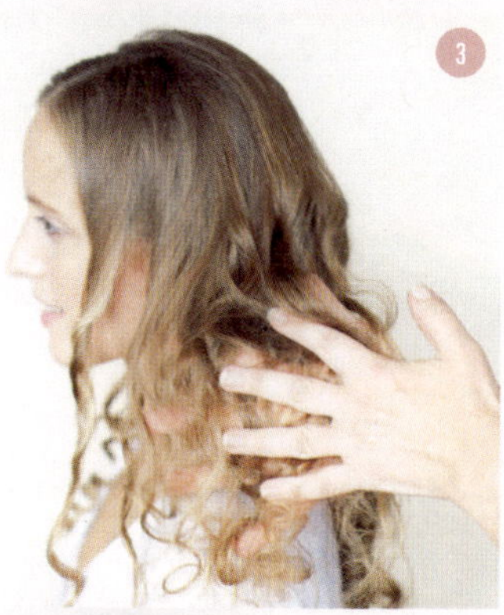

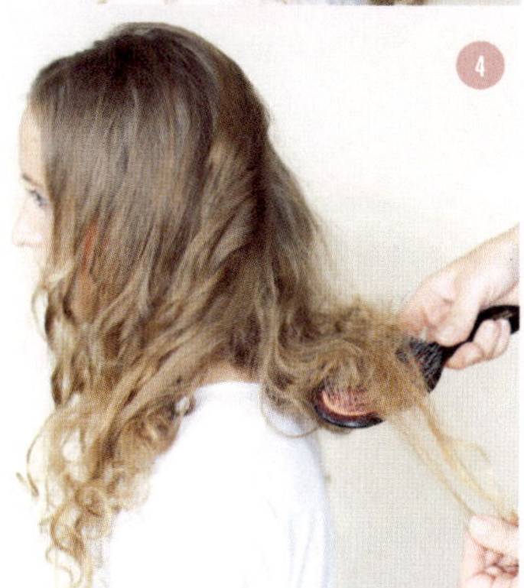

1 Sur cheveux humides, appliquez la poudre texturisante sur les longueurs.

2 Torsadez une petite mèche sans aller jusqu'aux racines et séchez-la. Recommencez sur tous les cheveux.

3 Froissez aux doigts l'ensemble des longueurs.

4 Crêpez chaque mèche avec la brosse en remontant lentement des pointes vers les racines, en tenant la brosse d'une main, la mèche de l'autre.

COIFFURES CRÊPÉES

LE SWEET 60'S

Une coque rétro XXL qui offre aux cheveux fins une nouvelle dimension.

DEGRÉ DE DIFFICULTÉ

IL VOUS FAUT
Un peigne, un élastique, des épingles neige.

L'ASTUCE
DU COIFFEUR SAINT ALGUE
Si votre mèche frontale est assez longue, finissez avec une tresse et entourez-en l'élastique pour le camoufler.

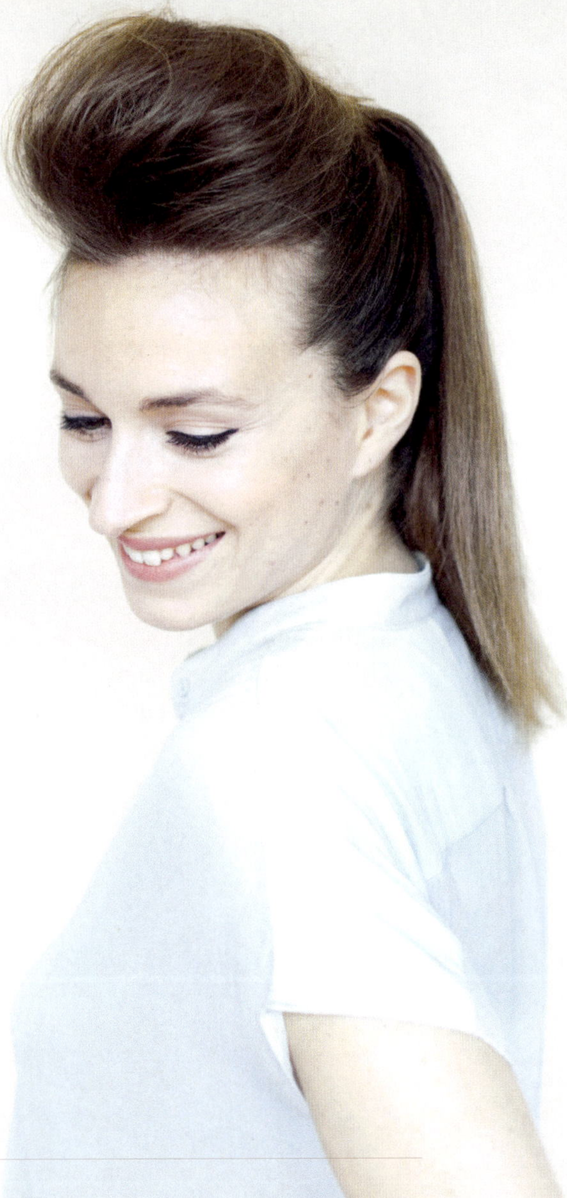

1 Isolez une section de cheveux en triangle de la largeur du front et attachez le reste en une queue-de-cheval haute.

2 Crêpez fortement la mèche de devant des racines aux pointes.

3 Passez-la vers l'arrière et tournicotez les pointes crêpées, en poussant vers l'avant pour créer le bombé.

4 Fixez les pointes tournicotées au niveau de l'élastique avec des épingles neige.

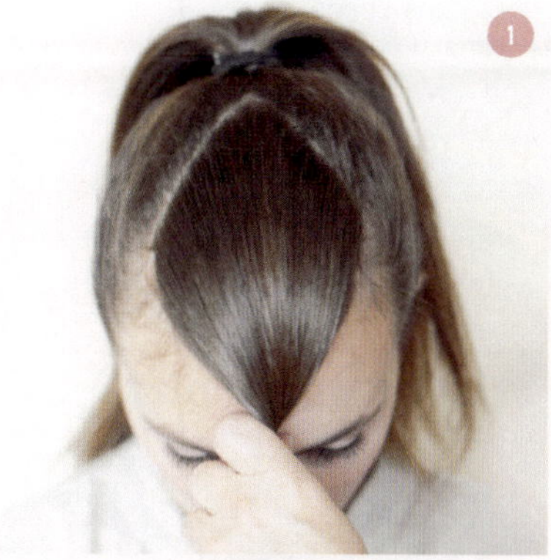

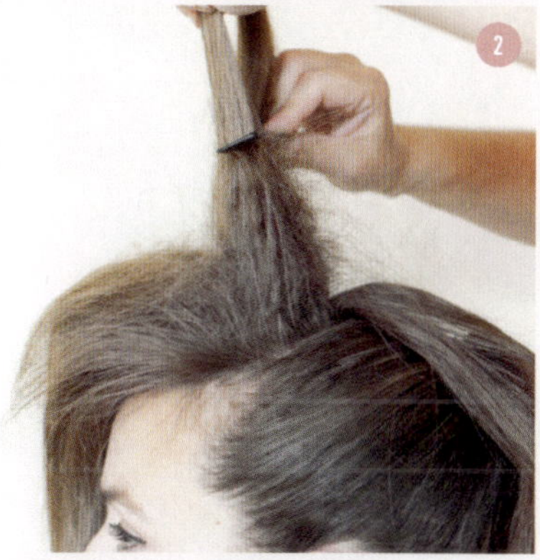

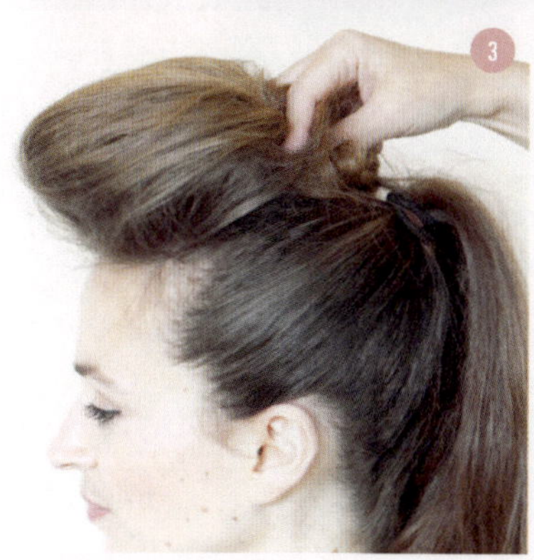

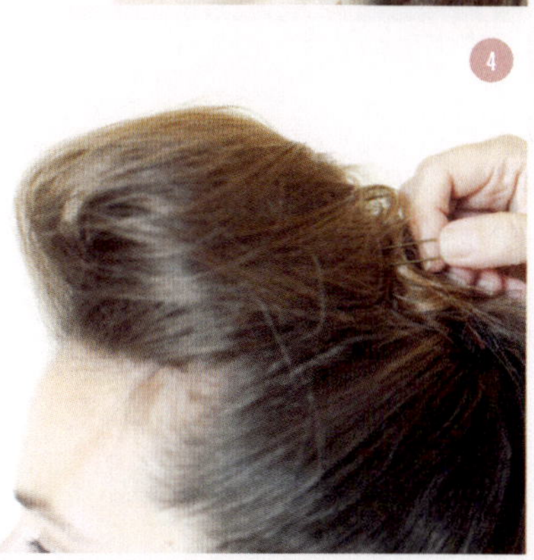

COIFFURES CRÊPÉES

LE DEMI-CHIGNON

Le principe du chignon bombé en queue-de-cheval : volume choc et longueurs chic pour tous les jours.

DEGRÉ DE DIFFICULTÉ ✂✂✂✂

IL VOUS FAUT
Un peigne, des épingles neige, de la laque.

L'ASTUCE
DU COIFFEUR SAINT ALGUE
Réalisable sur toutes les longueurs de cheveux, vous pouvez aussi finir par une tresse au lieu d'une torsade.

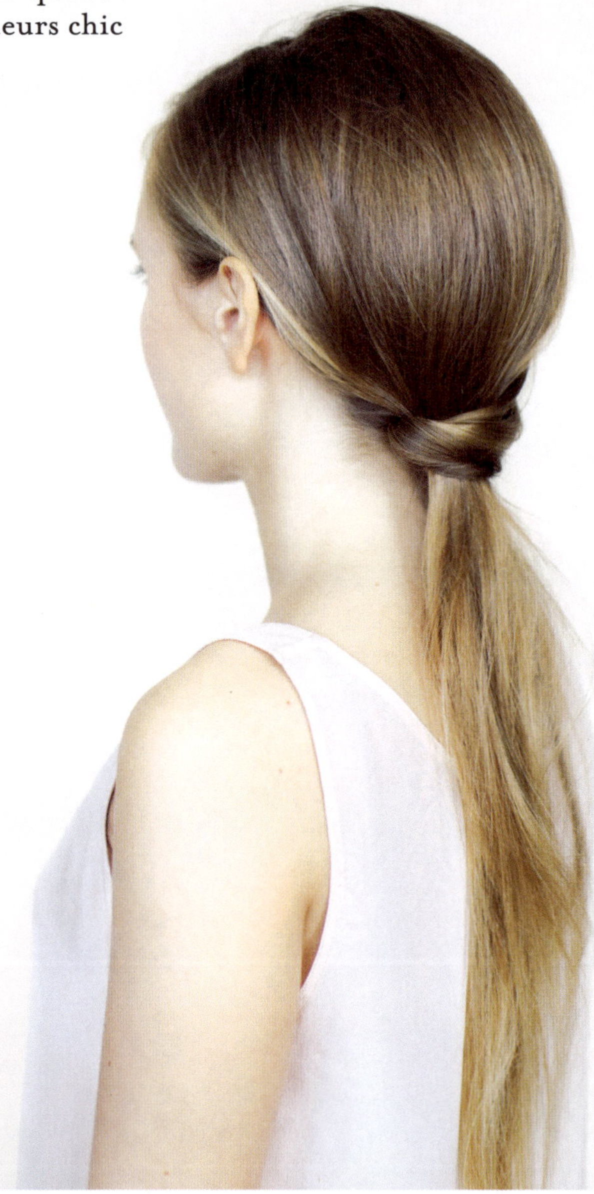

1 Faites une raie de côté séparant les cheveux de devant en deux ; isolez puis crêpez près des racines une mèche prise sur le dessus du crâne.

2 Laissez retomber la mèche crêpée et lissez doucement au peigne, en surface.

3 Rejoignez les deux mèches de devant séparées par la raie dans la nuque en les torsadant légèrement.

4 Piquez la torsade sous la nuque avec des épingles neige pour la fixer, et lissez les longueurs.

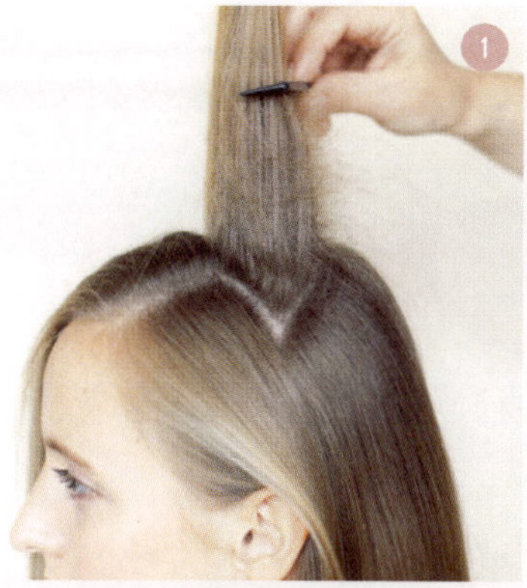

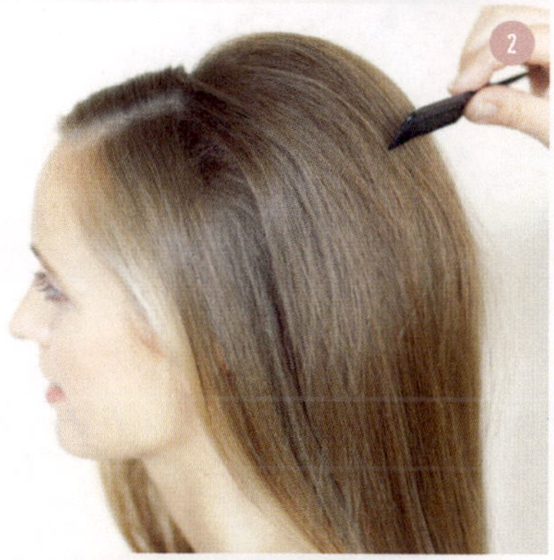

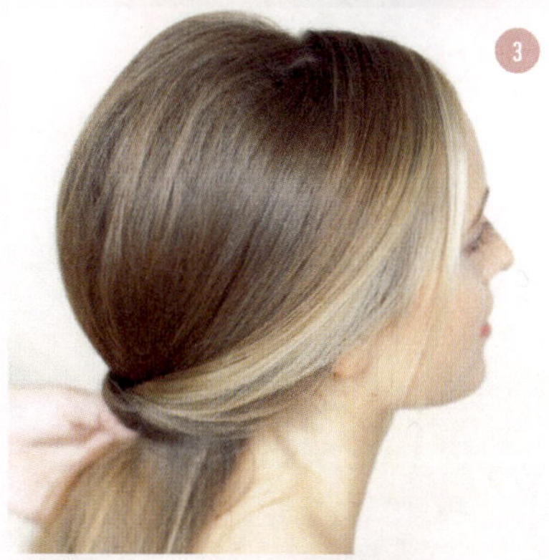

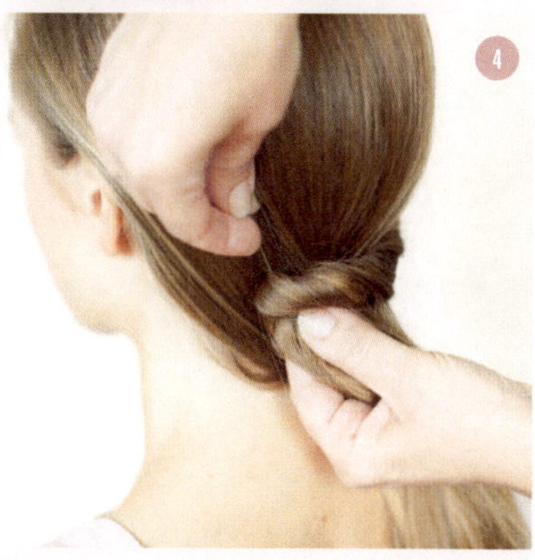

chapitre IX

FACILE ET RAPIDE

en 6 coiffures

Le « one shoulder » • Boucles libres
Queue-de-cheval customisée • La raie zigzag
Le lissage avec twist • Les mèches tissées

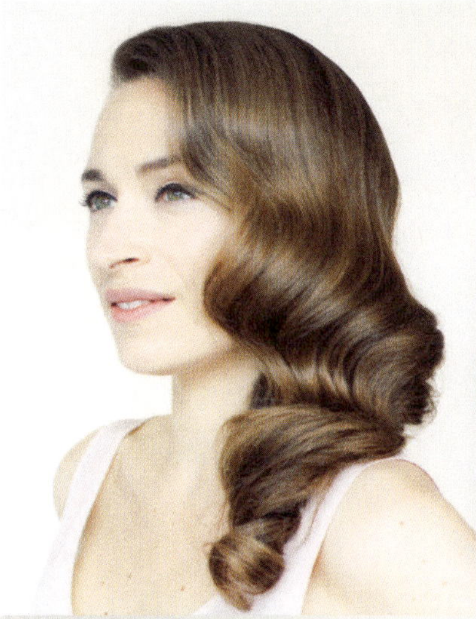
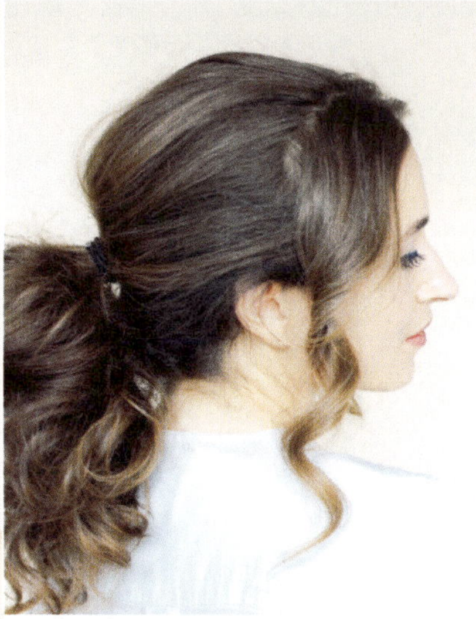
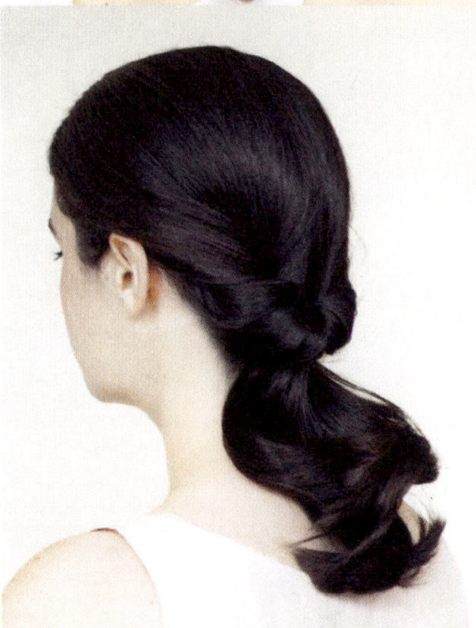
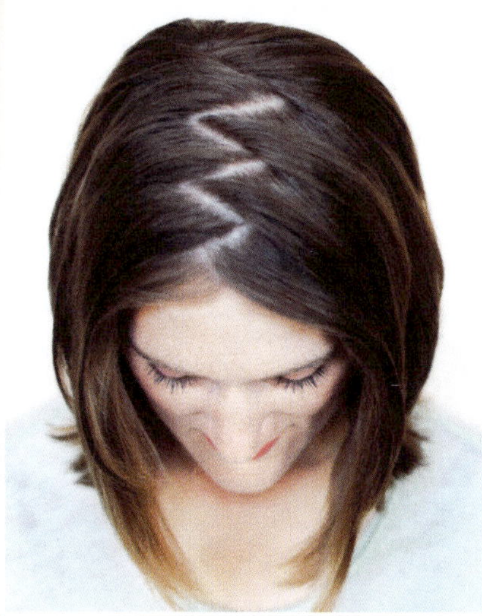
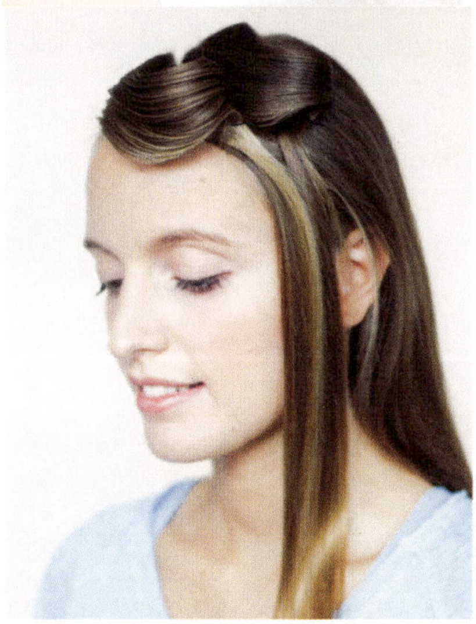
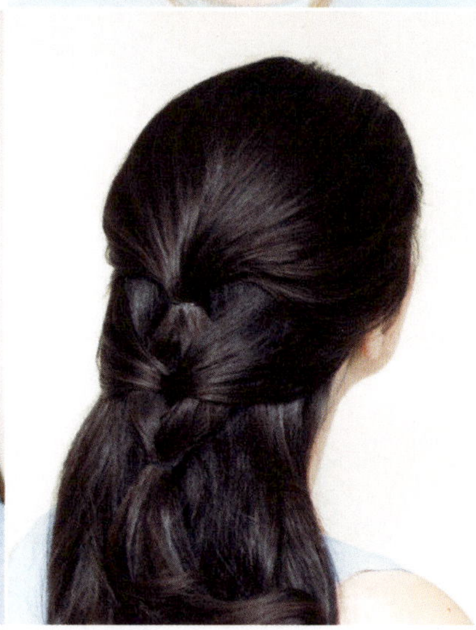

Nous le savons bien,

nous n'avons en général ni coiffeur à domicile comme les stars, ni le temps chaque matin ou avant une soirée de se faire un look tapis rouge... Mais pas question pour autant de sortir le cheveu en liberté ! Alors pour donner le change et faire illusion, voici des idées de coiffages express, faciles, pour être toujours bien apprêtée, l'air de rien !

GLAMOUR

LE « ONE SHOULDER »

Un style hollywoodien, mélange de brushing, de fixation et de coiffage sur « une épaule ».

DEGRÉ DE DIFFICULTÉ ✂✂✂✂

IL VOUS FAUT
Un fer à boucler ou un styler®, une brosse, des pinces plates, un sérum lissant ou une huile capillaire, de la laque.

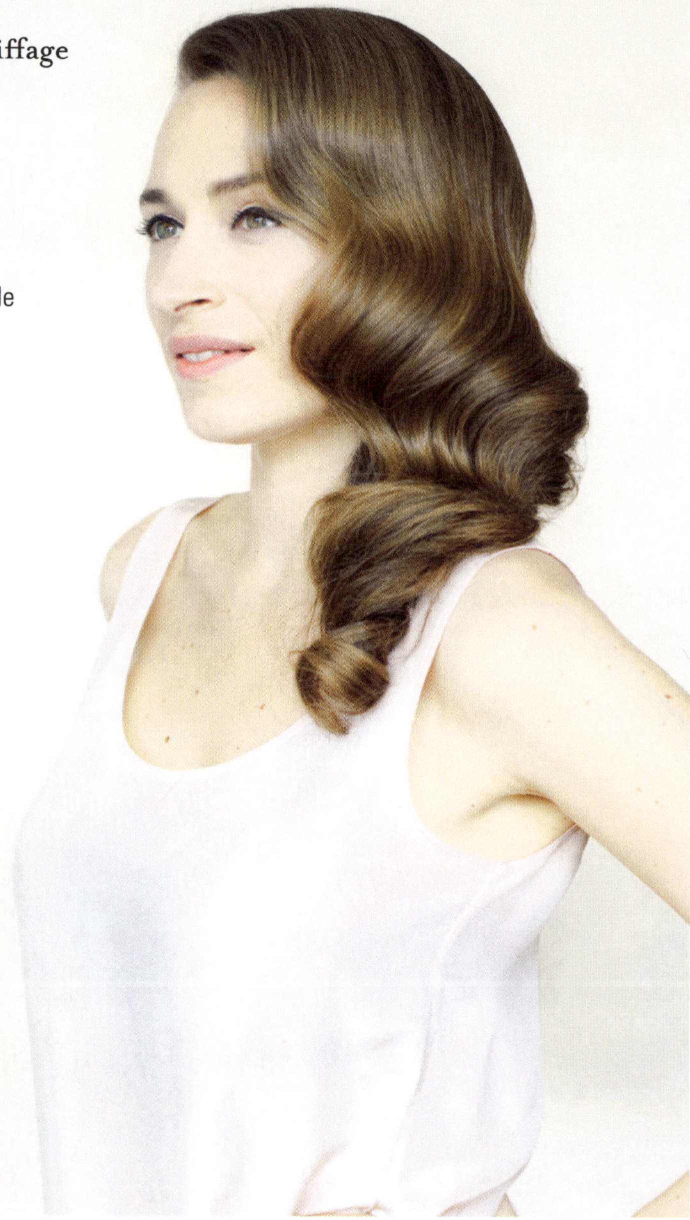

L'ASTUCE
DU COIFFEUR SAINT ALGUE
Si vos cheveux sont bouclés, réalisez les vagues en posant des élastiques sur cheveux humides à intervalles réguliers sur les longueurs.

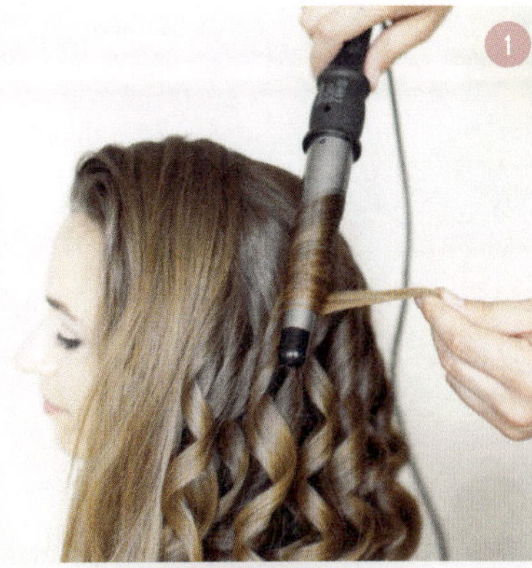

1 Créez des boucles à l'anglaise avec le styler®, sur toutes les longueurs.

2 Cassez les boucles pour les assouplir en les étirant aux doigts.

3 Brossez à plat dans la paume de la main pour transformer les boucles en vagues.

4 Lissez avec l'huile ou le sérum toute la surface des vagues pour éviter l'électricité statique.

5 Passez les cheveux sur une épaule et fixez avec des pinces plates glissées verticalement, puis laquez.

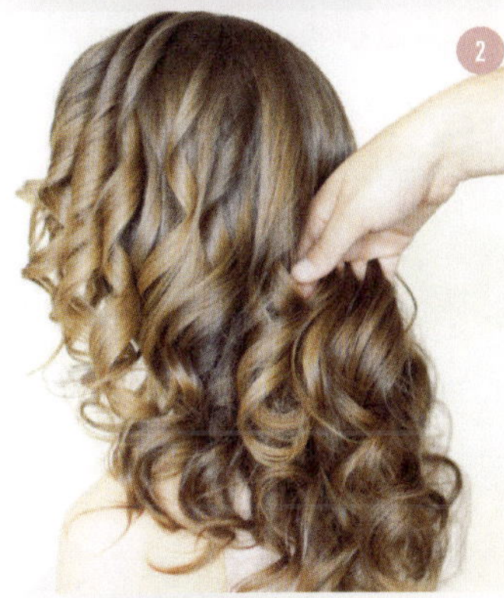

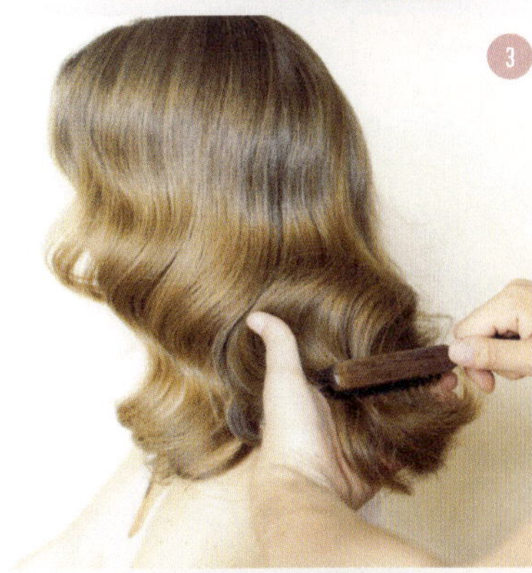

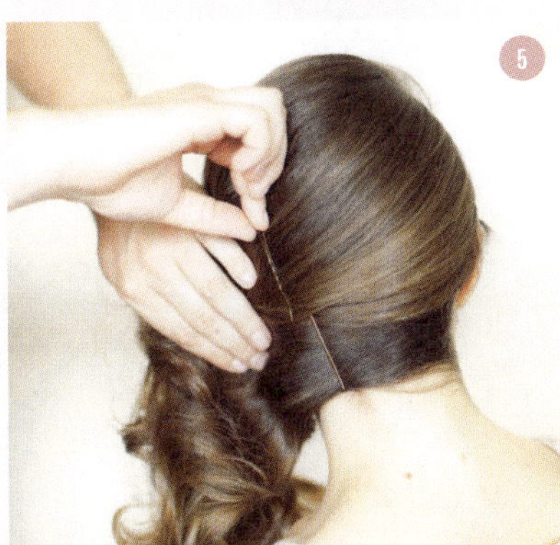

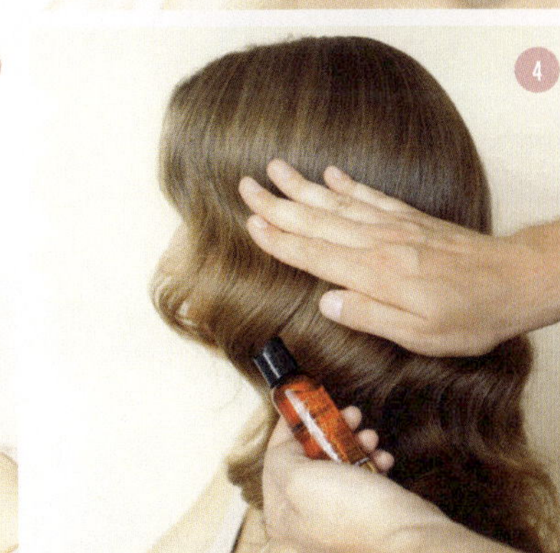

GLAMOUR

LES BOUCLES LIBRES

Une coiffure faussement sage et naturelle, en réalité hyper-glamour !

DEGRÉ DE DIFFICULTÉ

IL VOUS FAUT
Un fer à boucler, un élastique, un spray fixant ou de la laque.

L'ASTUCE
DU COIFFEUR SAINT ALGUE
Si vous n'avez pas de fer, vous pouvez créer des boucles en entortillant quatre à cinq mèches humides en macarons sur la tête.

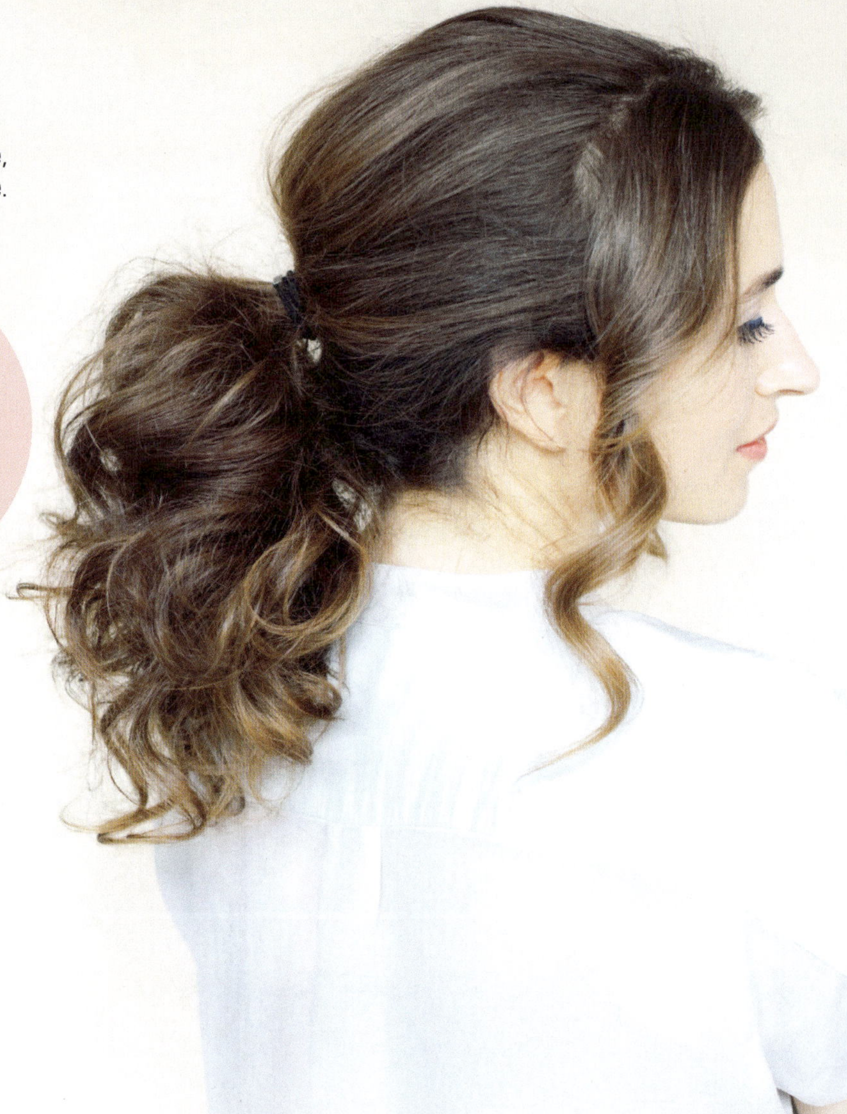

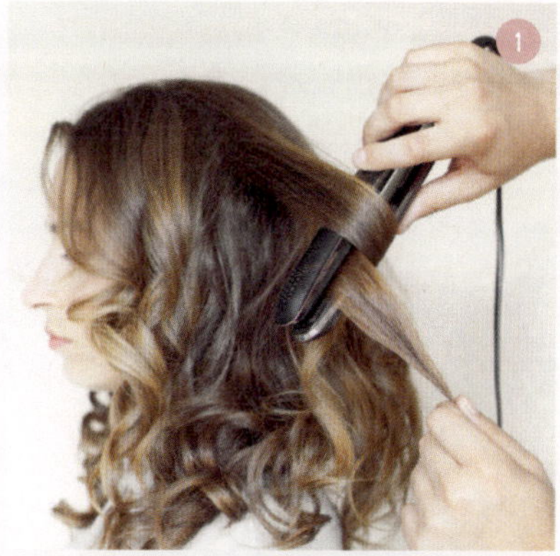

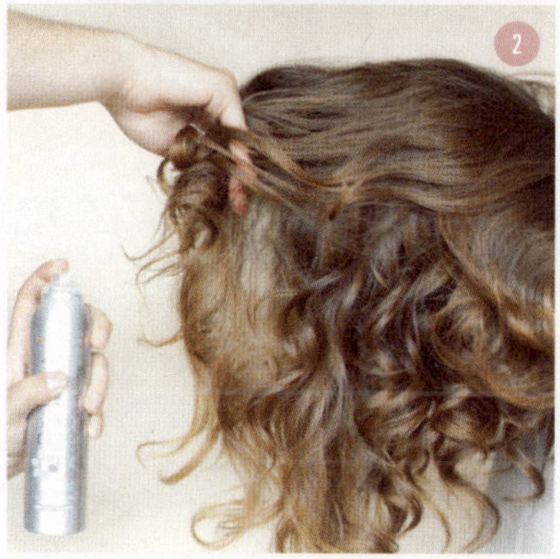

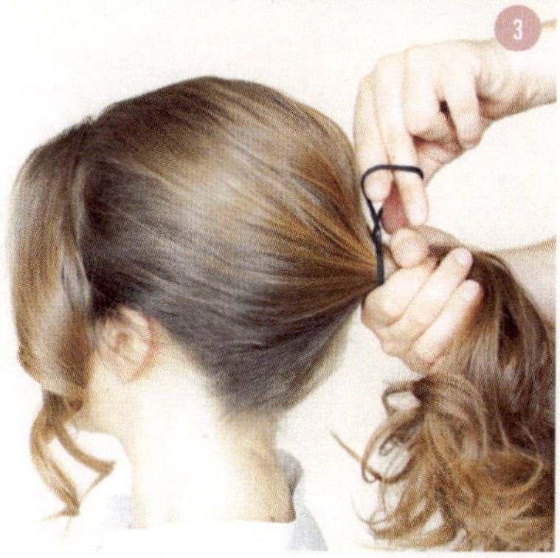

1 Créez des boucles plutôt lâches avec le fer.

2 Ébouriffez-les aux doigts, tête en bas, et vaporisez du fixateur dans la masse de cheveux.

3 Attachez les cheveux sans tirer en une queue-de-cheval basse, en laissant des mèches folles autour du visage.

MODERNE

LA QUEUE-DE-CHEVAL CUSTOMISÉE

Pour changer avec style de la classique queue-de-cheval basse.

DEGRÉ DE DIFFICULTÉ

IL VOUS FAUT
Une brosse, un élastique.

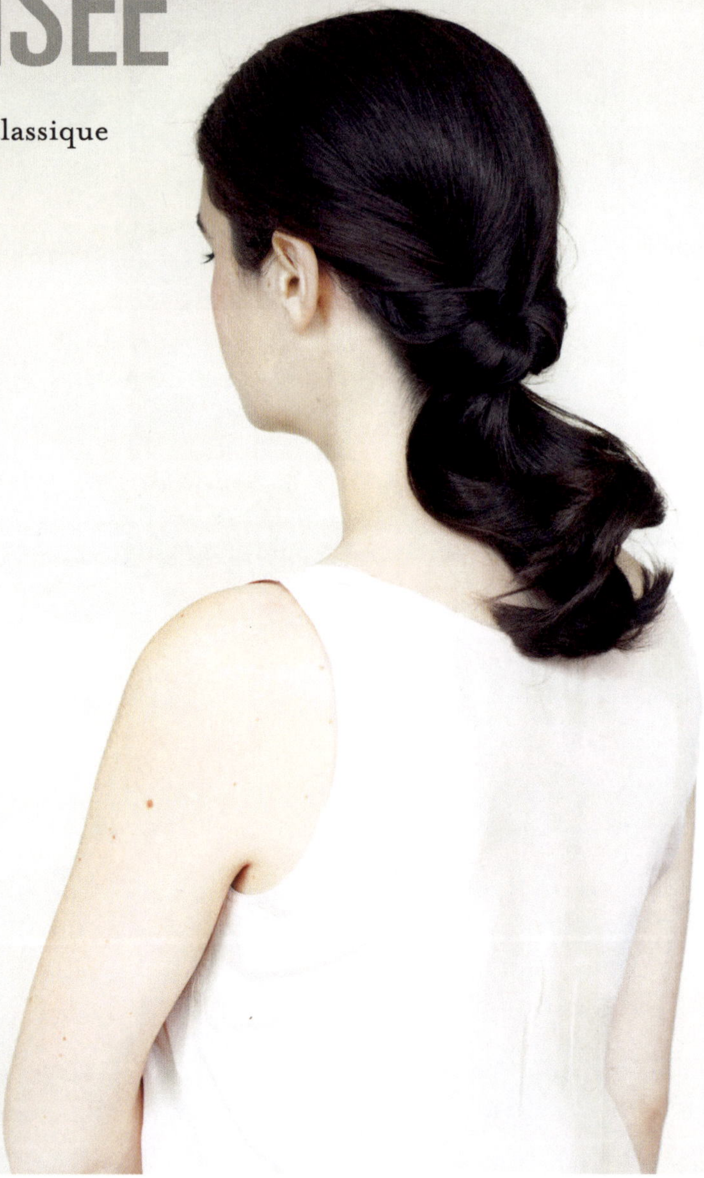

L'ASTUCE
DU COIFFEUR SAINT ALGUE
Recommencez une seconde fois pour un résultat plus tendu, ou tout le long des cheveux avec de multiples élastiques.

1 Coiffez les cheveux vers l'arrière.

2 Faites une queue-de-cheval normale mais basse.

3 Séparez les cheveux en deux au-dessus de l'élastique.

4 Faites passer la queue-de-cheval dans le trou, par le dessus.

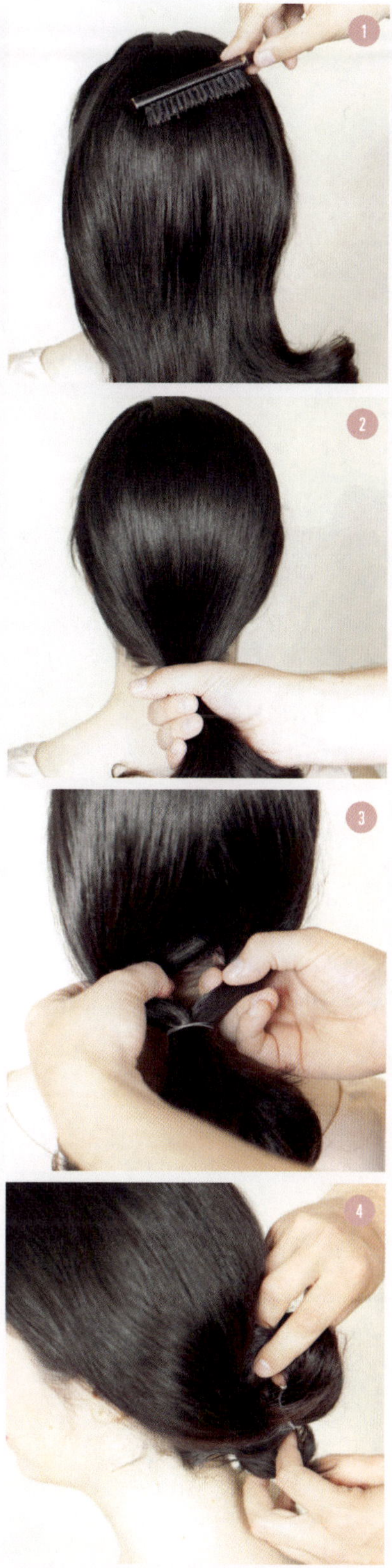

MODERNE

LA RAIE ZIGZAG

Coiffure S.O.S. des matins en détresse, ou comment customiser la raie du milieu.

DEGRÉ DE DIFFICULTÉ

IL VOUS FAUT
Une brosse, un peigne à queue ou le manche d'un pinceau.

L'ASTUCE
DU COIFFEUR SAINT ALGUE
Vous pouvez utiliser cette méthode pour twister une raie de côté ou une séparation de mèches dans une coiffure.

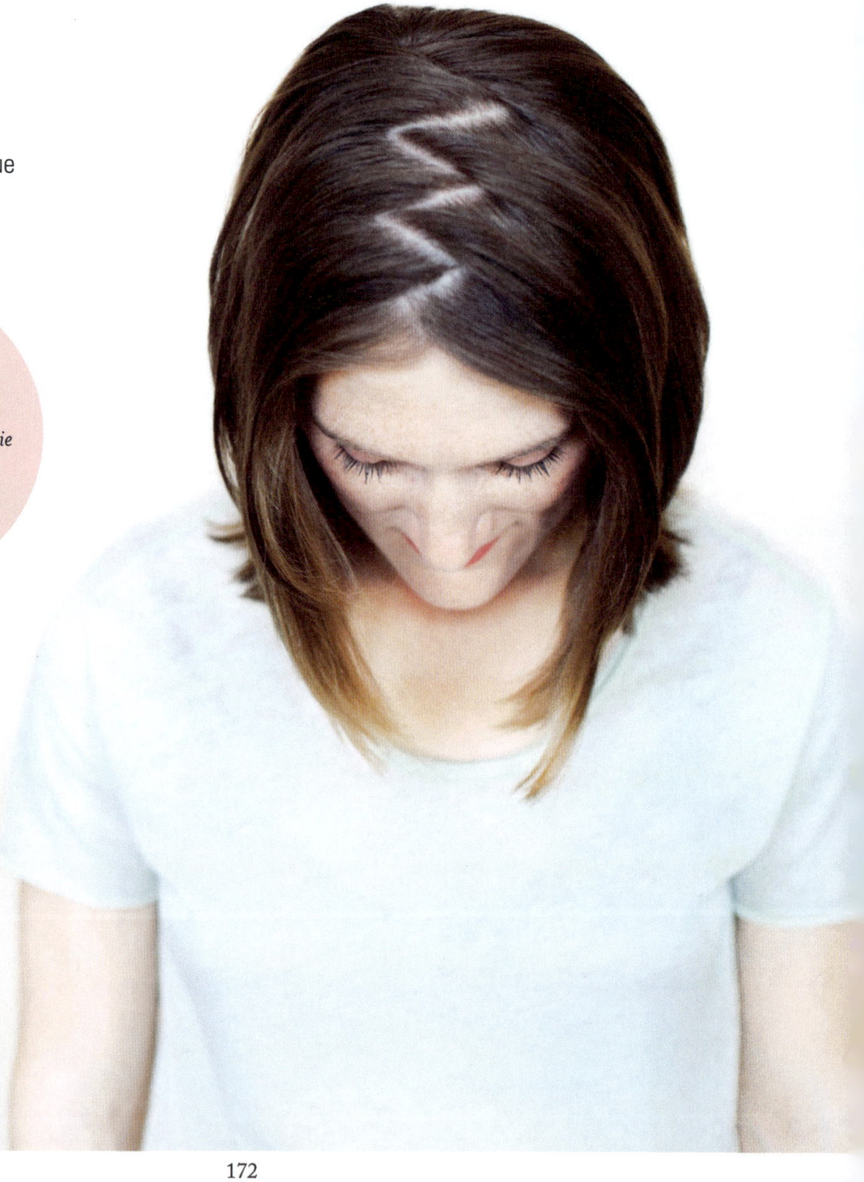

1 Coiffez tous les cheveux vers l'arrière.

2 Posez la pointe du peigne verticalement au milieu du front,puis avancez en zigzag sans vous arrêter.

3 Séparez les cheveux de part et d'autre à la main pour faire apparaître le motif.

4 Lissez à la brosse de chaque côté.

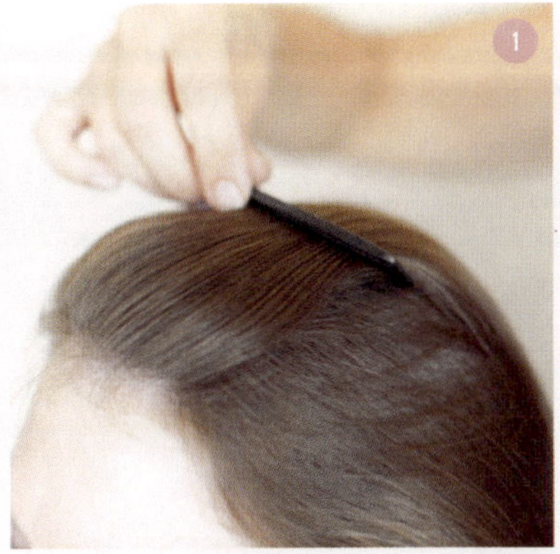

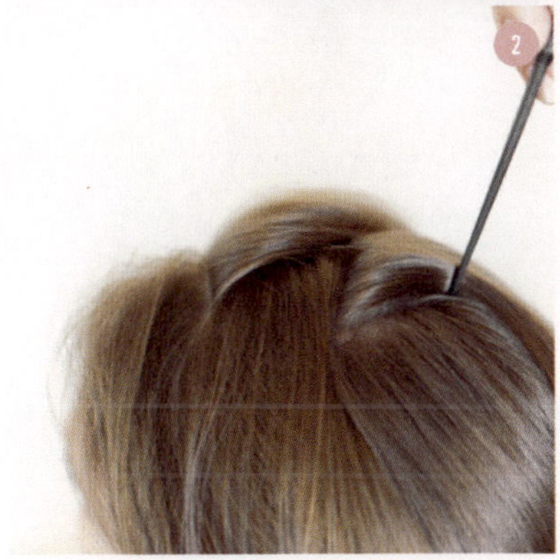

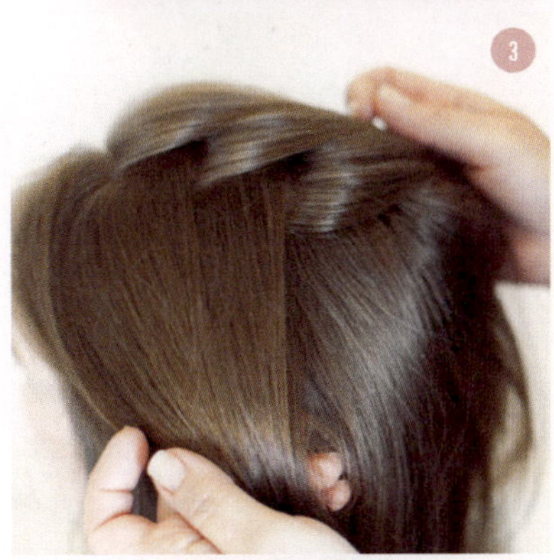

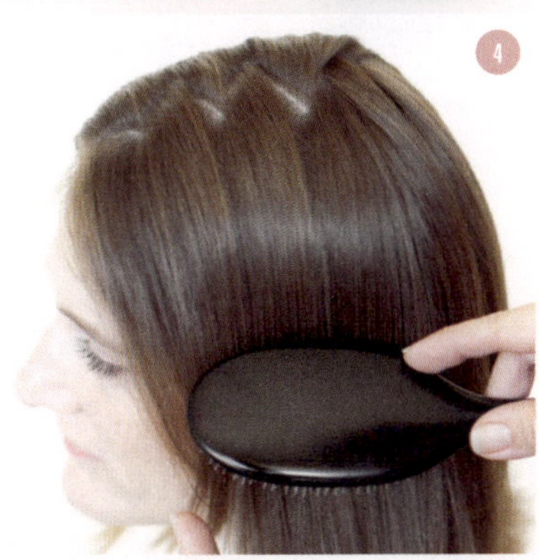

ROMANTIQUE

LE LISSAGE AVEC TWIST

Une mise en forme fantaisiste et fantaisie pour une coiffure un peu géométrique mais simple.

DEGRÉ DE DIFFICULTÉ

IL VOUS FAUT
Des pinces plates, du gel fixant.

L'ASTUCE
DU COIFFEUR SAINT ALGUE
Si vous souhaitez cacher les pointes des mèches, passez-les derrière l'oreille.

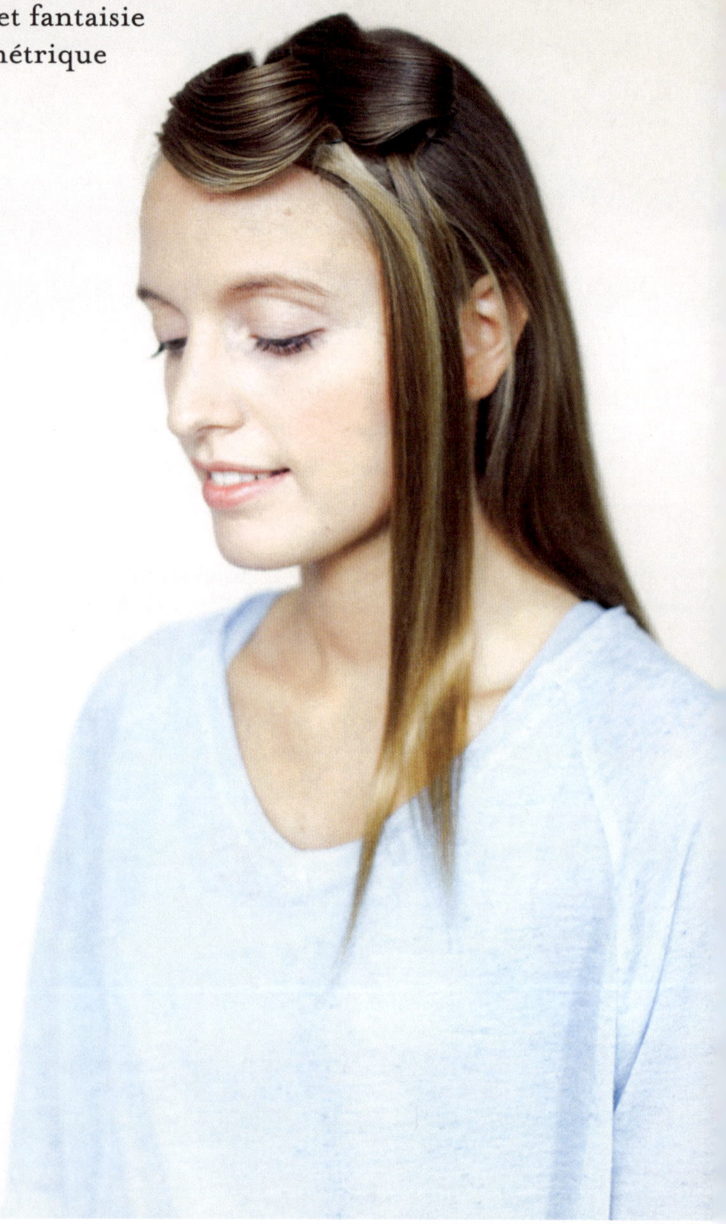

1 Détachez une large mèche au-dessus du front et lissez-la vers l'avant en la divisant en deux.

2 Lissez la mèche la plus en arrière aux doigts avec le gel.

3 Formez une boucle et fixez-la avec une pince.

4 Recommencez avec la seconde mèche et placez la boucle à côté de la première, les longueurs le long de la joue.

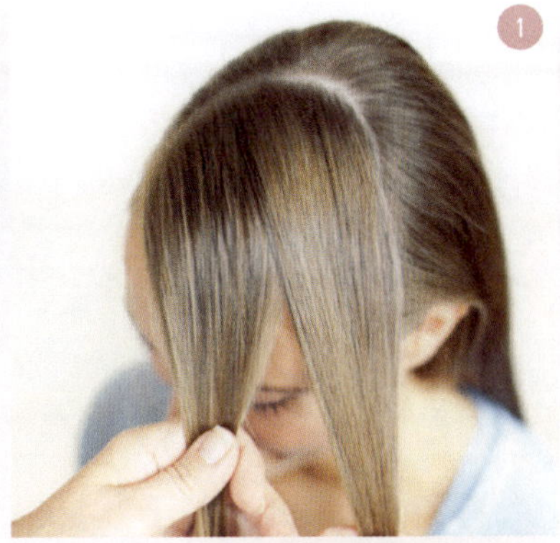

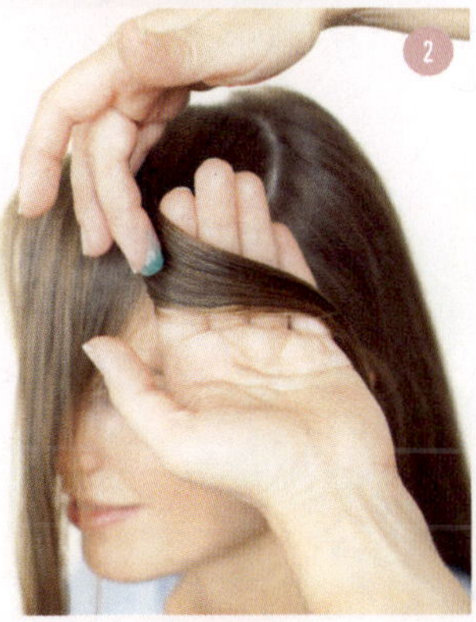

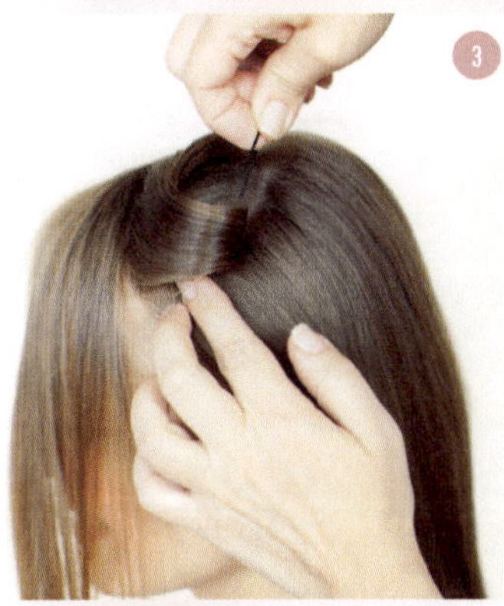

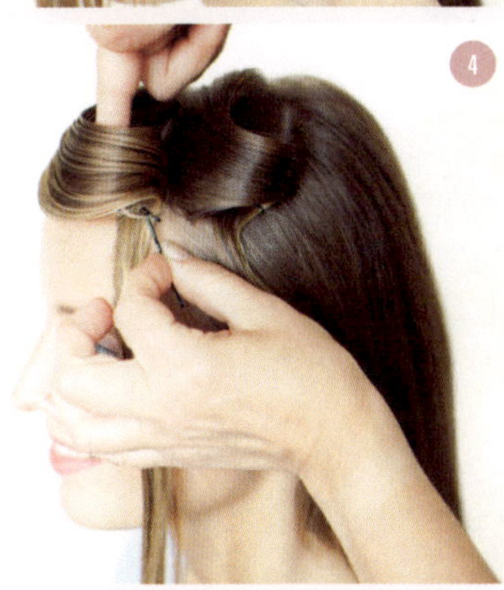

ROMANTIQUE

LES MÈCHES TISSÉES

Un jeu de mèches pour structurer des longueurs un peu sages.

DEGRÉ DE DIFFICULTÉ

IL VOUS FAUT
Une brosse, trois petits élastiques.

L'ASTUCE
DU COIFFEUR SAINT ALGUE
En réalisant cette technique depuis le front, ou en la faisant de chaque côté de la tête, avec de petites mèches serrées, obtenez un effet « tissage » spectaculaire.

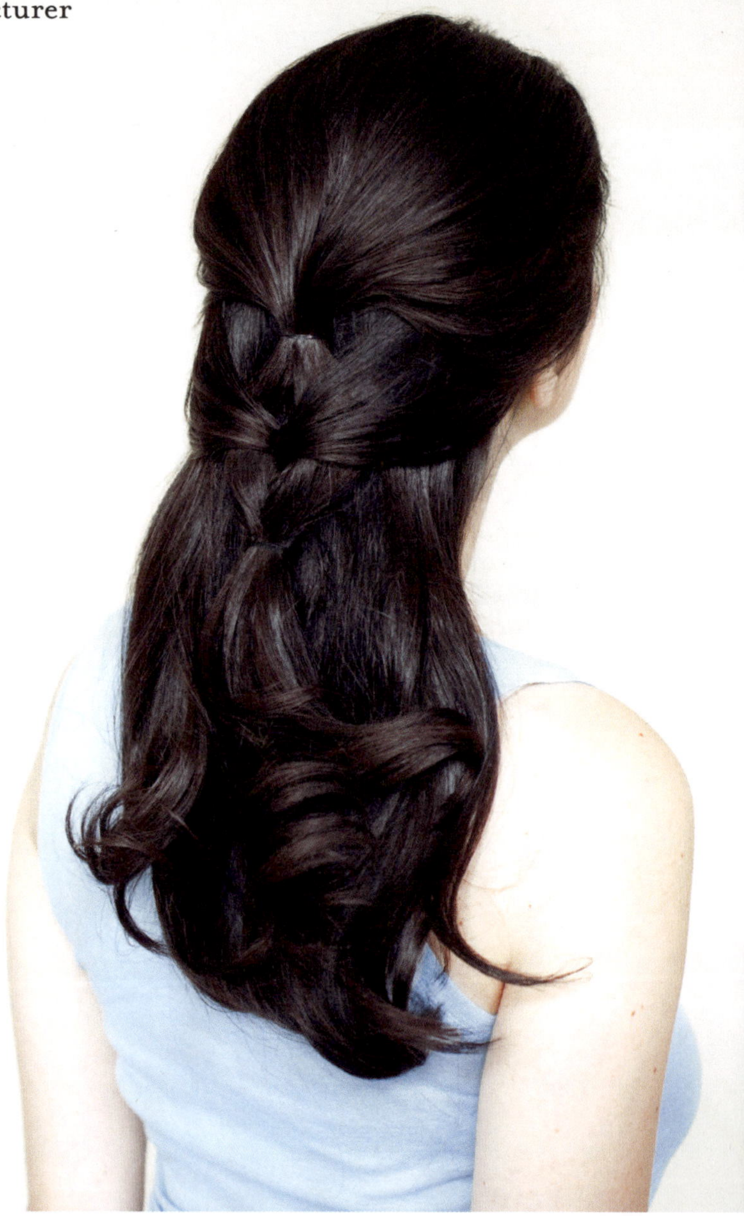

1 Lissez les cheveux à la brosse et détachez deux mèches partant des tempes.

2 Faites-en une demi-queue-de-cheval fermée avec un élastique.

3 Posez un deuxième élastique 5 cm plus bas.

4 Séparez la mèche en deux entre les deux élastiques et passez-y deux mèches prises sur les côtés du visage. Ajoutez un élastique par-dessus le deuxième, incluant les deux mèches des côtés.

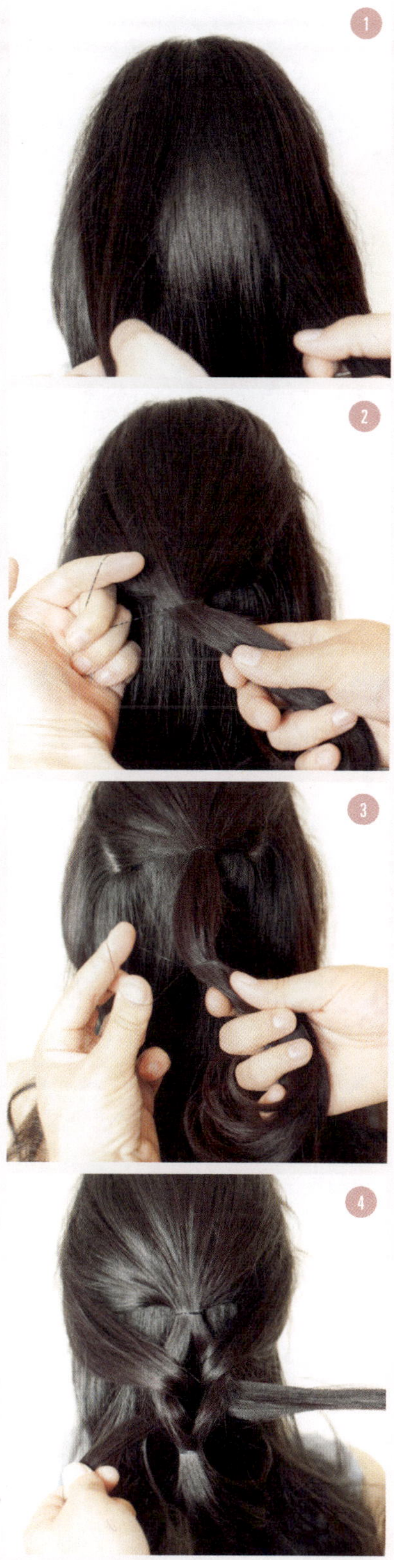

chapitre X

POUR UNE SOIRÉE

en 9 coiffures

Les « victory rolls » • La banane-fleur
La double banane • Le chignon creux
La tresse princesse • La torsade majeure
Le multinœuds • Le gros nœud • Le demi-nœud

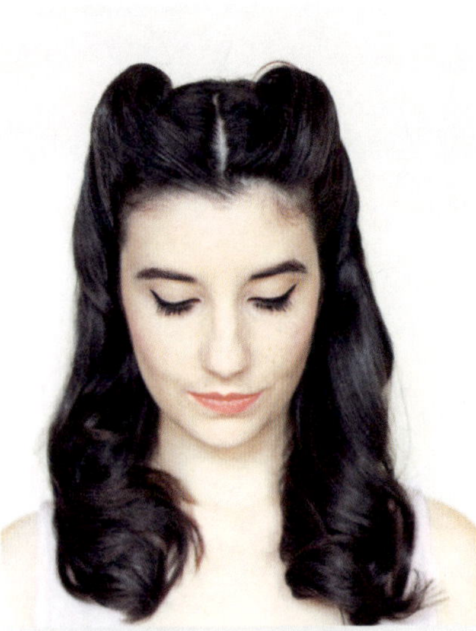
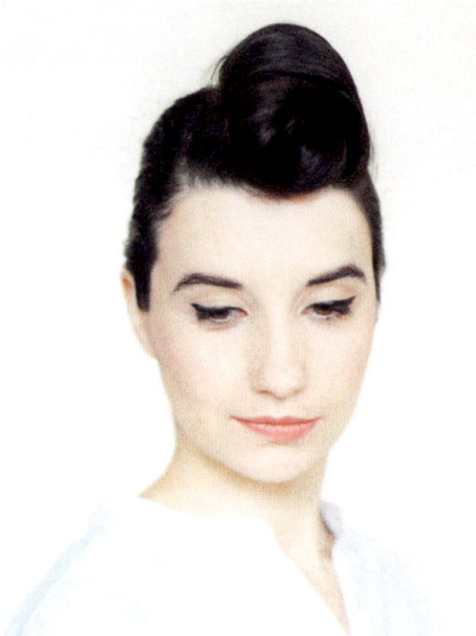
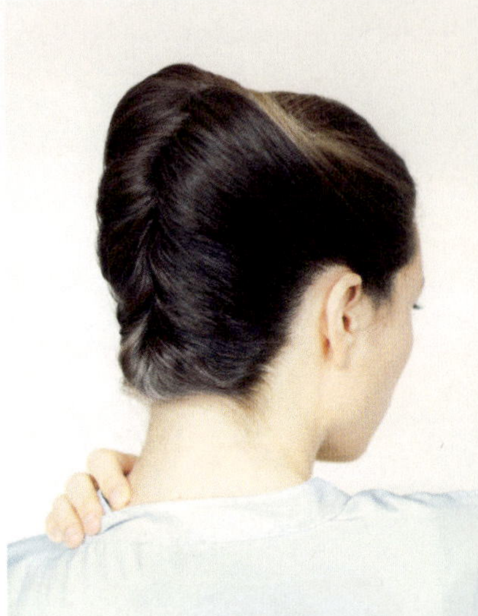
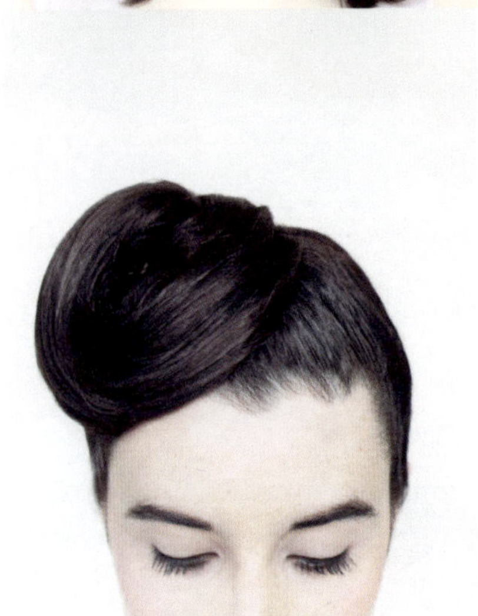
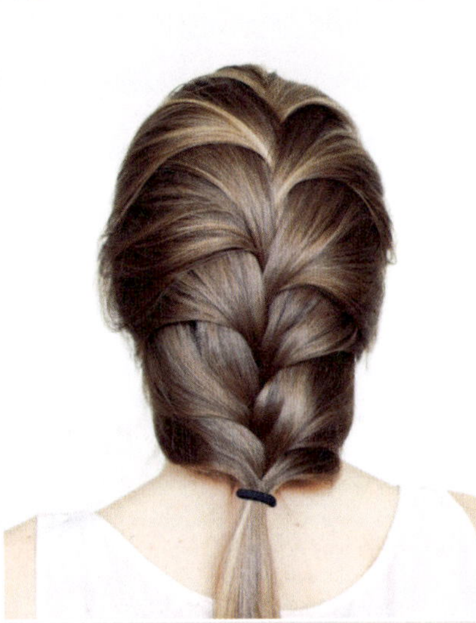
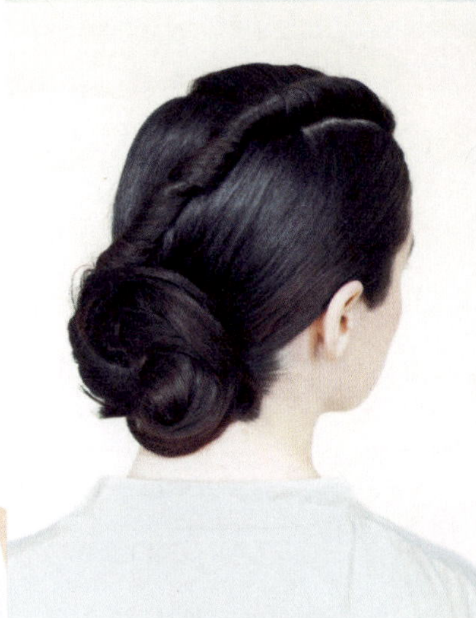
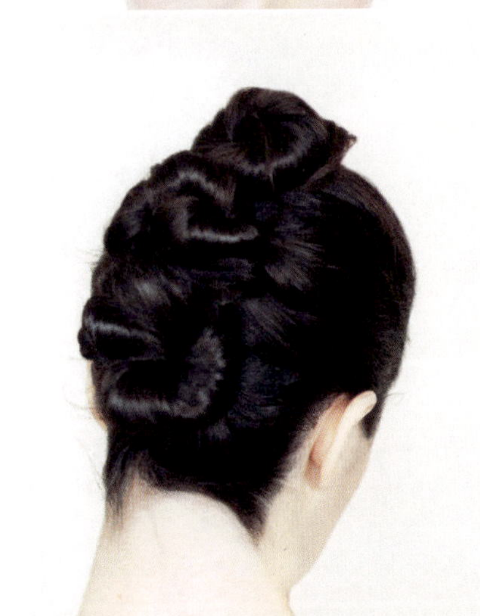
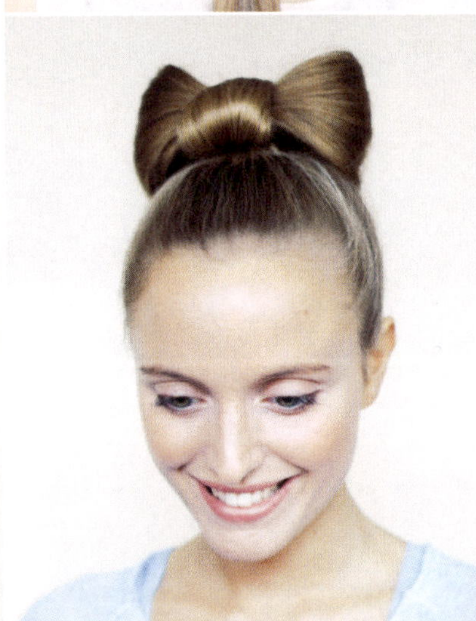
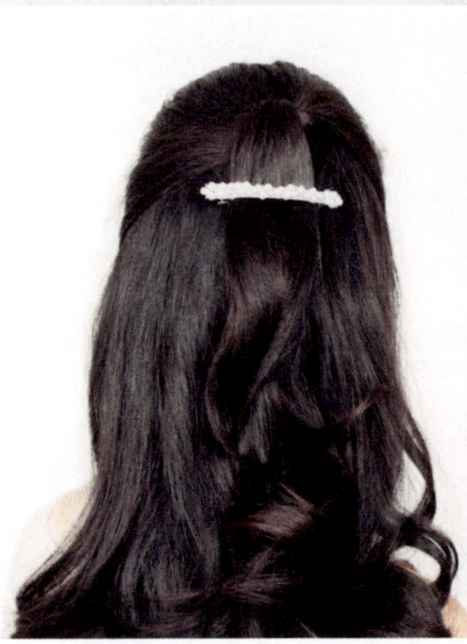

Qui dit coiffure,

dit souvent événement important ! Ce chapitre vous aidera dans toutes les occasions où, après avoir (enfin) trouvé sa tenue, ses chaussures et ses bijoux, il ne reste que ses cheveux à mettre sur leur 31 ! Dimension « waou » pour des coiffures souvent faciles mais qui feront leur petit effet. Entraînez-vous avant pour les plus complexes, et aidez-vous mutuellement entre copines qui seront bien contentes, elles aussi, d'être bien coiffées !

VARIATIONS DE BANANES

LES « VICTORY ROLLS »

Un style *vintage* à fort tempérament qui ne passe pas inaperçu !

DEGRÉ DE DIFFICULTÉ

IL VOUS FAUT
Deux pinces plates, des épingles neige, de la laque.

L'ASTUCE
DU COIFFEUR SAINT ALGUE
Avec les longueurs, faites soit des boucles, soit un chignon.

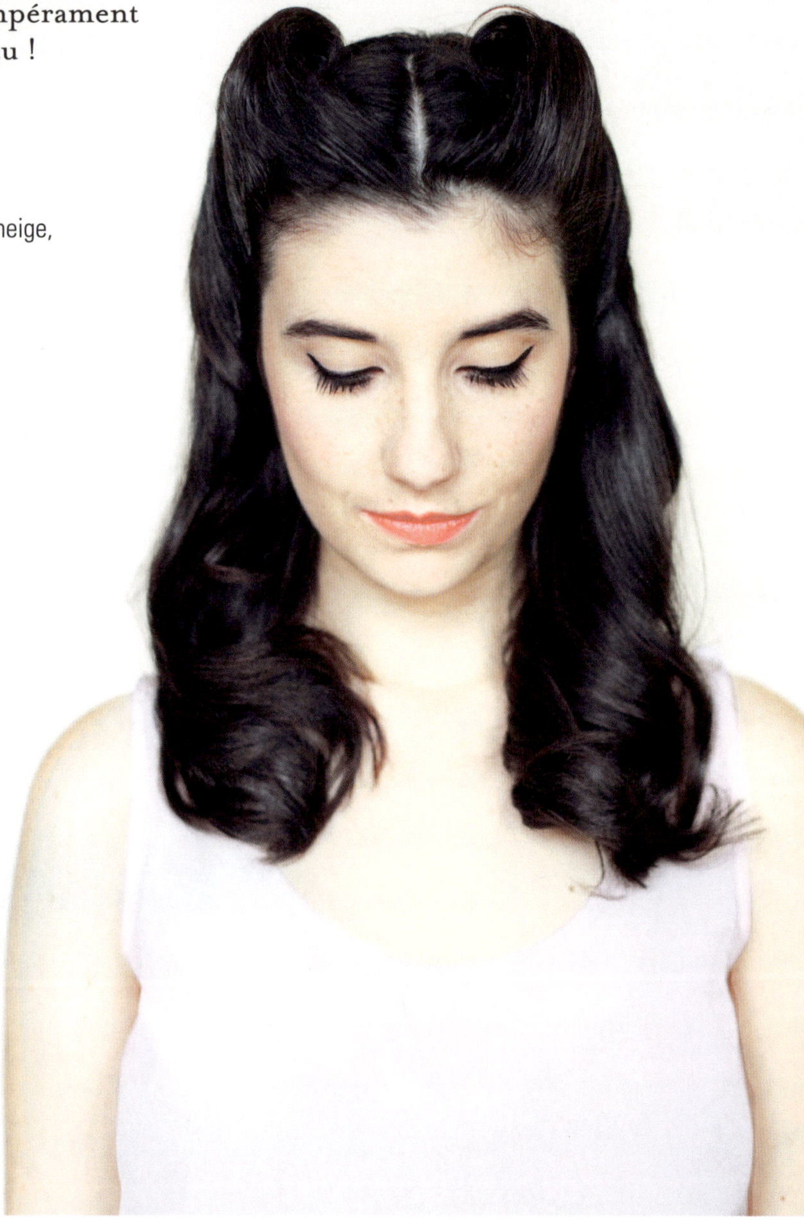

1 Divisez la chevelure en trois parties : deux dessus avec une raie au milieu et une avec les cheveux de derrière.

2 Prenez une des mèches de devant et crêpez-la vers le haut.

3 Enroulez la mèche sur elle-même autour de deux doigts vers l'arrière.

4 Fixez avec des épingles et recommencez avec l'autre mèche, puis laquez.

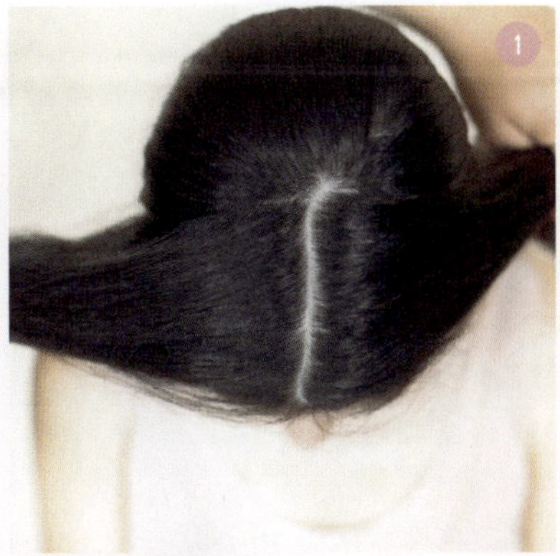

1

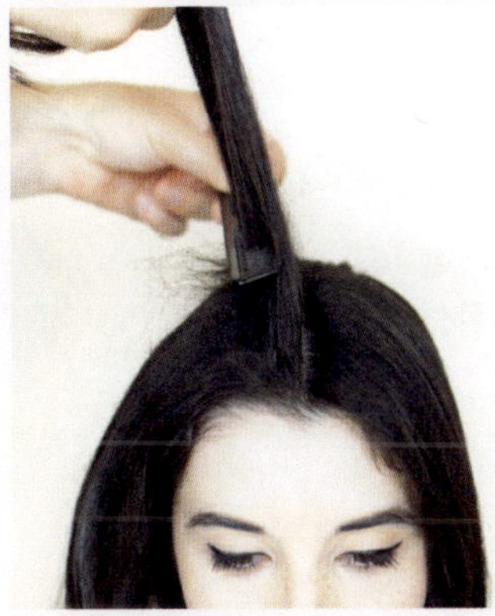

2

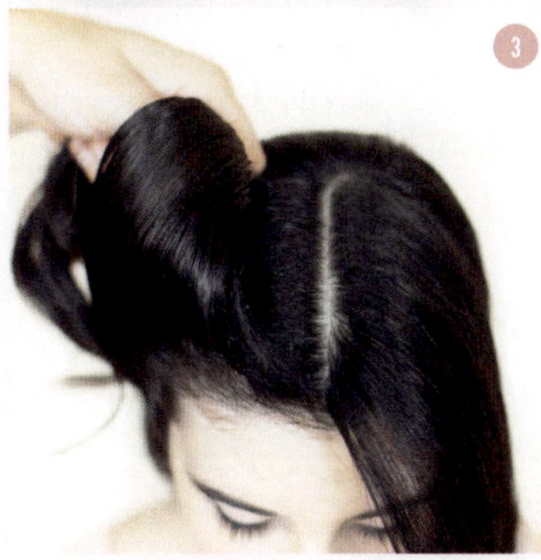

3

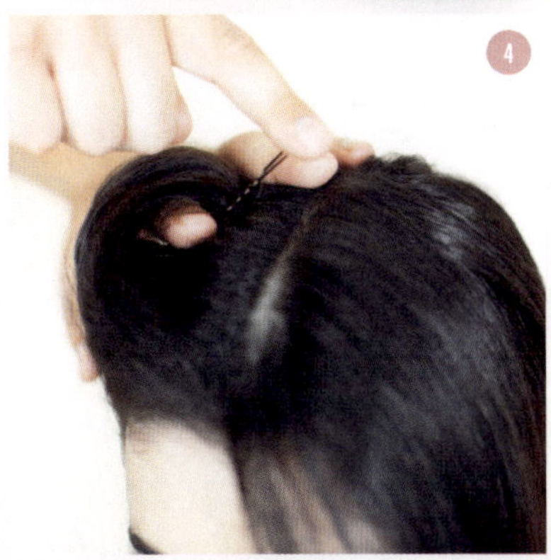

4

LA BANANE-FLEUR

Une banane rock et romantique pour les grandes occasions !

DEGRÉ DE DIFFICULTÉ

IL VOUS FAUT
Une grande pince, des pinces plates, du gel ou du spray fixant.

L'ASTUCE
DU COIFFEUR SAINT ALGUE
Si vous n'arrivez pas faire tenir la « fleur », enroulez les cheveux autour d'un petit bigoudi qui donnera la juste forme mais sera dissimulé par les cheveux.

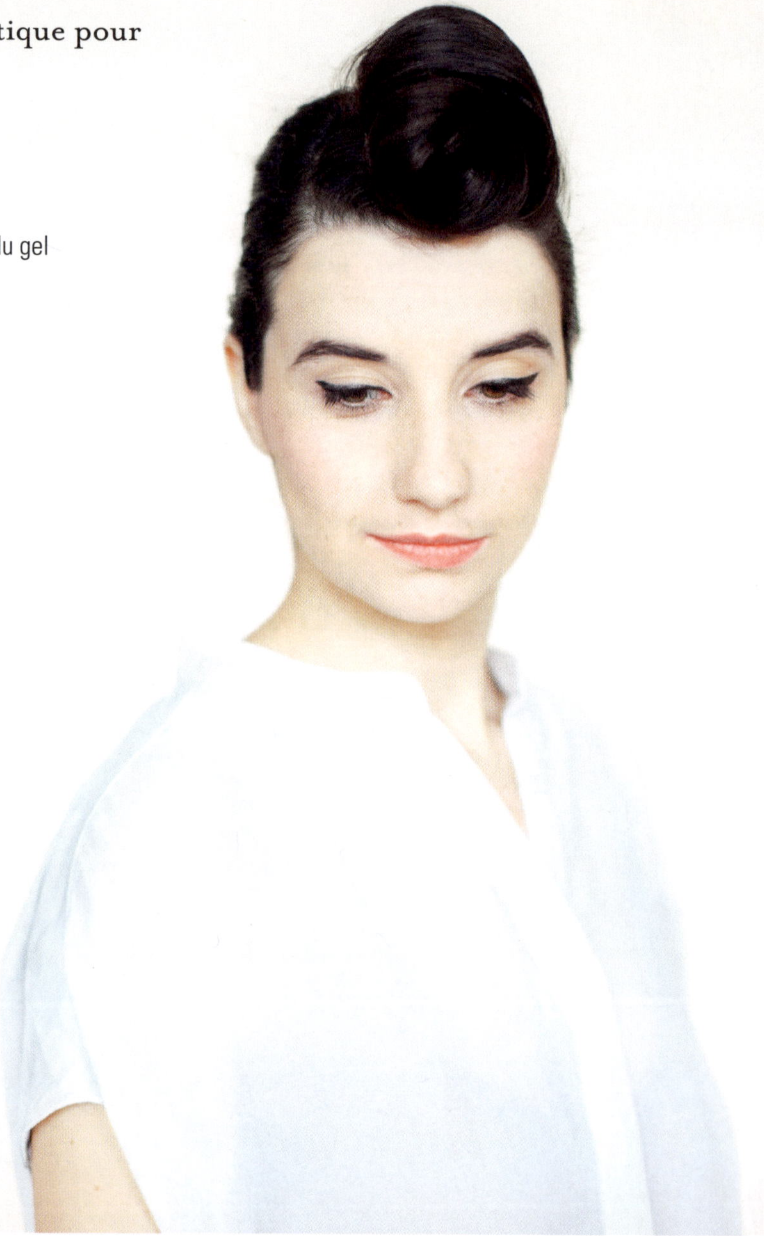

1 Séparez une large mèche devant et lissez le reste des cheveux vers l'arrière en un chignon torsadé.

2 Enroulez soigneusement la mèche de devant vers le haut, en spirale.

3 Posez-la sur la tête et fixez avec des pinces plates.

4 Lissez et fixez au gel.

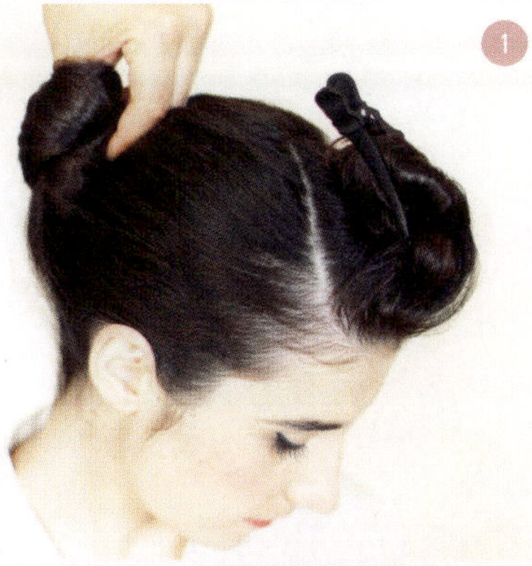

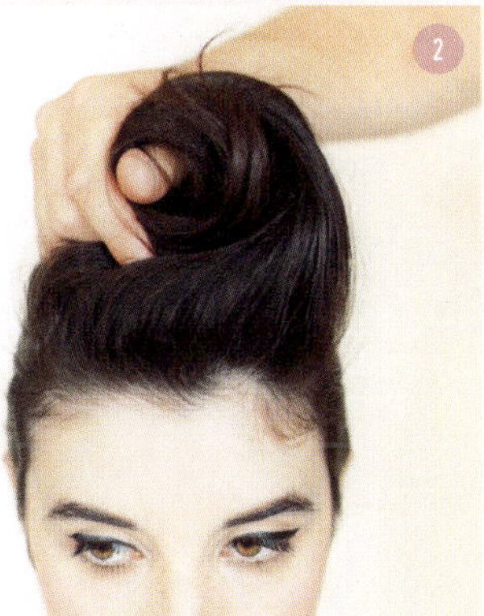

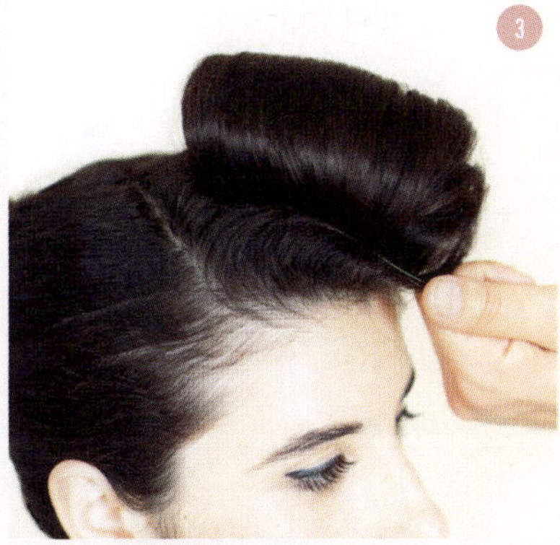

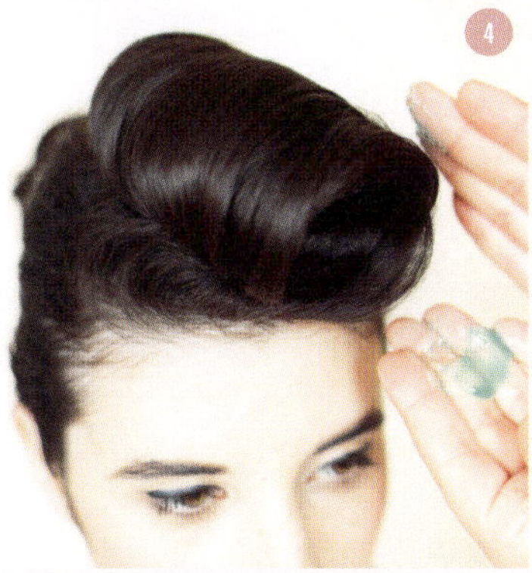

VARIATIONS DE BANANES

LA DOUBLE BANANE

Le fameux chignon banane dédoublé pour un effet distingué et féminin.

DEGRÉ DE DIFFICULTÉ

IL VOUS FAUT
Un peigne, des pinces plates, des épingles neige.

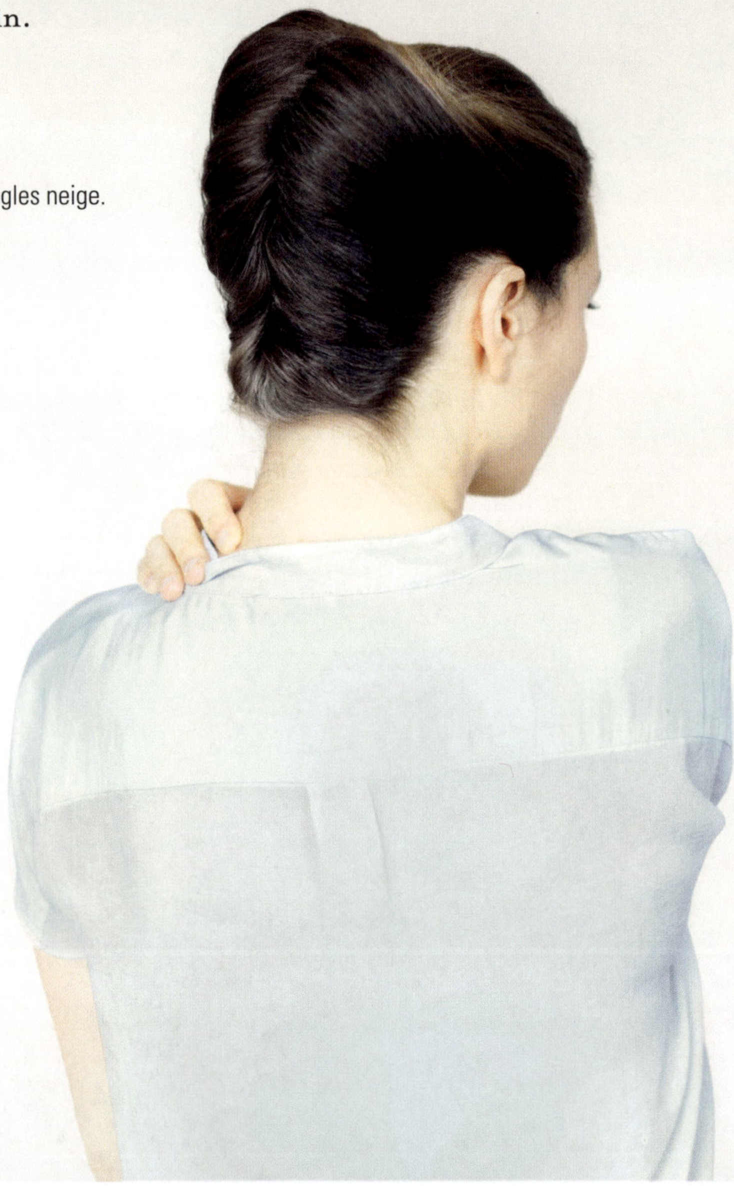

L'ASTUCE
DU COIFFEUR SAINT ALGUE
Pour plus de volume, crêpez la mèche avant ; si vos cheveux sont glissants, dissimulez de petits bigoudis dans les spirales ! Ni vu ni connu…

1 Lissez une mèche de la largeur du front vers l'arrière et fixez-la avec des pinces plates.

2 Séparez-la en deux, ainsi que le reste des cheveux en traçant une raie au milieu, derrière la tête.

3 Montez la première torsade avec la main en enroulant les longueurs à l'intérieur et fixez avec des épingles.

4 Faites de même de l'autre côté, en prenant soin de coller la seconde torsade à la première sur toute la longueur.

5 Renforcez la tenue en fixant chaque rouleau par le dessus, avec des épingles.

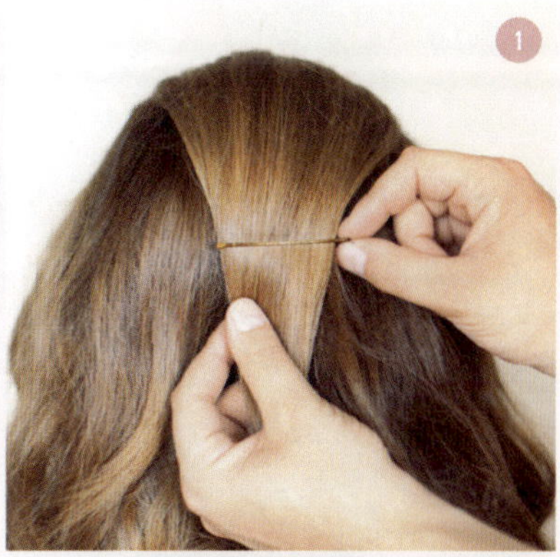

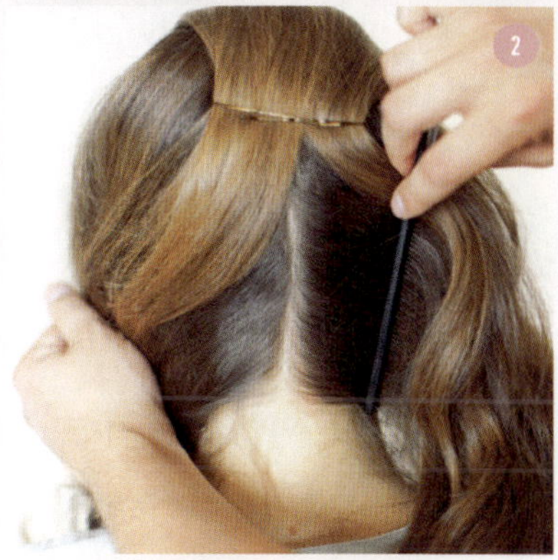

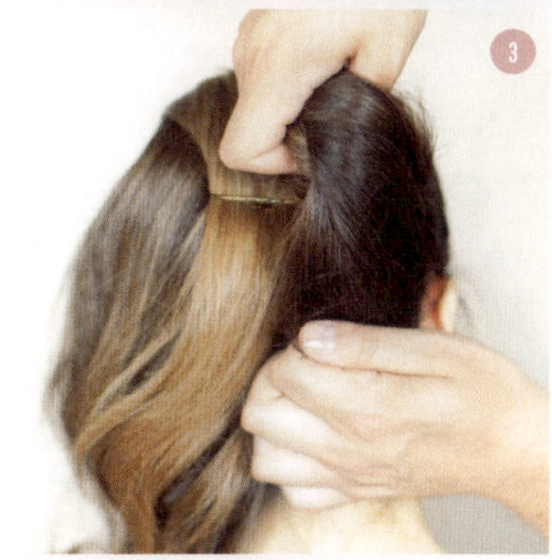

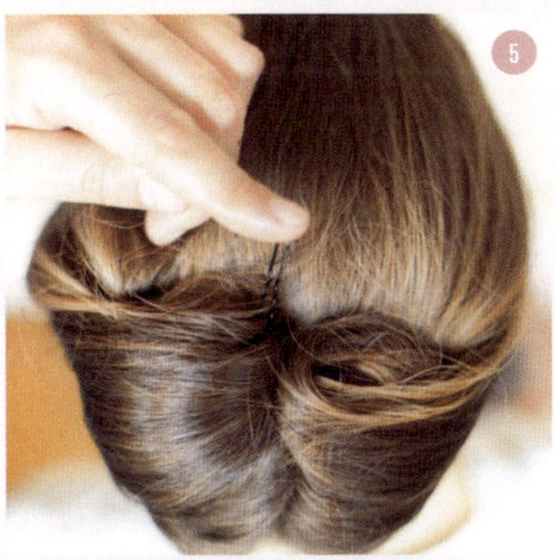

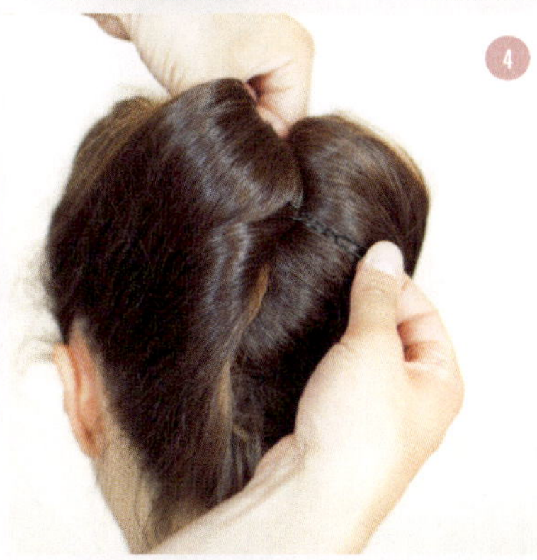

CLASSIQUE CHIC

LE CHIGNON CREUX

Une coiffure *arty* façon chignon revisité pour les soirs de gala.

DEGRÉ DE DIFFICULTÉ

IL VOUS FAUT
Une brosse, un élastique, des épingles neige, du gel lissant « *wet look* ».

L'ASTUCE
DU COIFFEUR SAINT ALGUE
Selon la longueur de vos cheveux, variez le périmètre du cercle, mais gardez-le vide au centre pour l'effet graphique.

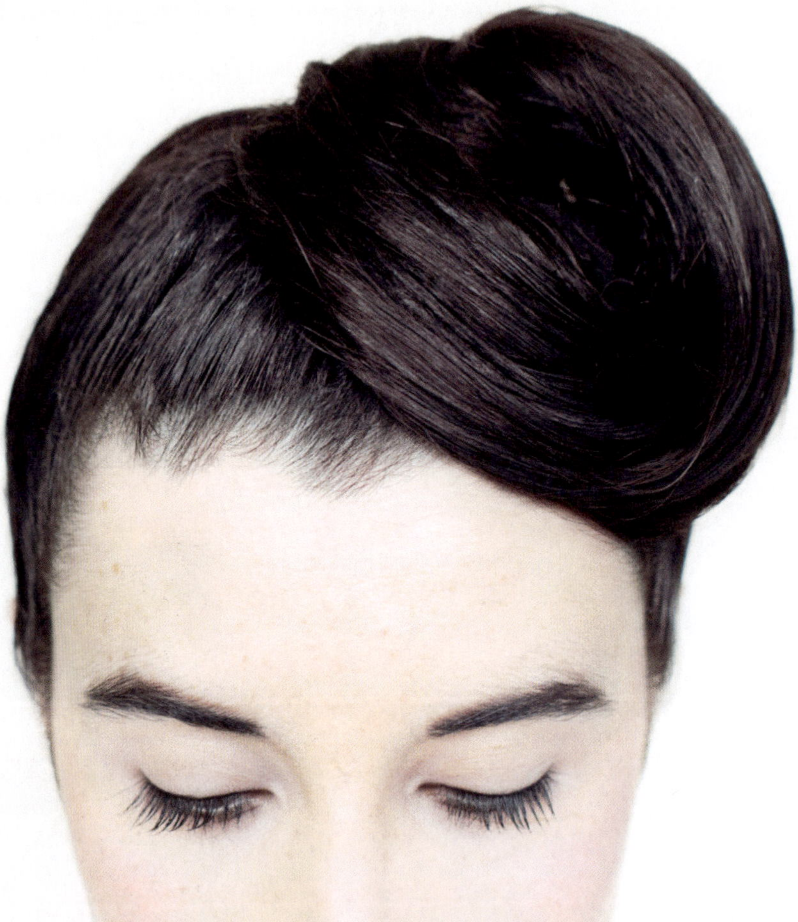

1 Faites une queue-de-cheval au sommet de la tête et sur le côté, façon « palmier ».

2 Lissez les longueurs au gel pour les imprégner.

3 Faites tourner la mèche en un cercle posé et entourez l'élastique avec les pointes.

4 Fixez le cercle avec des épingles.

1

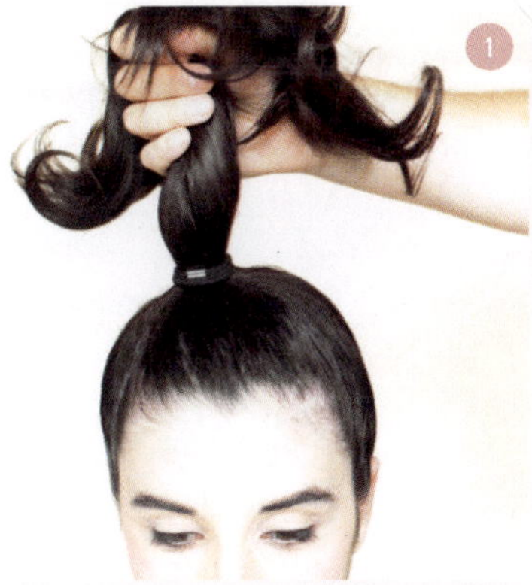

2

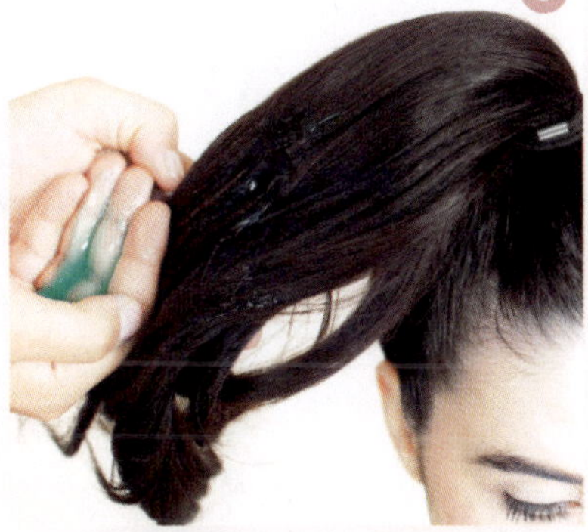

3

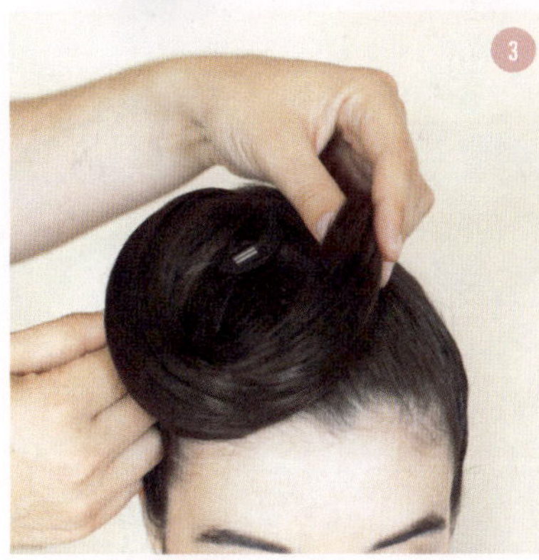

4

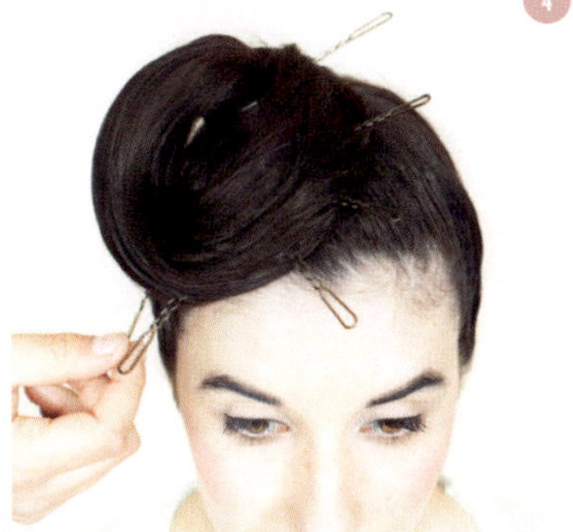

CLASSIQUE CHIC

LA TRESSE PRINCESSE

Une création très poétique, sorte de tresse africaine à deux branches.

DEGRÉ DE DIFFICULTÉ

IL VOUS FAUT
Un élastique, de la laque.

L'ASTUCE
DU COIFFEUR SAINT ALGUE
Pour vous aider et ne pas mélanger les mèches, n'hésitez pas à mouiller vos cheveux pour qu'ils glissent moins.

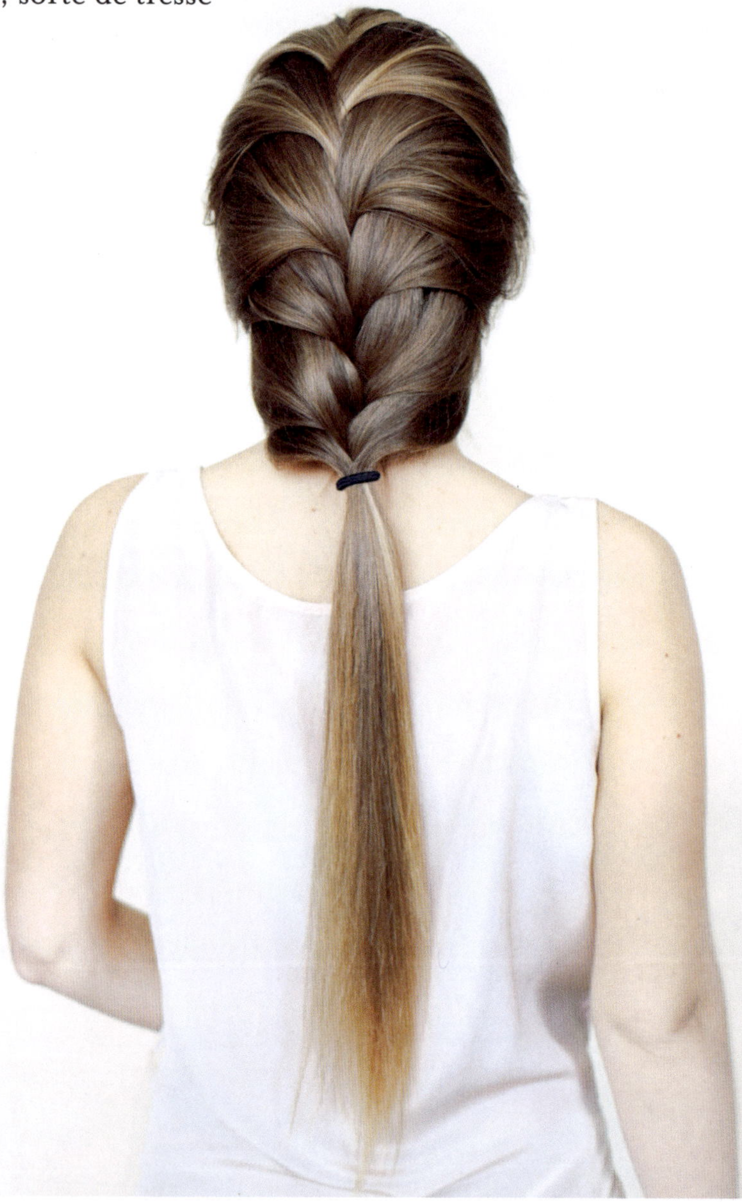

1 Prenez une mèche depuis le front, lissez-la, puis séparez-la en deux et croisez les branches.

2 Incorporez à chaque branche deux nouvelles mèches prises sur les côtés et croisées à leur tour.

3 Continuez à croiser ensemble deux mèches de l'extérieur de la même manière, en incorporant à chaque fois les précédentes.

4 Quand tous les cheveux des côtés sont pris, finissez par un élastique et laquez.

1

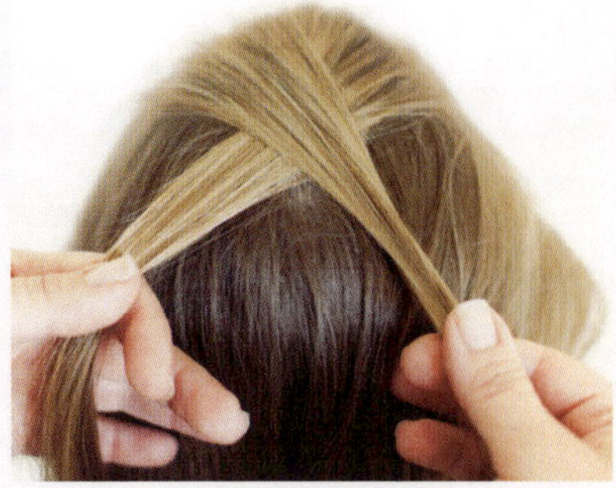

2

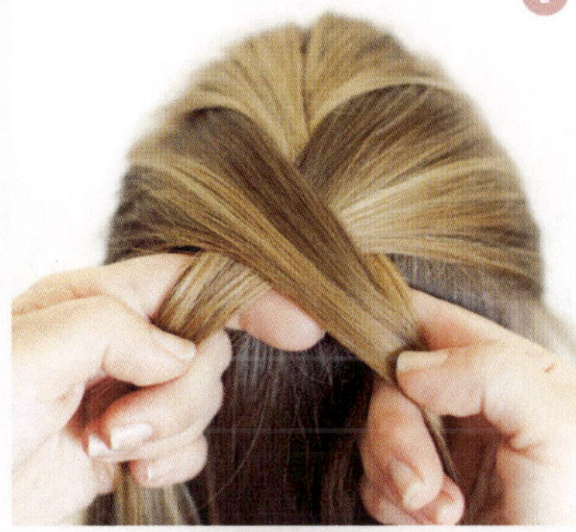

3

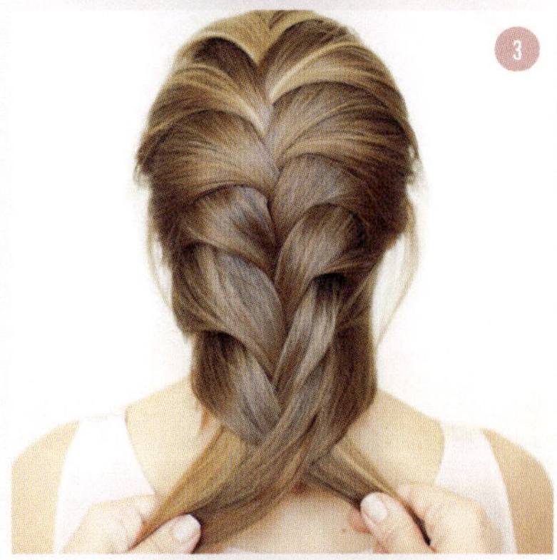

4

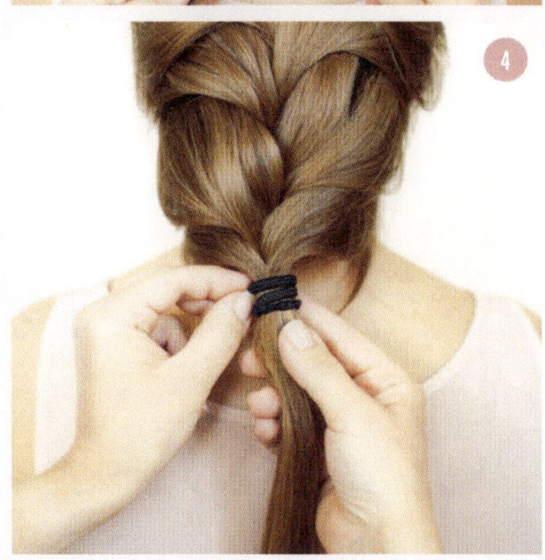

CLASSIQUE CHIC

LA TORSADE MAJEURE

Un style couture très chic inspiré des défilés, qui habille comme un accessoire.

DEGRÉ DE DIFFICULTÉ

IL VOUS FAUT
Des épingles neige, de la laque, du gel ou du spray lissant.

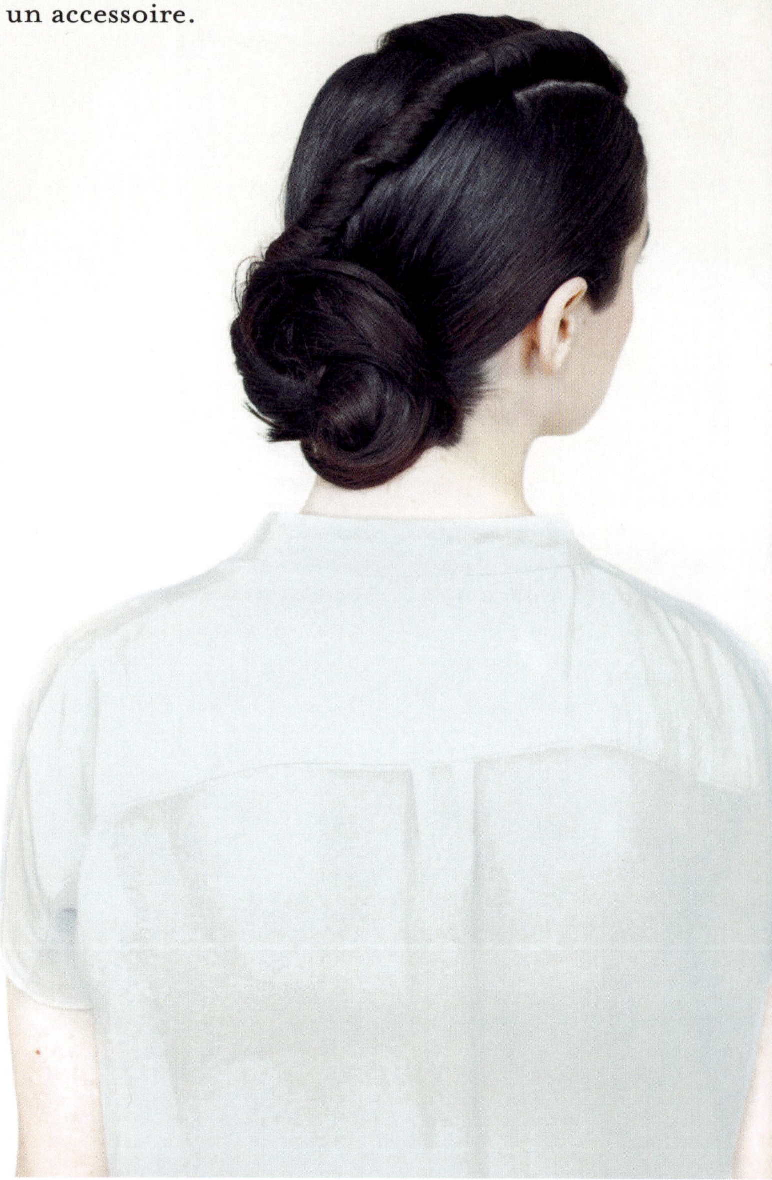

L'ASTUCE
DU COIFFEUR SAINT ALGUE
Si vous avez beaucoup de longueur, glissez les cheveux du chignon dans un filet, cela aidera à fixer la coiffure plus facilement.

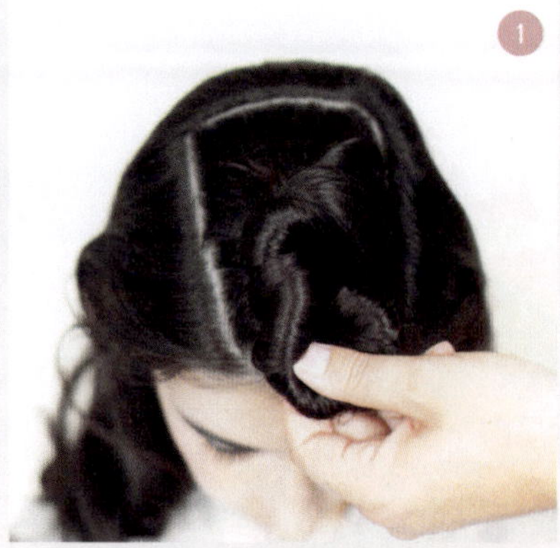

1 Divisez les cheveux en deux parties : un large rectangle partant du front, prenant le dessus de la tête, et le reste des cheveux.

2 Lissez parfaitement l'arrière et attachez-le en chignon bas ou en queue-de-cheval.

3 Avec la mèche du dessus, créez une torsade serrée en la roulant sur elle-même vers l'arrière, comme un petit rouleau posé sur une des raies de séparation.

4 Rattachez-la au chignon avec quelques épingles.

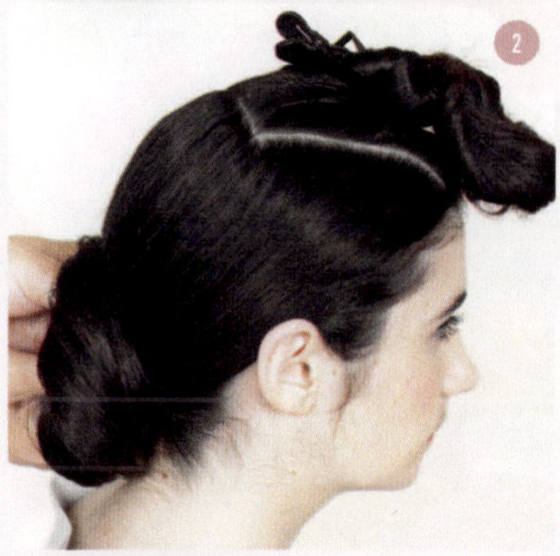

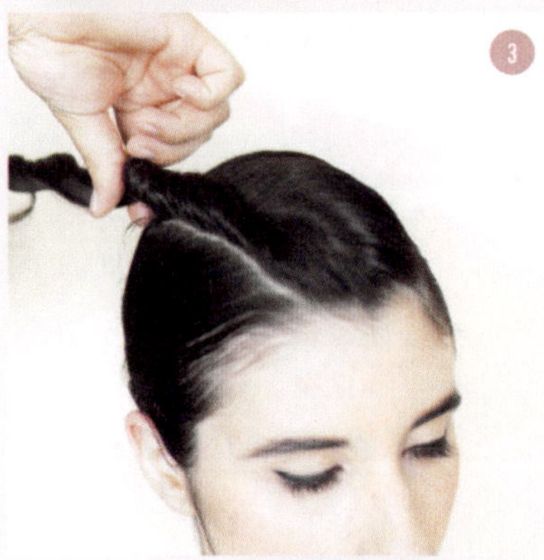

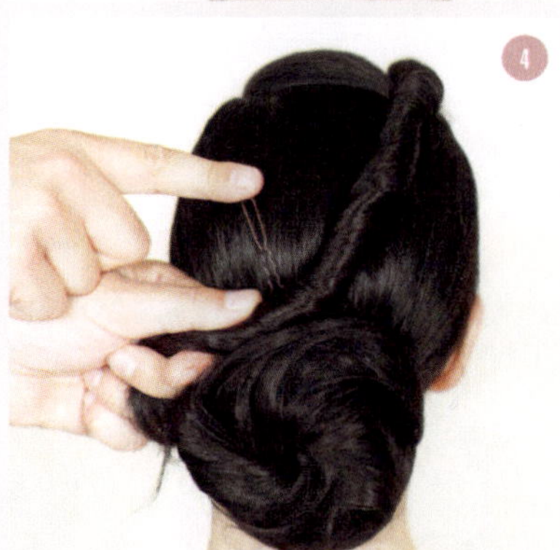

LE MULTINŒUDS

Une coiffure avec un triple chignon romantique chic, pour tous les cheveux.

DEGRÉ DE DIFFICULTÉ ✂✂✂✂

IL VOUS FAUT
Des petits élastiques, des épingles neige, de la laque.

L'ASTUCE
DU COIFFEUR SAINT ALGUE
Si vos cheveux ne sont pas lisses, appliquez une huile capillaire qui les fera briller pour un résultat très net.

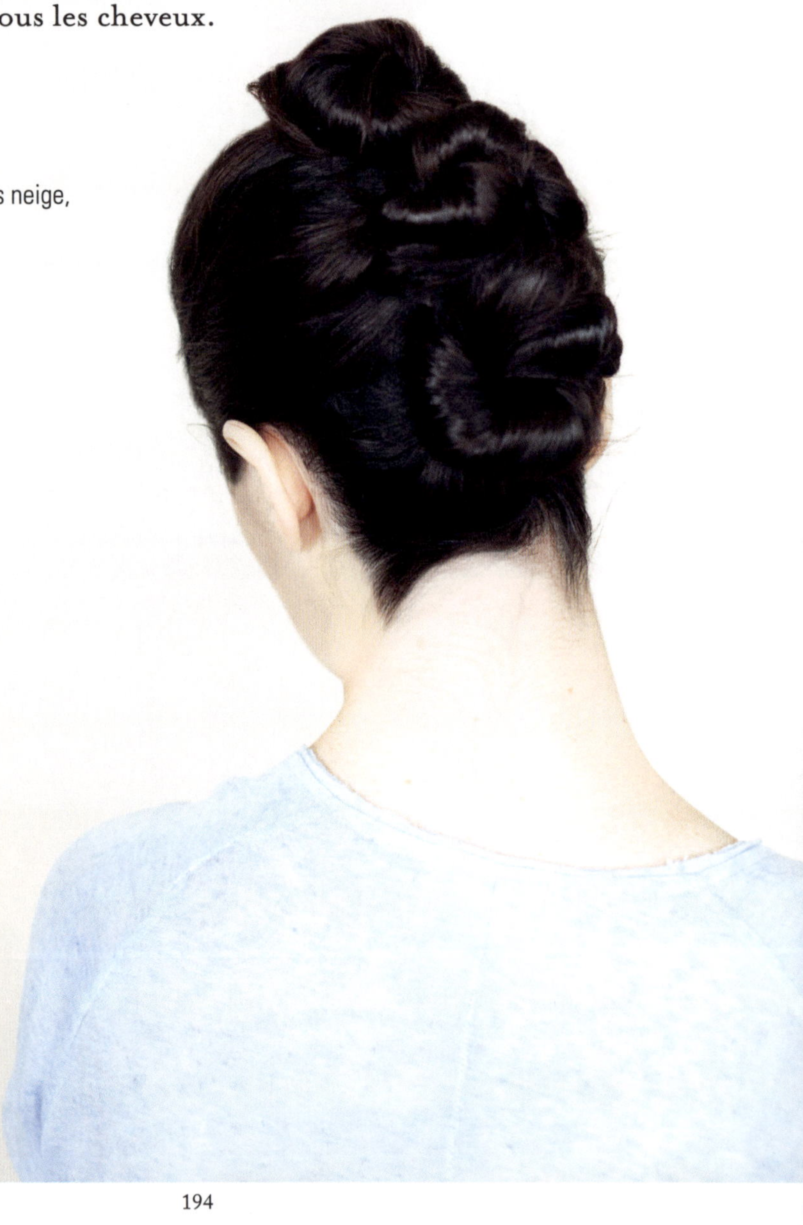

1 Détachez les cheveux du premier tiers du dessus de la tête et faites-en une demi-queue.

2 Faites un macaron haut en torsadant la mèche puis en l'enroulant sur elle-même.

3 Fixez-la avec des épingles.

4 Recommencez deux ou trois fois selon les cheveux qui restent, en alignant bien les macarons, puis fixez avec de la laque.

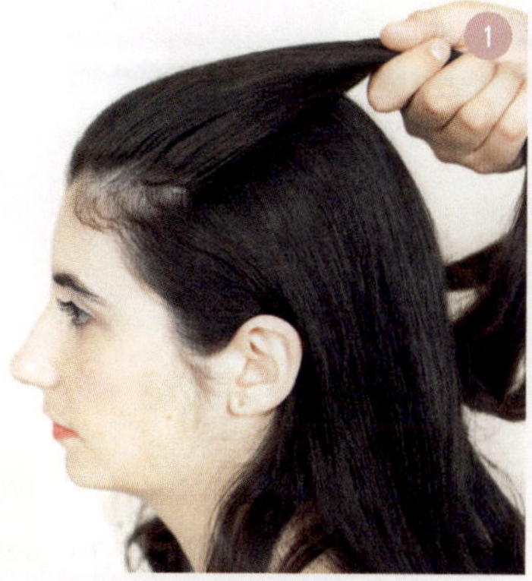

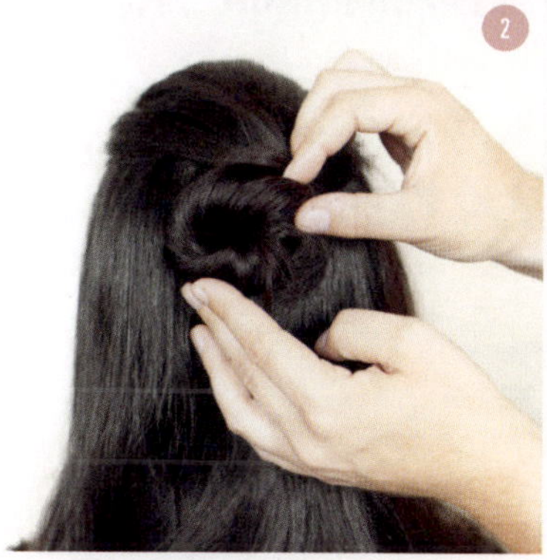

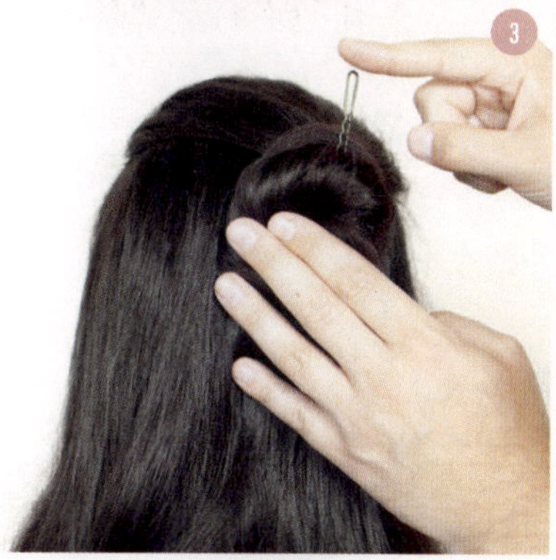

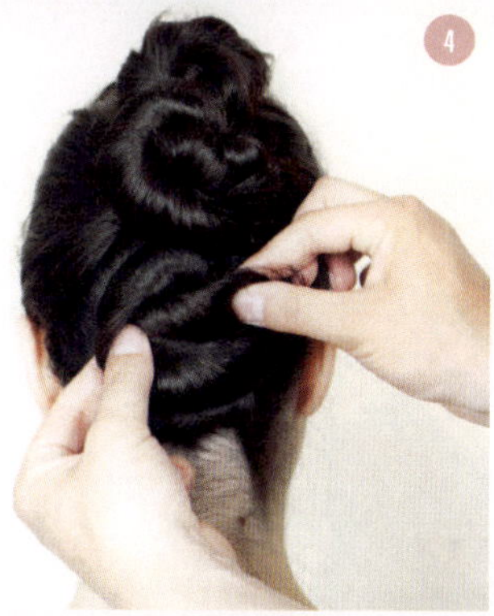

JEUX DE NŒUDS

LE GROS NŒUD

Une coiffure surprenante et originale qui a toujours du succès… mais gardez le secret !

DEGRÉ DE DIFFICULTÉ ✂✂✂✂

IL VOUS FAUT
Une brosse, un élastique, des épingles neige.

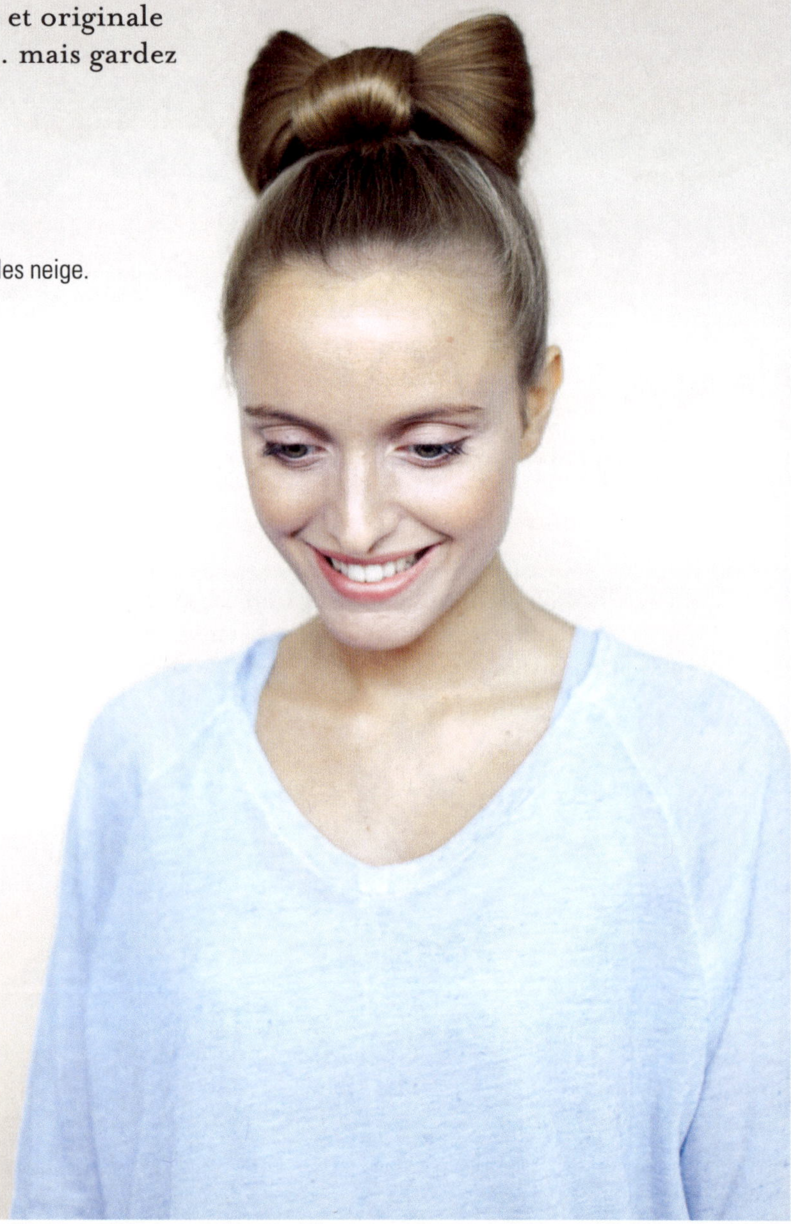

L'ASTUCE
DU COIFFEUR SAINT ALGUE
Pour être tonique, la boucle de départ ne doit pas être trop grande, sans quoi les côtés seront mous et le nœud sera tombant.

1 Remontez les cheveux en une queue-de-cheval pliée en haut de la tête, les pointes dépassant devant.

2 Séparez les cheveux en deux parties bien distinctes.

3 Faites passer les pointes rassemblées en une mèche bien lisse au milieu entre les deux parties.

4 Fixez le bout derrière le nœud avec des épingles et cachez les pointes sous le nœud autour de l'élastique.

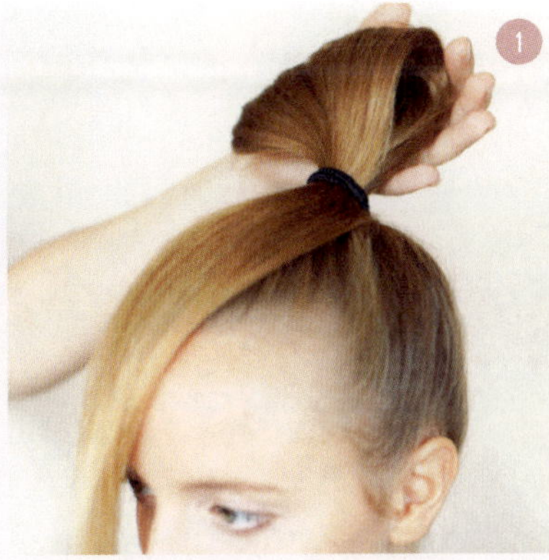

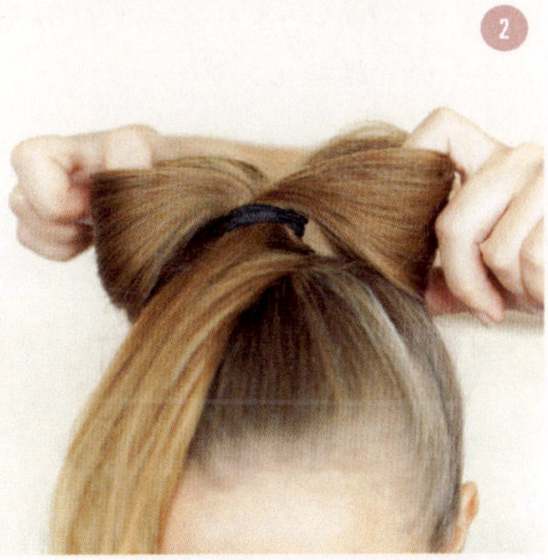

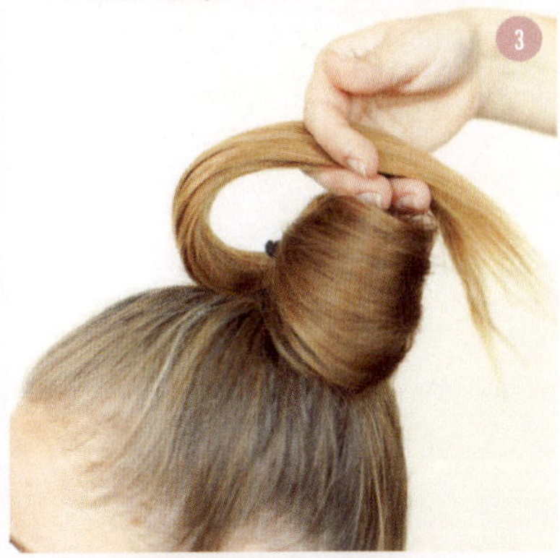

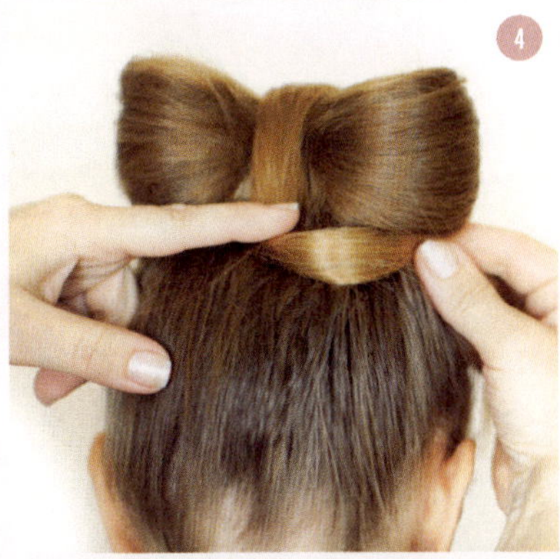

LE DEMI-NŒUD

Idéale pour un événement car travaillée, cette coiffure est pourtant très rapide à faire !

DEGRÉ DE DIFFICULTÉ

IL VOUS FAUT
Une brosse, une barrette large, de la laque ou un spray lissant.

L'ASTUCE
DU COIFFEUR SAINT ALGUE
Pour que le résultat soit soigné, ne relâchez pas la tension : gardez toujours les mèches fermement en main jusqu'à la pose de la barrette.

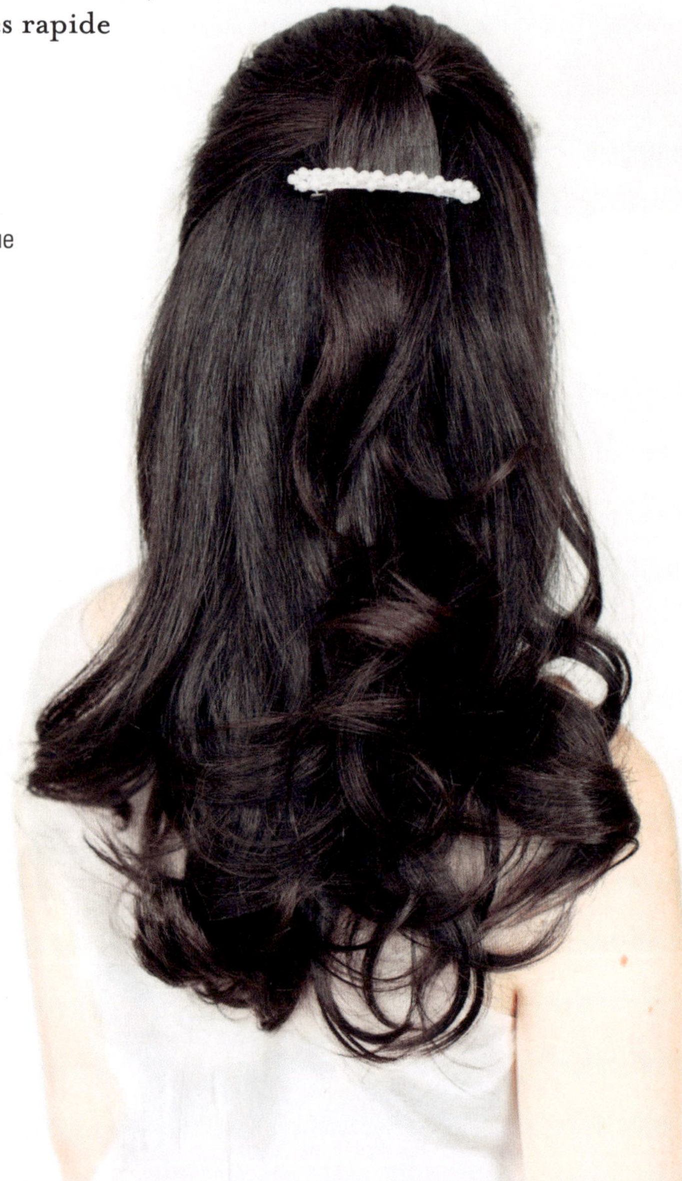

1 Coiffez bien les cheveux et divisez la partie du devant de la tête en deux mèches bien lisses.

2 Ramenez-les vers l'arrière et faites un nœud avec les deux mèches sans les lâcher.

3 Pivotez les mèches à la verticale.

4 Ramenez celle du dessus par-dessus le nœud et attachez avec la barrette.

1

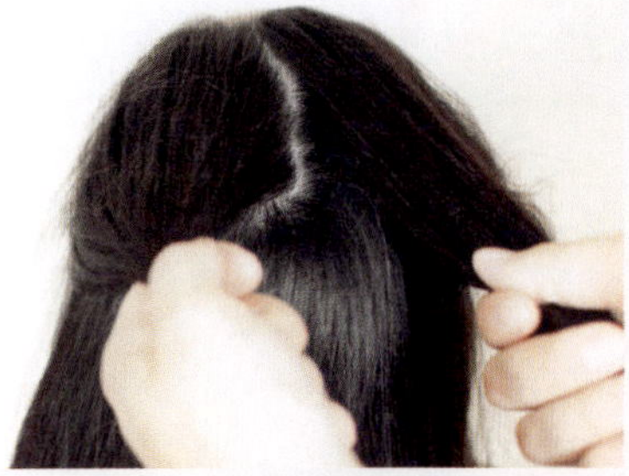

2

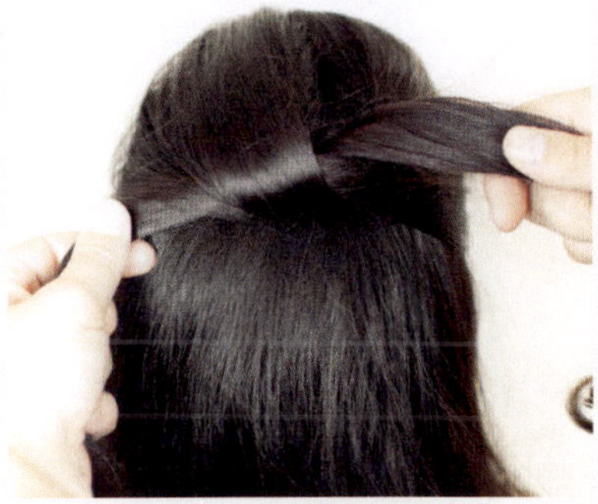

3

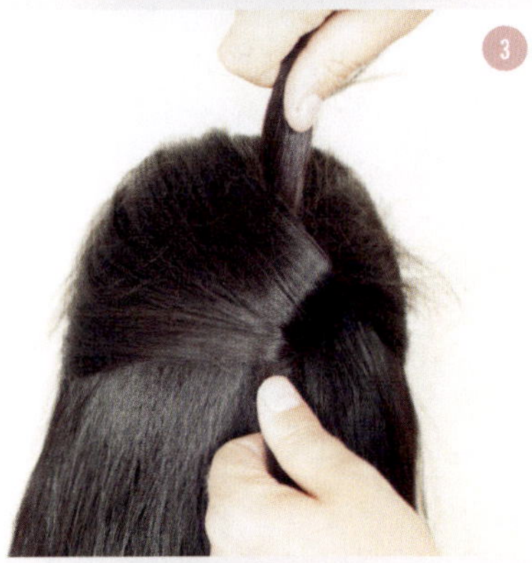

4

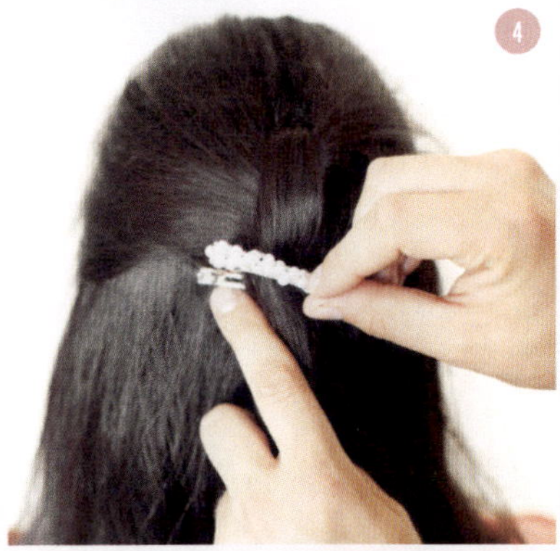

GLOSSAIRE

OUTILS

BIGOUDI

Le rouleau classique utilisé aujourd'hui plus pour tricher en le dissimulant au cœur des coiffures que pour faire des boucles.

BUMP OU VOLUMATEUR

Un accessoire bombé en mousse, à dissimuler sous la surface des cheveux, au cœur des coiffures, pour feindre du volume.

BUN, DONUT OU BOUDIN

Un accessoire en mousse avec un trou au milieu permettant d'y faire passer les cheveux avant de le recouvrir pour des chignons XXL.

ÉLASTIQUE

Un élastique normal, en tissu, qui peut contenir tous les cheveux.

ÉPINGLE NEIGE

L'épingle de base, qui permet d'accrocher les cheveux pour fixer les coiffures.

FER À BOUCLER

Un appareil électrique chauffant en cône allongé autour duquel on enroule des mèches de cheveux pour obtenir des boucles de différentes tailles.

PAPILLOTES

De minitubes en plastique mou qui se nouent, autour desquelles on enroule des mèches de cheveux pour faire des boucles très serrées.

PETIT ÉLASTIQUE

Élastique en plastique, invisible ou de couleur, que l'on peut cacher dans les cheveux et qui permet d'attacher tresses et torsades sans volume.

PINCES PLATES OU « KIRBY »

De minibarrettes allongées qui pincent les cheveux et permettent de faire tenir les petites mèches.

STYLER® OU « PLAQUES »

Le descendant du fer à boucler, souvent doté de deux plaques de céramique chauffantes ; généralement « tout en un », il permet de lisser et de boucler.

PRODUITS COIFFANTS

CIRE OU « *WAX* »

Il en existe des fixantes et des texturisantes, plus ou moins collantes. Dans tous les cas, une pâte à chauffer entre les doigts et à travailler au cœur des cheveux, idéale sur cheveux courts.

GEL EFFET MOUILLÉ OU « *WET LOOK* »

Une formule gel moins rigide que le gel fixant, servant à lisser les cheveux en leur donnant un aspect brillant, comme s'ils étaient humides.

GEL FIXANT

Le gel classique, qui fige les cheveux en les collant entre eux.

LAQUE

Le spray fixant le plus classique qui fige les mouvements de cheveux en surface.

POUDRE TEXTURISANTE

LE secret des pros pour transformer une matière de cheveux lisse, glissante et sans tenue en un cheveux fibreux, facile à travailler, prenant toutes les formes voulues, grâce à une texture épaississante un peu collante.

SPRAY À L'EAU DE MER

Un nouveau geste à adopter pour obtenir une texture un peu brouillonne, utilisée pour les looks bohèmes, mais aussi pour apporter de l'accroche aux cheveux lisses.

SPRAY TEXTURISANT

Un produit légèrement fixant qui donne du volume et une matière plus épaisse aux cheveux grâce à une formule épaississante.

GESTES

CRÊPER

Une façon d'emmêler les cheveux en remontant des racines aux pointes pour créer du volume, avec un peigne ou une brosse.

FROISSER

Oxygéner les cheveux entre eux pour qu'ils soient moins lisses et plats en les travaillant entre les doigts, comme on émietterait du pain. À faire avec un produit texturisant.

LISSER

Casser les volumes et les boucles, à la brosse ou avec un produit ; pour obtenir une surface plane.

PLAQUER

Écraser et lisser une masse de cheveux pour diminuer le volume et arborer un effet maîtrisé.

WAVY

Un look fait de vagues qui semblent naturelles, généralement des boucles que l'on a détendues ou le résultat d'un séchage en nattes ou macarons. Très tendance !

TABLE DES MATIÈRES

LES CHIGNONS

CHIGNONS FACILES

CHIGNONS TRESSÉS

CHIGNONS SOPHISTIQUÉS

NATTES ET TRESSES

TRESSES SIMPLES

COURONNES

COIFFURES À TRESSES

LES HEADBANDS

HEADBANDS EN COIFFURES

LES CHEVEUX BOUCLÉS, FRISÉS OU CRÉPUS

VERS L'ARRIÈRE

NUQUE DÉGAGÉE

EN ATTACHES

LES CHEVEUX COURTS

COURT ET CHIC

COURT ET FUN

LES CHEVEUX MI-LONGS

STYLE DÉCONTRACTÉ

STYLE SÉRIEUX

STYLE CHIC

LES CHEVEUX PLATS

EN VOLUME

COIFFURES TEXTURISÉES

COIFFURES CRÊPÉES

FACILE ET RAPIDE

GLAMOUR

MODERNE

CARNET PERSONNEL

Inventez vos propres tutos et collez ici
les photos de vos plus belles réalisations.

L'auteur remercie

Merci à Amélie, Lor et les équipes Saint Algue : merci à Olivia, Claire et Gwenola, mais surtout merci aux coiffeurs experts qui m'ont guidée !

Merci aux doigts de fée de William-chou, Gaétan et Carole, plus pros que pros, et à leurs astuces.

Merci à Brigitte pour son humour, sa douceur, son œil tranchant et son impayable assistant Blue !

Merci à toutes nos mannequins d'un jour, Lori, Solène, Anne, Olivia, Marie-Amélie, Margaux et Pauline, qui nous ont confié leurs cheveux en toute confiance (inconscientes !).

Et merci à vous, lectrices et copines, pour vos suggestions et vos drames capillaires partagés, qui n'ont pas manqué de m'inspirer dans la recherche de solutions pour toujours se faire plaisir et s'amuser à se faire belle !

L'éditeur remercie

Un grand merci aux équipes de Provalliance et Saint Algue, Olivia Provost, Claire Dubuit, Gwenola Ferrien et Margaux Cabaussel, pour leur aide précieuse et leur enthousiasme sur le projet.

Merci aux coiffeurs William Cerf, Gaétan Guégan et Carole Le Bris pour leur dextérité et leurs mains magiques.

Merci à Anne Rabasse, Lori Beraisina, Margaux Held, Marie-Amélie Lebeau, Olivia Maschio Esposito, Pauline Renier et Solène Duclos d'avoir joué les modèles.

Merci à Justine, de la boutique American Vintage de Passy, pour ses conseils avisés.

Toutes les coiffures ont été réalisées avec les produits Saint Algue.
http://www.saint-algue.com
https://www.facebook.com/saint.algue.officiel

SAINT ALGUE
Coiffeurs Visagistes & Eco Responsables

Flashez directement ce code pour retrouver
toute l'actualité de la marque Saint Algue.

Maquillage : Soo-Yeon Kim et Yunjug Heo
Accessoires cheveux : ASOS, Claire's et Headband.fr
Vêtements : American Vintage

Imprimé en Espagne par Estella Graficas
Pour le compte des éditions Hachette Livre (Marabout)
43, quai de Grenelle, 75905 Paris Cedex 15
Dépôt légal : octobre 2014
ISBN : 978-2-501-09780-2
Codif : 8733381